がんサバイバーシップ
がんとともに生きる人びとへの看護ケア

CANCER SURVIVORSHIP

近藤まゆみ　久保五月　編著

第2版

医歯薬出版株式会社

[編　集]

近藤まゆみ　北里大学病院看護部
久保　五月　北里大学看護学部

[執　筆]

青木美紀子	聖路加国際大学大学院看護学研究科	田村　恵美	埼玉県立小児医療センター看護部
荒堀　有子	市立釧路総合病院看護部		移植外科/移植センター
池田　　牧	鳥取県立中央病院がん相談支援センター	坪井　　香	神奈川県立こども医療センター看護局
今泉　郷子	東海大学医学部看護学科	橋本久美子	聖路加国際病院相談支援センター
青柳　秀昭	北里大学看護学部	福井　里美	東京都立大学大学院
久保　五月	編集に同じ		人間健康科学研究科看護科学域
久米　恵江	北里研究所病院看護部	松原　康美	北里大学看護学部
児玉美由紀	北里大学病院看護部	三浦　里織	東京都立大学健康福祉学部看護学科
小林　京子	聖路加国際大学大学院看護学研究科	三次　真理	上智大学総合人間科学部
近藤まゆみ	編集に同じ	望月　美穂	北里大学病院看護部
佐藤　美紀	北里大学病院看護部	諸田　直実	武蔵野大学看護学部
坂元　敦子	佐々木研究所附属杏雲堂病院	我妻　孝則	金沢医科大学病院看護部
清水奈緒美	湘南医療大学保健医療学部看護学科	渡邉　眞理	湘南医療大学保健医療学部看護学科
		渡邊　知映	昭和大学保健医療学部

This book is originally published in Japanese
under the title of :

GAN SABAIBASHIPPU : GAN-TOTOMONI IKIRU HITOBITO-ENO KANGOKEA

(Cancer Survivorship : Nursing care for a person who lives with cancer)

Editors :
KONDO, Mayumi
　Certified Nurse Specialist in Cancer Nursing, Kitasato University Hospital

KUBO, Satsuki
　Professor, Kitasato University

©2006 1st ed.
©2019 2nd ed.
ISHIYAKU PUBLISHERS, INC.
　7-10, Honkomagome 1 chome, Bunkyo-ku,
　Tokyo 113-8612, Japan

はじめに

　がん（悪性腫瘍）は1981年以降，日本人の死因第1位であり，死を連想させる病気のイメージが根強くあります．しかし，国立がん研究センターがん情報サービスのデータによると，がんと診断された人の5年相対生存率は男女計で62.1％（2006～2008年）に達しており，がんは，長期生存も期待できる慢性疾患と位置づけられています．人口の高齢化も相まって，いまや日本人の2人に1人はがんになり，がんを体験しながら病気と長く付き合う時代となりました．がんになると病気や治療によってこれまでの生活は変化し，治療を終えた後もさまざまな身体・心理・社会的な課題をかかえることになります．これらの課題に向き合い，どのように乗り越えていくのか．この問いに，がんサバイバー・家族，医療者，そして，社会全体で応えていくことが求められています．

　National Coalition for Cancer Survivorship（NCCS）の中心人物のひとりであるFitzhugh Mullan医師が，自らのがん闘病の体験からがんサバイバーシップの概念を提唱し，その重要性を説いてから30年が経ちました．日本においてもがんサバイバーシップは大きな潮流となって社会全体に影響を与え，とくにこの10年で日本のがんサバイバーシップの動きは大きく変化しました．

　2017年に改定された第3期がん対策推進基本計画は，「がん患者を含めた国民が，がんを知り，がんの克服を目指す」ことをスローガンに，①科学的根拠に基づくがん予防・がん検診の充実，②患者本位のがん医療の実現，③尊厳を持って安心して暮らせる社会の構築という3つの全体目標を掲げました．この方針策定をはじめ，最近のがん政策，医療改革にはがんサバイバーの意見が反映されています．患者会やがんサロンなどではがんサバイバー同士の交流やピアサポートが積極的に行われるようになりました．小中高生へのがん教育や医師を対象とした緩和ケア研修会では，がんサバイバーが外部講師を務めています．また，日本の各地で結成された患者団体は，医療の向上に向けて国や地方自治体へさまざまな働きかけを行っています．まさに，がんサバイバー自らが主導権を握る時代の到来です．今後はがん医療や医学に関する研究を共同で行うことなども構想されており，がんを取り巻く社会において，がんサバイバーとの協働は必須です．

　このような時代の変化にあって，がんサバイバーシップにおける看護の役割とは何かを，私たちは考えていく必要があります．がんの体験は困難や喪失の体験だけではなく，サバイバーが新しい自分の生き方を考える岐路でもあります．本書ががんと向き合うサバイバーや家族の体験を理解し，サバイバーのNew Normalを支えるケアを考える一助となれば幸いです．

　本書は2006年に出版した第1版を大幅に改訂し，ほぼ全面リニューアルいたしました．両書を比較していただくことで，この10年間のがんサバイバーシップの変化を感じていただけるものと思います．最後に，本書の企画から出版までご尽力いただいた医歯薬出版株式会社の編集担当の方々に心より御礼を申し上げます．

近藤まゆみ，久保五月

CONTENTS

BOOK I…がんサバイバーシップ（久保五月） ……………………………………………… 1

"がんサバイバーシップ"誕生の背景／サバイバー＆サバイバーシップの概念／サバイバーシップの4つの時期と看護／がんサバイバーシップに関する文献レビュー（研究の動向）／がんの統計／日本におけるがん対策のあゆみ／これからのがん看護――がんサバイバーとともに創るケア

BOOK II…がんサバイバーが直面する課題と支援 ……………………………………… 13

1　セルフアドボカシーを高める支援
（近藤まゆみ）14

アドボカシーの概念／がんサバイバーシップにおけるセルフアドボカシーの概念／セルフアドボカシースケール／セルフアドボカシーを高めるスキル／アドボカシーの3つの視点と活動／その人がもつセルフアドボカシーの力を高めるかかわり

2　Cancer Survival Toolbox® がんを生き抜く道具箱
（久保五月）20

Cancer Survival Toolbox®とは／がんを生き抜くための基本的スキル／米国におけるセルフアドボカシースキルプログラムの成果と限界／わが国の医療文化に合わせたセルフアドボカシースキルプログラムの適用と限界

3　がんサバイバーシップにおけるヘルスプロモーション
（三次真理）29

がんサバイバーのヘルスプロモーション・生活習慣の調整に関する文献レビュー（研究の動向）／がんサバイバーのヘルスプロモーションとしての生活習慣の調整支援／わが国におけるがんと生活習慣に関するエビデンスを知る／[事例]がんサバイバーQさんと看護師の対話による生活習慣の見直し

4　当事者による支援：ピアサポート
（坂元敦子・福井里美）37

ピアサポートの種類と動向／がんサバイバーセルフヘルプグループ／がんサバイバーサポートグループ

5　就労・経済的な課題への支援
（橋本久美子）49

がんサバイバーの就労支援に関する文献レビュー（研究の動向）／がんサバイバーシップの時期別の特徴と就労支援のポイント／治療と職業生活の両立に向けたがん拠点病院における介入モデル／[事例]サポートプログラムに参加した3人のサバイバー

6　Oncofertility（妊孕性）を求める人への支援
（渡邊知映）56

がんと妊孕性に関する基礎知識／診断からサバイバーシップを通した継続的支援／[事例]ホルモン療法中に，妊娠の希望と治療継続の間で悩んだ若年乳がん女性Uさんへのかかわり

7 遺伝学的検査を検討する人への支援
　　　　　　　　　　　　　　　　（青木美紀子）61

遺伝学的検査に関する基礎知識／遺伝性腫瘍に関する血縁者との情報共有に関する文献レビュー／遺伝学的検査を検討する人への支援

8 がんリハビリテーションを求める人への支援
　　　　　　　　　　　　　　　　（諸田直実）70

がんリハビリテーション看護に関する文献レビュー（研究の動向）／病期にもとづくがんリハビリテーションの支援／がんサバイバーシップにもとづくがんリハビリテーション看護／[事例]乳がん患者リハビリテーション看護ケアプログラムに参加したVさんの事例

BOOK III…がんサバイバーシップにもとづく支援（近藤まゆみ）……79

がんサバイバーシップケアにおける主要な3つのフェーズ／がんサバイバーの情報探求とその支援／がんサバイバーの意思決定とその支援／[事例]「違う病院に転院したい」と願うWさんへの情報探求と意思決定支援

BOOK IV…がんサバイバーの特徴に応じた支援……89

がんの種類からみたサバイバーの体験

1 胃がん・食道がん体験者　　（今泉郷子）90
胃がん・食道がんサバイバーに関する文献レビュー（研究の動向）／胃がん・食道がんサバイバーと家族の体験と支援／[事例]食に縛られた生き方を解放し，自分の人生を生きる第一歩を踏み出したAさんへのかかわり

2 乳がん体験者　　（荒堀有子）97
乳がんサバイバーに関する文献レビュー（研究の動向）／乳がんサバイバーと家族の体験と支援／[事例]受診行動が遅れたが，治療開始後は意思を周囲に伝え，最期まで自分らしく生き抜いたBさんへのかかわり

3 肺がん体験者　（我妻孝則・児玉美由紀・久保五月）105
肺がんサバイバーに関する文献レビュー（研究の動向）／肺がんサバイバーと家族の体験と支援／[事例]終末期に家族・友人との温泉旅行を実現できたCさんへのかかわり

4 大腸がん体験者　　（松原康美）113
大腸がんサバイバーに関する文献レビュー（研究の動向）／大腸がんサバイバーと家族の体験と支援／[事例]直腸がんの再発と化学療法の再開を告げられ，衝撃を受けたDさんへのかかわり

5 頭頸部がん体験者　　（望月美穂）120
頭頸部がんサバイバーに関する文献レビュー（研究の動向）／頭頸部がんサバイバーと家族の体験と支援／[事例]最期まで毅然として生きたいと願ったEさんへのかかわり

6 肝臓がん体験者　　（池田 牧・清水奈緒美）127
肝臓がんサバイバーに関する文献レビュー（研究の動向）／肝臓がんサバイバーと家族の体験と支援／[事例]混沌とした状態から自身の意向を見出していったFさんへのかかわり

7 膵臓がん体験者　　　　　　　　（清水奈緒美）134
膵臓がんサバイバーに関する文献レビュー（研究の動向）／膵臓がんサバイバーと家族の体験と支援／[事例] 混乱をきたしていたGさんと家族のサバイバーとして生き抜く力を高めるかかわり

8 婦人科がん体験者　　　　　　　　（佐藤美紀）140
婦人科がんサバイバーに関する文献レビュー（研究の動向）／婦人科がんサバイバーと家族の体験と支援／[事例] ボディイメージの変化に傷つきながらも，楽しく生きたいと願ったHさんと家族へのかかわり

9 泌尿器科がん体験者　　　　　　　（青栁秀昭）147
泌尿器科がんサバイバーに関する文献レビュー（研究の動向）／泌尿器科がんサバイバーと家族の体験と支援／[事例] 再発を繰り返す現状に苦悩をかかえるIさんへのかかわり

10 血液がん体験者　　　　　　　　　（坪井 香）154
血液がんサバイバーに関する文献レビュー（研究の動向）／血液がんサバイバーと家族の体験と支援／[事例] 悪性リンパ腫と診断され，高校生活の再構築を迫られたJさんへのかかわり

がんの治療からみたサバイバーの体験

11 手術療法を受ける体験者　　　　　（三浦里織）160
手術療法を受けるサバイバーに関する文献レビュー（研究の動向）／手術療法を受けるサバイバーと家族の体験と支援／[事例] 手術後の苦痛を感じているKさんへのナラティヴなかかわり

12 化学療法を受ける体験者　　　　　（渡邉眞理）166
化学療法を受けるサバイバーに関する文献レビュー（研究の動向）／化学療法を受けるサバイバーと家族の体験と支援／[事例] 再度，化学療法を必要としたLさんの意思決定へのかかわり

13 放射線療法を受ける体験者　　　　（久米恵江）173
放射線療法を受けるサバイバーに関する文献レビュー（研究の動向）／放射線療法を受けるサバイバーと家族の体験と支援／[事例] 放射線療法への不安が強く，ドロップアウトしそうになったMさんへのかかわり

ライフサイクルからみたサバイバーの体験

14 小児がん経験者　　　　　　　　　（小林京子）181
小児がん経験者に関する文献レビュー（研究の動向）／小児がん経験者と家族の体験と支援／[事例] 思春期の小児脳腫瘍経験者Nくんへの自立に向けた意思決定支援

15 AYA世代のがんサバイバー
　　　　　　　（近藤まゆみ・久保五月・田村恵美）189
AYA世代のがんサバイバーに関する文献レビュー（研究の動向）／AYA世代のがんサバイバーと家族の体験と支援／[事例] 大学1年生の時にがんを発症したOさんの体験

16 高齢がんサバイバー　　　　　　　（三次真理）195
高齢がんサバイバーに関する文献レビュー（研究の動向）／高齢がんサバイバーと家族の体験と支援／[事例] 治療中にせん妄を生じて前に進めなくなったPさんへのかかわり

索　引　203

装丁：田端鉄平

BOOK I

がんサバイバーシップ

医療の進歩によって，不治の病といわれていたがんは，いまでは慢性疾患に位置づけられ，長期生存も可能になった。国民人口の高齢化とも相まってがんの罹患者数は増加し，いまや日本人の2人に1人が生涯で一度はがんに罹患する時代である。もはや誰にとっても，がんは他人事ではない。がんと診断された人びとの関心は，"どれだけ生存できるか"にとどまらず，治療を終えた後の人生を"どのように生きていくのか"という問いへと広がりつつある。いま，"がん"になることの意味が大きく変わろうとしているのである。

米国生まれの"がんサバイバーシップ"の概念が日本に紹介されてから，すでに20年が過ぎた。がん関連の学会発表や研究論文はもちろん，患者・家族向けの雑誌，新聞記事にもこの言葉を見かける機会が増えている。がんサバイバーシップという考えが注目されている証であり，医療や社会に対する変革の期待といえるかもしれない。しかし，わが国の臨床現場にどこまで浸透しているのだろうか，また，サバイバーシップにもとづく社会は実現できているのだろうか。この問いへの入り口として，本項ではサバイバーシップが生まれた背景と歴史，サバイバーシップの概念と看護，看護研究の動向，わが国におけるがん医療の変遷と現状を概観する。

"がんサバイバーシップ"誕生の背景

がんサバイバーシップは，米国人の医師で，がん体験者でもあるFitzhugh Mullanが1985年に，The New England Journal of Medicineという医学雑誌に寄稿したことから始まる。Mullan医師[1]は，『Seasons of survival：reflection of a physician with cancer』と題したエッセイ形式の論文に自らのがん体験を記述し，そのなかで「治癒したかどうか，その帰結だけにこだわるよりも，診断後の生を重視する」思想の大切さを主張した。そして，同じ思いを抱いていたがん患者とともに，1986年に国立がんサバイバーシップ連合（National Coalition for Cancer Survivorship；NCCS）を設立した。

NCCSの活動は，医療の受け手であった"がん患者"が立ち上がり，がんを乗り越えて生きるために自ら主導権を握る時代への転換を生み出し，米国に"がんサバイバーシップ"運動の潮流を引き起こしていった。そして，現在もがんサバイバーの権利に関する運動をリードし続けている。

NCCSの活動の焦点は以下の3つであった。
① がんの影響を受けたすべての人たちが，教育，質の高い医療とケアを受けられるように主張すること
② がんサバイバーとその家族を支援するだけではなく，市民や保健・医療職者，さらには企業や行政機関などの最も高いレベルへ提言し，社会にアピールすること
③ がんサバイバーとそのケアにかかわる人たちが遭遇する苦難に，自ら直面できるように支援すること

NCCSの活動のひとつに，出版物やプログラムによる教育がある。サバイバー自身が自らを擁護するスキル（セルフアドボカシースキル，self advocacy skills）を修得するための教育プログラムをウェブサイトから配信し続けている。このプログラムについては，Book Ⅱ-2「Cancer Survival Toolbox®」に詳述しているので，ケアの参考にしてほしい。

サバイバー＆サバイバーシップの概念

「がんと診断されたその瞬間に人はがんサバイバー（cancer survivor）となり，一生サバイバーであり続ける」[2]。1984年にNCCSが示したsurvivorの定義である。これには，がんの病期や病状などを越え，がんと診断されてから死の瞬間までの期間すべてが対象であるという意味が含まれる。つまり，治療を受けて治癒した人，長期にわたって治療の合併症に苦しむ人，治療後に再発した人，そして，終末期の人も皆等しくサバイバーなのである。もともと"survivor"は，生存者または遺族をさす言葉であり，生き残った人間であることが強調されてい

た。そのため，サバイバーという呼び方に違和感を抱く人もいるが，米国ではこの定義が広く知られている。後にNCCSは，サバイバーの定義に「何らかの形で診断の影響を受けている家族，友人，介護者」を加え，より幅広くとらえている[2]。

Clark[3]は，サバイバーシップの概念を「がんと共生し克服し，それとともに生き抜いていくという経験であり，生きるためのプロセスである」と定義し，どう生きるか，そのありようが重要であると強調している。すなわち，がんの診断を受けたサバイバーを中心に波及するすべての関係を包含する概念，それがサバイバーシップである。この概念にもとづく活動としては，がんサバイバーの生命の質の保証，治療の機会の確保，家族・地域からの支援が得られること，がんサバイバーへの偏見のない社会をつくること，がんの研究と教育の普及が含まれている。つまり，サバイバーシップは，家族や友人，職場の同僚などに加え，医療者や社会的なサポートネットワークをも含む幅広い概念である。

(注) 本書では，サバイバー，がん体験者（がん経験者），がんとともに生きる人を同義に用いる。

サバイバーシップの4つの時期と看護

がんと診断された後，本人とその家族は衝撃を受けるとともに，絶望感を抱き，将来への希望を失う体験をする。彼らが一歩を踏み出す過程には，多くの選択や決定，そして生き抜く方略について思案するいくつものステージが存在することがわかっている。Mullan医師[1]は，サバイバーとしての自らの体験を3つのステージとして記述した。さらに，1993～1995年までNCCSの会長を務めたLeigh[4]は，看護師の視点から"終末期"にあるサバイバーへのケアの必要性を述べ，4つ目のステージを追加している。以下，サバイバーシップの4つの時期と看護の要点について述べる。

acute stage of survival
――急性期の生存の時期

急性期のステージは，診断された直後から初回の治療（手術，化学療法，放射線療法など）が完了する時までである。"患者"として，身体的な生存が焦点となる。医師からはじめて診断名を告げられたサバイバー・家族は，死を意識して恐れと不安を感じ，混乱するなかで治療の選択と決定を求められる。そして，医師から説明された治療を理解しようと試み，医療者に情報や説明，コミュニケーションを求める。なかには，治療の決定を医師に"おまかせ"して委ねるサバイバー・家族もいる。

看護師には，診断後のケア，治療の意思決定への参画に加え，ケア提供者として，あるいは，伴走者として機能することが求められる。具体的には，①実存的な苦難への支援としてサバイバー・家族が悩んでいることを自ら認識できるようにかかわること，②サバイバー・家族が自らの擁護者として，一歩踏み出すことへの支援，③医療者，カウンセラー，ソーシャルワーカーとの調整，④必要な情報の提供，あるいは信頼できる情報源，患者・家族支援ネットワーク，教育プログラムを紹介するなどである。さらに，治療中は，⑤副作用や症状の管理・緩和が重要となる。

extended stage of survival
――延長された生存の時期

病気が治療に反応してひと区切りした時点から，維持療法中の人も含め，延長された生存の時期へと移行する。外来受診の間隔が延び回数が減ってくるため，医療者や周囲の人びとからサポートを受ける機会が少なくなるのが特徴である。この時期のサバイバーは，治療による身体的・情動的な後遺症や限界，ボディイメージなどの変化を体験する。そのため，身体の変化，体調の変化を再発の徴候や転移と結びつけて心配する。また，仕事や学校に復帰する時点で，周囲の無理解や差別待遇に出遭うこともあ

る。以前の健康な自分ではないことに戸惑うなど，不確かさがこの時期の特徴である。サバイバーは，「治療が終わった」とほっとする一方で，将来への心配に揺れ動き，がんから解放されたという感覚は得られない。

回復に伴うサバイバーへの看護支援で重要なのは，治療によって変化した"新しい自分らしさ"を認められるようになり，こだわっていた"病気になる前の自分らしさ"を手放すことへの支援である。医療者による継続的なサポートが求められる。

permanent stage of survival
―― 長期的に安定した生存の時期

パーマネントステージの解釈についてLeigh[4]は，長期生存（long-term survival）の時期ととらえるのが適切であろうと述べている。治療を経て慢性期へと移行したサバイバーは，自覚症状が減少して検査結果は正常となる。治療効果が持続するかぎり，医療者のサポートはいらなくなる。普通の生活を取り戻し，がんのことをあまり考えなくなる時期でもある。しかし，治療の後遺症として生じる合併症や二次がんの問題があり，治癒したとはいえない。がんが再燃して，治療を再開する人もいる。長期生存者が増大するなかで，結婚・妊娠・出産，就学や就労などライフステージの問題に直面し，問題に対応することが求められる。

看護師には，がん細胞を増殖させない生活調整とセルフケアを促し，サバイバー自身で回復していく力を高める支援が求められる。また，長期生存の時期にあるサバイバーに向けて，新たな問題やリスクに関する知識や対応を知らせるガイドラインやホットライン，情報データベースの作成に関心を向けることや，そのための探索的な調査研究の実施が必要である。

final stage of survival
―― 終末期の生存の時期

サバイバーシップの概念からすれば，死の直前までがんとともに"生きる"過程であり，身体的な機能は失われても，その人であることは失われない。訪問看護と医療機関の支援によって，終末期を在宅で家族とともに過ごすことも選択できる。しかし，終末期のがんの進行度や症状の悪化は個別である。サバイバーは，疼痛やむくみ，倦怠感，がん性腹膜炎，腹部膨満感，呼吸困難などのつらさを体験し，緩和ケアを積極的に求める一方で，薬物や麻薬の増量に不安を感じる。それには，症状の進行や麻薬の増量と副作用によって自分らしさが失われ，役割が果たせないことを無念に感じることも影響している。疼痛管理，症状緩和などの適切なコントロールと実存へのケアを含む質の高い全人的なケアが求められている。

看護師には，心身ともに安らかに過ごすための緩和ケア，サバイバー・家族が自分たちの人生に意味を見出す支援や，周囲の人びとへ感謝を表したり，希望を支えるケアが求められる。サバイバーが最後を過ごす場所を選択する際のサポートが重要である。サバイバー・家族にとって最後の時間をどのように過ごしたいのかも課題である。生きられないことに苦悩するサバイバー・家族の言葉や行動に，看護師が巻き込まれて苦慮することがある。悩む看護師をサポートする看護師の存在や，死後のカンファレンスなど，チーム全体での支援も求められる。

がんサバイバーシップに関する文献レビュー（研究の動向）

海外研究の動向

PubMedとCINAHLで「Survivorship」と「Oncologic Nursing」をキーワードに2007～20016年の10年間の文献を検索した結果は358件で，さらに，成人期がんサバイバーを対象としていること，

研究論文あるいはレビューであることを条件にハンドサーチした結果，33件の研究論文と，7件のレビューが該当した。

　対象となる論文を概観すると，3つの特徴が認められた。ひとつは，エビデンスレベルの高い研究の存在である。研究デザイン別にみると，観察研究19件と介入研究14件に大別され，そのうち6件がランダム化比較試験（randomized controlled trial；RCT）であった。内容は，運動プログラムによる心肺機能の向上[5]や疲労軽減効果[6]，認知行動療法による睡眠障害の改善[7]，運動と食事を組み合わせたプログラムによる健康増進効果[8]の検証などである。RCTの増加は，がん看護研究が現実をありのままに記述する段階から，より信頼性の高い知見を求める段階に向かっていることを示している。この傾向はレビュー論文でも同様であった。7件のうち2件はシステマティックレビューであり，コホート研究や症例対照研究のようにエビデンスレベルの高い研究結果を分析・統合して，より信頼性の高い知見を提供している。レビュー論文の詳細は，❶に示す。

　2つ目は，がんサバイバーが治療後に暮らしのなかで遭遇する問題やその体験に焦点を当てた研究である。これまでの研究では，おもにサバイバーシップの軌道の始まりと終わり，つまり，積極的治療あるいは緩和ケアが必要な時期に焦点が当てられ，サバイバーを"患者"としてとらえる傾向が強かった。しかし，生存期間の延長に伴い，研究テーマもサバイバーの"生活者"の側面へと広がりつつある。具体的には，治療後の性機能障害[9]，セクシュアリティへの影響[10]，排泄機能障害[11]のような長期的合併症，再発による精神的影響[12,13]，症状マネジメントとQOL[14,15]，食生活と疲労との関係[16]，長期フォローアップの効果[17]などであった。

　3つ目は，研究対象が特定のがん種に偏っていることである。文献33件のうち18件が乳がんサバイバーの研究であった。他のがん種は，大腸がん3件，婦人科がんと卵巣がんが各2件と続き，乳がんの研究数との差は歴然である。さらに，乳がんサバイバーを対象とした研究では，アフリカ系[18]・ラテン系[19]，高齢者[20]などの条件を加え，人種や民族性による違い，年齢が及ぼす影響を探求する傾向がみられた。特定の領域の知見が蓄積される一方で，研究が十分に行われていない領域が存在している。

　研究することが，"サバイバーシップ"に関する知識の地図を創り上げる作業であるなら，エビデンスレベルの高い研究は，さしずめ，地図上により正確な情報を記すことに役立つ。一方，新たなリサーチクエスチョンを探して研究に取り組むことは，地図をより大きくすることにつながる。今後，難治性がん，希少がんのような，マイナーながん種に着目した研究の推進がいっそう望まれる。

国内研究の動向

　医中誌Webで「サバイバーシップ」「がん」「看護」をキーワードに2007〜2016年の10年間の文献を検索した結果は263件で，さらに，成人期がん体験者を対象とすること，原著であることを条件とした結果，該当する研究論文は21件，日本語で記述された海外文献レビューが4件あった。論文数は多いとはいえないが，2006年以前は海外文献レビュー2件のみであったことと比べれば，研究論文が増えていることは事実である。

　研究デザインに着目すると，観察研究が20件，介入研究はリンパ浮腫のセルフマネジメントプログラム[21]の教育効果を検証する準実験研究1件のみであった。国内研究は，がんサバイバーシップの現状を記述する段階であり，今後の発展に余地を残している。

　研究テーマは，おもに3つに集約された。ひとつは，がんサバイバーの体験と変化である。がんとともに生きる過程[22,23]やがん体験[24]を記述した研究では，サバイバーが直面するさまざまな問題が明らかとなる一方，サバイバーには困難な体験にも意味を見出し，乗り越えていく力があることが強調されていた。2つ目は，サバイバーの"生活者"としての側面である。とくに就労の実態調査[25]では，離職（退職，廃業）に至る様相，治療との両立の難

❶ がんサバイバーシップに関する海外文献（レビュー）

	著者（年）	タイトル	目的	情報源/対象	分析・統合	結果
1	Bird ML, et al (2016)	Accidental Fall Rates in Community-Dwelling Adults Compared to Cancer Survivors during and post-Treatment：A Systematic Review with Meta-analysis	地域社会で暮らす，治療中あるいは治療後の成人がんサバイバーは，がんの既往がない人よりも転倒率が高いかどうかを明らかにする	〈情報源〉MEDLINE, EMBASE, PubMed, Web of Science 〈対象〉「cancer/oncology」「accidental falls」のキーワードで検索された，前向き・後ろ向きコホート研究，症例対照研究など10論文	メタ分析によるシステマティックレビュー	がんサバイバーの転倒リスクは，がんではない人の1.11倍であった。とくに，治療中のがんサバイバーは転倒率が高く，痛み，倦怠感，体調不良は，転倒率を上昇させる可能性がある
2	Meneses K, et al (2015)	Multimorbidity and Breast Cancer	乳がんサバイバーが併存疾患に罹患する割合を調査し，治療選択に与える影響を探索する	〈情報源〉PubMed 〈対象〉「breast cancer」「survivors」「multimorbidity」「comorbidity」「geriatric assessment」のキーワードで検索された27論文	統合的レビュー	乳がんサバイバーは他のがんに比べて併存疾患の割合が高く，高齢になるほど増加する。人種や民族性による可能性もある。併存疾患は，苦痛症状，機能低下，早期退職などと関連し，治療選択に影響を与える
3	Eicher M, et al (2015)	Resilience in Adult Cancer Care：An Integrative Literature Review	レジリエンスの概念を記述し，成人がん体験者のレジリエンスに関する量的研究を概観する	〈情報源〉PubMed, CINAHL, PsycINFO 〈対象〉「cancer」「oncology」「nurse」「resiliecnce」のキーワードで検索され，2003〜2013年に発表された11論文	概念分析 統合的レビュー	レジリエンスは，がんに関連する困難に立ち向かう，活力に満ちたプロセスである。心理的安寧，身体的・精神的健康を改善させることが確認されたが，研究の概念枠組みとしては慎重に定義する必要がある
4	Taylor K, et al (2015)	Survivorship Care Plan and Treatment Summaries in Adult Patients with Hematologic Cancer：A Integrative Literature Review	Survivorship Care Plan（SCP）とTreatment Summary（TS）が血液がんサバイバーのニーズにあっているか，明らかにする	〈情報源〉CINAHL, Cochrane library, EMBASE MEDLINE®, PsycARTICLES, PsycINFO, PubMed 〈対象〉「survivorship care plan/treatment summary」「hematology/leukemia」などのキーワードで検索され，2000年1月から2014年7月に発表された4論文	統合的レビュー：内容分析	SCP, TSは，血液がんサバイバーの健康増進，情報提供，資源の紹介など，専門的なサポートに活用されている。しかし，RCT，レビューなどの報告がないため，明らかなエビデンスが求められている
5	Loprinzi PD, et al (2014)	Rationale for Promoting Physical Activity Among Cancer Survivors：Literature Review and Epidemiologic Examination	がん体験者の身体活動性と健康転帰（アウトカム）との関連を明らかにする	〈情報源〉PubMed, Google Scholar 〈対象〉「physical activity」「exercise」「cancer survivor」「health」のキーワードで検索され，2013年7月までに発表された論文／米国国民健康栄養調査（2003〜2006年）の成人がんサバイバー227人のデータ	システマティックレビュー／疫学調査	がんサバイバーは相対的に活動的ではないことが示された。しかし，身体活動はがんの再発・死亡率のリスクを低減し，治癒率を高め，治療に伴う疼痛およびその他の副作用を軽減する可能性がある
6	Anguiano L, et al (2012)	A Literature Review of Suicide in Cancer Patients	がんサバイバーの自殺リスク要因と死亡率を明らかにし，スクリーニングツールを特定する	〈情報源〉PubMed, CINAHL, PsycINFO Google Scholar 〈対象〉「neoplasm」「suicide/suicide in adult」のキーワードで検索され，1999〜2009年に発表された24論文	文献レビュー	がんサバイバーの自殺率は，一般の人の2倍である。女性よりは男性が，65歳未満よりは65歳以上の確率が高く，診断後1年間のリスクが高い。感度の良い自殺のリスクアセスメントツールはない
7	Wilkins KL (2008)	Preventing Second Cancers in Cancer Survivors	がんサバイバーの二次がん予防行動に関するシステマティックレビューを提供する	〈情報源〉PubMed, PsycINFO, CINAHL 〈対象〉「cancer survivor」「screening」「prevention」「follow-up」「long-term care」「surveillance」「health behaviors」のキーワードで検索され，1996〜2007年に発表された24論文	システマティックレビュー	晩期合併症の知識をもっているサバイバーは少なく，がんを罹患していない人に比べて二次がん予防行動をとる傾向が低い

しさが明らかとなった。その背景には，雇用者には相談しない／相談できない現状があることも報告され，医療者による積極的な支援の必要性が示唆された。3つ目は，サバイバーの"援助者"としての活動である。セルフヘルプグループ[26]やピアカウンセラー[27]のような，他のサバイバーを支える活動では，同じ体験をもつことの強みをいかせる反面，それゆえの難しさもある。このアンビバレントな性質を医療者が理解し，活動しやすい環境の整備をするなどして，サバイバーを側面から支えていくことが大切である。

4件のレビュー論文[28-31]は，いずれも海外文献を対象としたものであった。このことは，わが国においてサバイバーシップに関する研究がまだ十分に行われていないことの反映でもある。がんサバイバーシップにもとづく医療・社会の構築には，エビデンスにもとづいた知見の積み重ねが必要であり，よりいっそうの研究活動が求められる。

がんの統計

がんサバイバーの現実を，"生存"という観点から理解しようとするとき，実態を正確に把握することが重要である。その中心的な役割を担うのが，全国がん登録制度である。がん登録自体は1951年に宮城県ではじめて実施され，主に都道府県が実施主体となっていた[32]。しかし，実施は自主性に任されていたため，登録率の低さ，データの重複など，信頼性に課題を残していた。2013年に「がん登録推進法（がん登録等の推進に関する法律）」が成立し，すべての病院にがんの罹患情報の届け出が義務づけられた。2016年1月から全国がん登録が稼働し，今後はより多くのデータが，より高い精度で揃うことになる。国内のがんサバイバーの情報が一元的に管理できれば，罹患率や生存率をより正確に把握できるようになり，がん対策に寄与すると期待されている。

がん死亡率

1981年，がんは死因の第1位となり，それ以降，死亡数は一貫して増加の傾向を示している。2017年度人口動態統計（厚生労働省大臣官房統計情報部編）によれば，悪性新生物（がん）で死亡した人は37万3,178人（男性22万301人，女性15万2,877人）で，全死亡総数に占める割合は27.8%であった[33]。部位別死亡率をみると，男性では肺がんが83.7%で最も高く，1993年以降1位であり続けている。女性の場合は2005年以降，大腸がん（36.5%）が第1位となり，次に肺（33.0%）の死亡率が高い。男女ともに，肺がんによる死亡率の高さが際立っている[34]。

がん罹患率

地域がん登録データによれば，2014年度に新たにがんと診断された人は，86万7,408人（男性50万1,527人，女性36万5,881人）であり，増加の一途をたどっている。がんに罹患する確率は，男性62%，女性47%で，日本人の2人に1人が生涯で1度はがんに罹患する確率である[34]。

5年相対生存率

医療の分野において5年相対生存率は，治療効果を示す指標として注目される。この値が高ければ治りやすく，低いほど治りにくいことを意味する。2006～2008年にがんと診断された人の5年相対生存率は，全体で62.1%（男性59.1%，女性66.0%）であった。部位別には，甲状腺（97.5%），前立腺（93.7%），乳房（女性91.1%）が高く，膵臓（7.7%），胆嚢・胆管（22.5%），肺（31.9%），肝臓（32.6%）などは低い[34]。とくに，男女とも膵臓がんの5年相対生存率はきわめて低く，治療が難しいがんといえる。

(注) 5年相対生存率：がんと診断された人のうち5年後に生存している人の割合を，日本人全体で5年後に生存している人の割合で割って算出した値

日本におけるがん対策のあゆみ

　がん医療の変遷をがん対策との関連から概観する。対策の内容と、制定の背景や意図を知ることは、がん看護の未来を描くうえで欠かせない。

がん対策のはじまり
──政府主導，研究重視の時代

　第2次世界大戦後、結核などの感染症に代わってがんが増加するようになり、1962年に日本におけるがん征圧の中核拠点として国立がん研究センターが設立された。わが国において、はじめて"がん看護"が認識された、スタート地点である。

　政府による取り組みは、1981年にがんが死因の第1位になったことを契機に本格化した。文部科学省や厚生労働省は、がん研究助成金などの制度を設け、1984年から「対がん10カ年総合戦略」を、1994年には「がん克服新10か年戦略」を策定し、がんのメカニズムの解明と、がんの克服に向けた、より効果的な診断・治療技術の開発を推奨した。しかし、これらは研究中心の取り組みであったため、サバイバーと家族から、がん医療の充実を求める声が高まっていった。彼らのニーズに応える形で、「第3次対がん10か年総合戦略（2004〜2014年）」には、がん罹患率と死亡率の激減を目指した「がん予防の推進」と、「がん医療の向上とそれを支える社会環境の整備」の取り組みが加えられた。一方、がん本態の解明と、より効果的な治療の開発に関する研究は、2014年の「がん研究10か年戦略」へと引き継がれていくことになる。

がん対策のターニングポイント
──がんサバイバーシップの導入

　2000年代に入ると、がん政策に携わる人、研究者の間でもがんサバイバーシップの考えが注目されるようになった。このような変化のなか、2006年に「がん対策基本法」が制定され、日本のがん対策はターニングポイントを迎える。がん対策基本法は、国民の視点に立つこと、さまざまな分野を総合的に実施することを基本とし、〈がん予防及び早期発見の推進〉〈がん医療の均てん化の促進〉〈がん研究の推進〉の3点を目標に掲げた。そして、実効性を高めるため、翌2007年には「がん対策推進基本計画（以下、推進基本計画）」が策定され、目標の達成度を評価しながら、5年ごとに改定されている。推進基本計画の検討に、患者会やNPO法人代表者、家族らが加わったことで、サバイバーの現実とニーズを反映させることができた。

● 第1期がん対策推進基本計画（2007〜2011年）

　全体目標は、〈75歳未満の年齢調整死亡率を20％減らすこと〉〈全ての患者・家族の苦痛を軽減し、療養生活の質を維持向上すること〉の2つであった。具体的な達成目標を数値で可視化したことは、これまでのがん対策と異なる点であり、広く国民の関心と理解を得ることにつながった。重点課題には、放射線や化学療法の充実と専門医の育成、がん登録の推進とともに、がんと診断された時から始まる緩和ケアの推進が取り上げられた。サバイバーにとって、それまで比較的優先度の低かった緩和ケアの充実に目が向けられたことの意義は大きい。さらに、がん診療連携拠点病院（以下、拠点病院）に緩和ケアチームの常設が義務づけられたことで、緩和ケアの充実、体制の整備が加速した。

　がん診療連携拠点病院制度は、がん医療の地域格差をなくすことを目標として創設された厚生労働省の制度である。おもな役割は、専門的がん医療の提供、地域のがん診療の連携・協力体制の構築、サバイバーに対する相談支援および情報提供であり、がん医療の中核と位置づけられている。本制度の導入により、おもながんであれば、国内のどこでも標準治療が受けられるようになってきたが、治療やケアの質、相談支援体制などには病院間のばらつきがあり、さらなる充実が求められている。2018年4月現在、がん診療連携拠点病院は401施設を数え、施設の整備は一定の水準に達したといえる[35]。

　拠点病院には、相談支援センターの設置が定められている。いわゆる「がんサロン」では、多様なサ

ポートの場として，サバイバーの語りや情報提供，セルフケア獲得のための学習の機会などが提供され，研修を修了したがん相談員とともに，サバイバーがピアサポーターとして運営に参画しているケースもある。

● 第2期がん対策基本推進計画（2012～2016年）

全体目標に〈がんになっても安心して暮らせる社会の構築〉が新たに加わった。重点課題〈働く世代や小児へのがん対策の充実〉のなかでも，就労は喫緊の課題として取り上げられた。働く世代への支援が重視された背景には，がん罹患者の増加がある。平成22年度の国民生活基礎調査によれば，がん罹患者の29.7%が就労可能年齢であり，仕事をもちながらがん治療に通院している人は男女あわせて約32.5万人に達した[36]。がんになっても働き続けるには，どうしたらよいのか。がんと仕事の問題がクローズアップされるなか，がん診療連携拠点病院を中心に，社会保険労務士やハローワークと連携した就労支援がスタートした。

しかし，2013年の調査では依然として34.6%のサバイバーが依願退職あるいは解雇を余儀なくされ，2003年とまったく変わらない現実が浮き彫りとなった[37]。サバイバーに対する情報提供や就労支援だけでは効果に限界があり，雇用者をはじめ社会全体の意識改革が急務である。現在，企業向けの就労支援ガイドラインの配信，セミナーの開催など，雇用者への普及啓発活動が始まっている。具体的な支援内容は，Book Ⅱ-5「就労・経済的な課題への支援」を参照されたい。

がん対策のこれから
——がんサバイバーを社会で支える時代へ

がん対策基本法の制定から10年を経て，2016年にがん対策基本法が改正された。改正法では「サバイバーが安心して暮らせる社会構築」のための項目が見直され，これまで以上にQOLの向上を目指す方針が打ち出された。現在はサバイバーの就労の問題がクローズアップされているが，容姿の変化や結婚や出産にまつわる問題など，サバイバーが生きていくうえで困難を感じることは多い。今後は，こうした生活上の課題に対する取り組みが推進されていくものと期待される。

2017年には第3期がん対策推進基本計画によって，次の10年間の具体的なビジョンが示された。推進基本計画の柱は〈予防〉〈医療の充実〉〈がんとの共生〉の3つである（❷）。注目は，〈医療の充実〉の施策にがんゲノム医療の推進が加わったことである。これまでの治療法が発症臓器や細胞の病理組織型によって選択されるのに対して，がんゲノム医療は，個人の遺伝子情報から発がんに関与している遺伝子を特定し，個人に最適の治療法を選択するもので，個別化医療ともよばれている。がん医療そのものを大きく変える可能性に国民の期待が寄せられている。しかし，実現に向けた活動は途についたところであり，実施体制や医療者の教育・役割の明確化，倫理的配慮，医療経済などの面が整っていない状況で課題は多い。

他の分野別施策として，就労，Oncofertility（妊孕性），がんリハビリテーション，小児・AYA世代・高齢がんサバイバーに対する支援も取り上げられている。これらの分野の看護の現状と課題は，本書の別項に譲る。

これからのがん看護
——がんサバイバーとともに創るケア

がん医療が次のステージに進もうとしているいま，がん看護に求められるのは何か。今後の方向性を2つ示したい。

ひとつは，"サバイバーシップ"の考えが浸透し，それを基盤としたケアがスタンダードになることである。具体的な内容について，海外の取り組みを含めて述べる。IOM（現在の全米医学アカデミー，National Academy of Medicine；NAM）は，サバイバーシップケアの要素として，身体的，精神的，社会的，スピリチュアルの4つの側面をあげ，長期的かつ包括的なケアを実施するためにサバイバーシップケアプラン（survivorship care plan；SCP）

```
┌─────────────────────────────────────────────────────────────────────────────┐
│ 第1 全体目標 「がん患者を含めた国民が，がんを知り，がんの克服を目指す」     │
│   ①科学的根拠に基づくがん予防・がん検診の充実                               │
│   ②患者本位のがん医療の実現                                                 │
│   ③尊厳を持って安心して暮らせる社会の構築                                   │
└─────────────────────────────────────────────────────────────────────────────┘
```

第2 分野別施策

1. がん予防	2. がん医療の充実	3. がんとの共生
(1) がんの1次予防 (2) がんの早期発見，がん検診（2次予防）	(1) がんゲノム医療 (2) がんの手術療法，放射線療法，薬物療法，免疫療法 (3) チーム医療 (4) がんのリハビリテーション (5) 支持療法 (6) 希少がん，難治性がん（それぞれのがんの特性に応じた対策） (7) 小児がん，AYA世代のがん，高齢者のがん (8) 病理診断 (9) がん登録 (10) 医薬品・医療機器の早期開発・承認等に向けた取組	(1) がんと診断された時からの緩和ケア (2) 相談支援，情報提供 (3) 社会連携に基づくがん対策・がん患者支援 (4) がん患者等の就労を含めた社会的な問題 (5) ライフステージに応じたがん対策

4. これらを支える基盤の整備
(1) がん研究
(2) 人材育成
(3) がん教育，普及啓発

第3 がん対策を総合的かつ計画的に推進するために必要な事項

1. 関係者等の連携協力の更なる強化
2. 都道府県による計画の策定
3. がん患者を含めた国民の努力
4. 患者団体等との協力
5. 必要な財政措置の実施と予算の効率化・重点化
6. 目標の達成状況の把握
7. 基本計画の見直し

❷ 第3期がん対策推進基本計画概要
(https://www.mhlw.go.jp/file/06-Seisakujouhou-10900000-Kenkoukyoku/0000196972.pdf)

の利用を推奨した[38]。SCPは，治療のサマリーとフォローアップ計画の2つで構成される。サマリーのおもな内容は，診断・病気に関する基本的な情報，これまでの治療歴である。そして，フォローアップ計画には，再発や晩期障害のサーベイランスのための診察・検査の予定，がんや治療に関する問題への対応，年齢や性別に応じた健康増進に関する情報が含まれる。SCPの効果についてはさまざまな報告[39,40]があるものの，SCPをサバイバーと医療者が共有することで，サバイバーの知識の向上，医療者とのコミュニケーションの改善，ケアの質の向上に寄与することが期待され，米国のさまざまながん関連団体が書式を公開して利用を勧めている。

わが国でも，がん診療地域連携クリティカルパス，がん相談支援，アドバンス・ケア・プランなど，SCPの要素を取り入れた各種ケアが行われるようになってきた。今後，サバイバーの視点からケアの効果や問題点を明らかにしつつ，日本の実情にあったサバイバーシップケアを構築していくことが必要である。

2つ目は，がん看護の新たな可能性を拓くことである。わが国の医療システムのもと，看護職の多く

は，医療機関や保健・福祉施設で働いている。しかし，ケアを必要としているのは，治療や療養中の人だけとは限らない。日本人の2人に1人ががんになる時代，医療の枠組みを超えてケアの対象を広げ，新たな活動にチャレンジすることが，がん看護の次の扉を拓くことになるのではないだろうか。

"がん教育"への参画も，チャレンジのひとつである。全国の小・中・高等学校の多くは，医師，看護師，薬剤師等の医療職，がんサバイバーを外部講師として招き，がん教育を実施している。がん予防や検診率の向上が期待される一方，実施にあたっては，がんの親やきょうだいをもつ子どもへのケア，子どもの発達段階に応じて内容を吟味することなど，工夫や配慮が求められる。技量が問われる支援であり，看護職の積極的な参加が期待される。

大人へのがん教育，とくに情報面での支援も重要である。インターネットの普及に伴い，誰もが医療情報に容易にアクセスできるようになった。2013年の調査では，がんになったとき，医師や看護師よりもインターネットから情報を得たいと考える人が多く，また予想以上にインターネットへの信頼度が高いことが報告されている[41]。しかし，インターネット上の情報は玉石混淆である。日本は欧米に比べて医療機関，政府機関のような信頼できる情報源が少なく，そのことが混乱に拍車をかける原因になっていた[42]。最近では，国立がん研究センターのがん対策情報部門をはじめ，医療機関や自治体，あるいはがんサバイバーの支援団体から，信頼できる最新の情報が発信されるようになり，情報の質は改善されつつある。しかし，情報を探している人に，必要な情報にアクセスし，正しく理解し，うまく活用できる力，いわゆる，ヘルスリテラシーが備わっていなければ，せっかくの情報源もいかせない。その人自身の力を高めること，そこに看護職が行う情報支援のポイントがある。

最近，がんサバイバー支援団体やサバイバー個人による，信頼性の高い情報サイトを目にする機会が増えてきた。サバイバーには自らの体験を発信したいニーズがあり，また体験者であるからこそ発信できる情報もある。このようなサイトは，サバイバー・家族はもとより，医療者にとっても有用な情報源となっている。情報を提供する側と受け取る側という関係性を超えた先に，サバイバーとともに創る新たながん看護が見えてくるのではないだろうか。

（久保五月）

文献

1) Mullan F：Seasons of survival：reflections of a physician with cancer. N Engl J Med, 313（4）：270-273, 1985.
2) National Coalition for Cancer Survivorship（NCCS）：Defining Cancer Survivorship. https://www.canceradvocacy.org/news/defining-cancer-survivorship/（2018/12/1 閲覧）
3) Clark EJ, Stovall EL：Advocacy：The cornerstone of cancer survivorship. Cancer Pract, 4（5）：239-44, 1996.
4) Leigh S：がんサバイバーシップ 個人的，専門家的，米国的な視点から．第15回日本がん看護学会学術集会サテライト講演会資料，2001.
5) Martin EA, et al：Higher-Intensity Exercise Results in More Sustainable Improvements for VO2 peak for Breast and Prostate Cancer Survivors. Oncol Nurs Forum, 42（3）：241-249, 2015.
6) Reis D, et al：Effects of Nia Exercise in Women Receiving Radiation Therapy for Breast Cancer. Oncol Nurs Forum, 40（5）：E374-E382, 2013.
7) Matthews EE, et al：Cognitive Behavioral Therapy for Insomnia Outcomes in Women After Primary Breast Cancer Treatment：A Randomized, Controlled Trial. Oncol Nurs Forum, 41（3）：241-253, 2014.
8) Kim SH, et al：Randomized Pilot Test of a Simultaneous Stage-Matched Exercise and Diet Intervention for Breast Cancer Survivors. Oncol Nurs Forum, 38（2）：E97-E106, 2011.
9) Galbraith ME, et al：What Men Say About Surviving Prostate Cancer：Complexities Represented in a Decade of Comments. Clin J Oncol Nurs, 16（1）：65-72, 2012.
10) Wilmoth MC, et al：Ovarian Cancer Survivors：Qualitative Analysis of the Symptom of Sexuality. Oncol Nurs Forum, 38（6）：699-708, 2011.
11) Sanoff HK, et al：Lack of Support Information Regarding Long-Term Negative Effects in Survivors of Rectal Cancer. Clin J Oncol Nurs, 19（4）：444-448, 2015.
12) Ziner KW, et al：Predicting Fear of Breast Cancer Recurrence and Self-Efficacy in Survivors by Age at Diagnosis. Oncol Nurs Forum, 39（3）：287-295, 2012.
13) Vivar CG, et al：'Again'：the impact of recurrence on

survivors of cancer and family members. J Clin Nurs, 19：2048-2056, 2010.
14) Yeom HE, et al：Relationships between three beliefs as barriers to symptom management and quality of life in older breast cancer survivors. Oncol Nurs Forum, 40（3）：E108-E118, 2013.
15) Roiland RA, et al：Symptom Clusters and Quality of Life in Older Adult Breast Cancer Survivors. Oncol Nurs Forum, 38（6）：672-680, 2011.
16) Zick SM, et al：Examination of the Association of Diet and Persistent Cancer-Related Fatigue：A Pilot Study. Oncol Nurs Forum, 40（1）：E41-E49, 2013.
17) Curcio KR, et al：Evaluation of a Cancer Survivorship Protocol：Transitioning Patients to Survivors. Clin J Oncol Nurs, 16（4）：400-406, 2012.
18) Germino BB, et al：Outcomes of an Uncertainty Management Intervention in Younger African American and Caucasian Breast Cancer Survivors. Oncol Nurs Forum, 40（1）：82-92, 2013.
19) Nápoles AM, et al：Coping Resources and Self-Rated Health Among Latina Breast Cancer Survivors. Oncol Nurs Forum, 38（5）：523-531, 2011.
20) Belluy L, et al：Older Breast Cancer Survivors：Can Interaction Analyses Identify Vulnerable Subgroups？ A Report From the American Cancer Society Studies of Cancer Survivors. Oncol Nurs Forum, 40（4）：325-336, 2013.
21) 大西ゆかり, 他：がんサバイバーのためのリンパ浮腫セルフマネジメントプログラムの開発と短期的評価. 日本がん看護学会誌, 30（1）：82-92, 2016.
22) 砂賀道子, 他：がんサバイバーシップにおける回復期にある乳がんサバイバーのがんと共に生きるプロセス. Kitakanto Med J, 63：345-355, 2013.
23) 今泉郷子：進行食道がんのために化学放射線療法を受けた初老男性患者のがんを生き抜くプロセス　食道がんを超えて生きる知恵を生み出す. 日本がん看護学会誌, 27（3）：5-13, 2013.
24) 池田　牧, 他：肝臓がん患者の体験と看護師の支援. 日本がん看護学会誌, 24（1）：61-68, 2010.
25) 松田芳美, 他：がんの診断を受け外来通院する東北地方に住むがんサバイバーの就労の実態. 日本がん看護学会誌, 29（3）：73-78, 2015.
26) 室田紗織, 他：がんサバイバーがセルフヘルプグループでの活動を通じて新たな役割を獲得するプロセス. Kitakanto Med J, 63：125-131, 2013.
27) 浅海くるみ, 他：がん体験者によるピアカウンセラーと医療者の有機的連携の促進に向けた探索的研究. 日本がん看護学会誌, 30（2）：45-52, 2016.
28) 玉井なおみ, 他：乳がんサバイバーの運動プログラムに関する文献検討. 日本リハビリテーション看護学会誌, 27-33, 2016.
29) 黒澤亮子, 他：女性生殖器がんサバイバーのセクシュアリティに関する文献研究. 聖路加看護学会誌, 19（2）：3-12, 2016.
30) 三浦浅子, 他：がんサバイバーシップケアの研究の動向に関する英字文献レビュー. 福島県立医科大学看護学部紀要, 17：1-12, 2015.
31) 上田伊佐子, 他：乳がん体験者の心理的適応とコーピングに影響を与える要因の文献検討. 日本がん看護学会誌, 25（1）：46-53, 2010.
32) 日本がん登録協議会：がん登録の歴史.
http://www.jacr.info/publicication/tebiki/tebiki_6_2013.pdf（2018/12/1 閲覧）
33) 厚生労働省：平成 29 年（2017）人口動態統計（確定数）の概況.
https://www.mhlw.go.jp/toukei/saikin/hw/jinkou/kakutei17/index.html（2018/12/1 閲覧）
34) 国立がん研究センター：がん情報サービス　最新がん統計.
https://ganjoho.jp/reg_stat/statistics/stat/summary.html（2018/12/1 閲覧）
35) 厚生労働省：がん診療連携拠点病院等.
https://www.mhlw.go.jp/stf/seisakunitsuite/bunya/kenkou_iryou/kenkou/gan/gan_byoin.html（2018/12/1 閲覧）
36) 厚生労働省：平成 22 年国民生活基礎調査の概況　15 歳以上の者の就業の状況
https://www.mhlw.go.jp/toukei/saikin/hw/k-tyosa/k-tyosa10/1-5.html（2018/12/1 閲覧）
37) 「がんの社会学」に関する研究グループ代表者山口健：2013 年がん体験者の悩みや負担等に関する実態調査.
https://www.scchr.jp/news/20150909.html（2018/12/1 閲覧）
38) Hewitt MH, et al：Delivering cancer survivorship care. From cancer patient to cancer survivor：lost in transition. pp187-321, THE NATIONAL ACADEMIES PRESS, 2006.
39) Brennan ME, et al：Survivorship care plans in cancer：a systematic review of care plan outcomes. Br J Cancer, 111（10）：1899-1908, 2014.
40) Hill-Kayser CE, et al：Impact of internet-based cancer survivorship care plans on health care and lifestyle behaviors. Cancer, 119（21）：3854-3860, 2013.
41) がん情報入手, 医師よりネットで　がんセンター中央病院調査. 日本経済新聞　電子版, 2014 年 8 月 30 日付.
https://www.nikkei.com/article/DGXLASDG2703Y_Q4A830C1CR8000（2018/12/1 閲覧）
42) Goto Y, et al：Differences in the quality of information on the internet about lung cancer between the United States and Japan. J Thorac Oncol, 4（7）：829-833, 2009.

BOOK II

がんサバイバーが直面する課題と支援

1 セルフアドボカシーを高める支援

　従来の"患者"と比較して，がんサバイバーには困難な状況に主体的に向き合おうとするイメージがあり，その力の源には〈セルフアドボカシー（self advocacy）〉がある。セルフアドボカシーとは，がんという病をかかえた人が，困難な状況のなかにあっても自己のコントロール感を取り戻し，病気と正面から向き合い行動する姿勢や力のことである。自分自身のために自らの足で立ち，他の人びとや社会に主張していこうとするその力は，がんサバイバーの内なる力である。これからのがんサバイバーシップケアにおいては，その人が自分の力で困難な出来事に向き合うことを支援していく必要がある。

アドボカシーの概念

　アドボカシーは，1950年の終わり頃にアメリカの知的障害者の家族が人権擁護の運動を行ったことに始まる[1]。1970年代初頭には，ヨーロッパ，カナダなど，世界中でアドボカシー運動や専門家の会議が行われ，障害者が地域社会のなかで自立して生きることを可能にするために権利擁護システムが構築されてきた。日本の看護界では1990年になってから，アドボカシーの概念が本格的に注目をされるようになった[2]。

　アドボカシーは〈権利擁護〉や〈代弁〉などと訳されることが多い。他者によって患者が不利益を被る状況や，患者の意向が適切に医療方針に反映されない状況などにおいて，看護者はアドボケイトの役割をとることが必要だといわれてきた。しかし，アドボカシーを〈権利擁護〉ととらえるそのありようは，患者を弱い立場にあるものとらえ，当事者である患者の権利や利益を第3者である看護者が代わって擁護するという意味をもつ。がんサバイバーのアドボカシーにおいては，この見方を変えていくことが重要となる。セルフアドボカシーは，がんサバイバーを弱者としてではなく，自己の意思をもち，それを主張する強さをもつ者ととらえ，がんサバイバーであるその人自身が自己の権利を認識し，行使するパワーを強めることでエンパワーメントすることをさすのである[2]。

がんサバイバーシップにおけるセルフアドボカシーの概念

　セルフアドボカシーは，青少年，HIV／エイズ，障害者の倫理的および法的な権利に関する研究に由来している[3]。HIV集団では，医療行為に参加し，病気を管理するうえで"活動する"患者としてセルフアドボカシーを定義した。また，Vesseyら[4]は，青少年のセルフアドボカシーを，自らの健康を促進するために情報を探し，評価し，利用する能力と定義した。がんサバイバーシップにおけるセルフアドボカシー研究を行っているHagen[3]は，がんサバイバーシップにおけるセルフアドボカシーは，青少年，HIV／エイズ，障害者のモデルを適応させているが，十分ではなく，がんサバイバー独自の体験があるとし，1960〜2012年に発表された〈cancer survivorship〉〈self-advocacy〉に関する2,872件の文献のなかから103件を抽出し分析した。その結果，セルフアドボカシーとは，サバイバーが自分のニーズや目標に取り組むためにスキルとリソースを内在化するプロセスとし，セルフアドボカシーとが

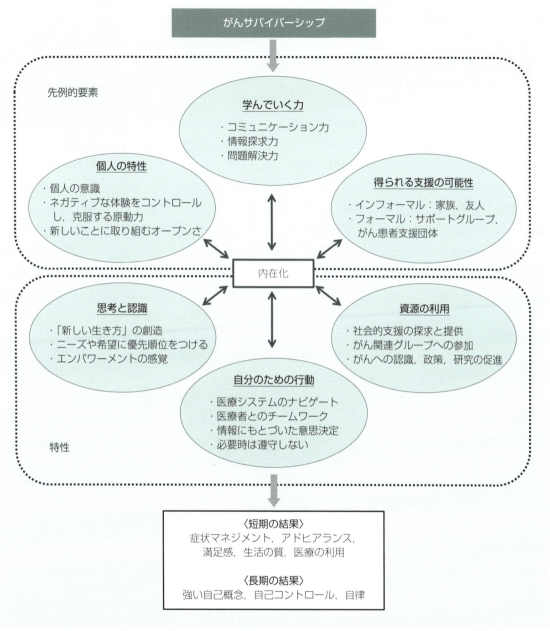

❶ セルフアドボカシーとがんサバイバーシップのモデル
(Teresa LH, Heide SD：Self-Advocacy and Cancer：A Concept Analysis. J Adv Nur, 22（2）：138-141, 2013. 筆者訳)

んサバイバーシップのモデルを❶のように示している。

特性

下段の"特性"は，サバイバーの内在化された力を示している。サバイバーは，病気に関連する課題に向き合い挑戦していくうえで，個人の内面にその力を内在化させ，自分の目標や信念を維持するような方法でそれを活用している。"特性"には3つのカテゴリーがある。

〈思考と認識〉は，いまの状況を一時的な事態ととらえるのではなく，がんとともに自分の新しい人

生を生きようとする思考をもち，自分のニーズや希望の何を優先するかを考えることができる力である。

〈自分のための行動〉は，自分の周りにいる医療従事者とオープンなコミュニケーションをとり，チームワークをつくる力である。このなかには，自分の信念や考えと違う場合には，医療者からの提案も非遵守できることも含まれている。

〈資源の利用〉は，自分の関心事を支援してくれる人やグループにかかわり，患者会などにおいて個人的経験を共有する機会や学習の機会を得ることを通して，自分の課題や問題へ取り組む力である。がんサバイバーは人生をナビゲートする際に互いに助け合っており，自らの経験を発信し，社会的支援を提供するリソースとなっている。

先例的要素

上段の"先例的要素"は，時間の経過や経験の積み重ねとともに学習されたり，改善されたりするものであり，3つのカテゴリーからなる。

〈個人の特性〉は，サバイバーが思考や行動において自分を保ち，自らを主張しようとする態度や信念のことである。自分の症状を管理し，役割を調整し，人生の計画を立てるためには，かなりの労力や調整力が必要となる。効果的なセルフアドボケイトになるためには，ネガティブな経験を克服して自己の気持ちや感情をコントロールし，新しいことを試すためのオープン性をもち，自分のニーズや信念，優先順位に気づくことなどが大切となる。たとえば，生活のなかで良かったことにフォーカスし，何が病気と闘ううえで助けになったかを考えることや，気持ちが落ち込むときなどは，それは病気とともにあるうえでプロセスのひとつにすぎないと認識することなどが，気持ちを維持していくために役立つこともある[5]。

〈学んでいく力〉は，コミュニケーションや情報探求，問題解決などのスキルを身につけることであり，自分らしい生き方の探求や意思決定，周りの人びととの良好な関係構築に必要となる。

最後の〈得られる支援の可能性〉は，サバイバーがセルフアドボカシーのプロセスを開始するための基礎となる家族や友人などのインフォーマルな支援や，患者会，がんサロン，全国の支援グループなどのフォーマルな支援を得ることである。

これらの内在する力やスキル，資源などを活用することで，短期的結果として良好な症状マネジメントやアドヒアランスが得られ，サバイバーの生活の質の向上につながる。また，長期的には強い自己概念の確立や自律性の向上につながっていく。

このモデルに特徴的なことは，サバイバーが自分に起こっていることを知るために，さまざまな資源を用いて病気や治療について理解を深め，自己の価値観や信念にもとづいて自分の思いや意見を周りの人びとに主張し，医療システムをナビゲートしていることである。この「医療システムをナビゲートする」とは，医療者主導で決めてきたこれまでの医療のあり様ではなく，サバイバー本人が自らの意思を反映させ，協働して取り組む医療への転換である。Ross[6]は1991年に発表した論文で，サバイバーが直面する困難のひとつに医療従事者との関係における力のアンバランスをあげていたが，その関係は少しずつ変化しているといえるだろう。

セルフアドボカシースケール

患者と医療者が協働して取り組む医療の実現において，サバイバーにはセルフアドボカシーの力が求められるということから，米国ではセルフアドボカシーの力を測定するスケールの開発が行われている。これはBrashersら[7]がHIV/AIDS患者を対象に開発したpatient self-advocacy scale（PSAS）が基礎となっており，〈病気に関する学習〉〈アサーティブな行動〉〈自ら思考し遵守しないこともいとわない〉の3つの項目にそれぞれ4要素があり5段階で評価する。PSASはペルシャ語への翻訳において信頼性・妥当性が検証され，がんだけではなく慢性疾患患者にも適応できると示唆した研究もある[8]。

Caral[9] は，PSAS のがん患者への適応について信頼性と妥当性を検証するなかで，HIV/AIDS 患者に比べて，がんサバイバーは病気や治療について学習することは重要なことだと認識し，積極的に情報を探求していると述べている。また，がんサバイバーは情報を探し出すだけではなく，情報の過負荷を管理し，問題解決のために情報を使用する必要があるため，自分が受け取った情報をいかにうまく管理し活用できるかががんサバイバーのセルフアドボカシーには重要であるとしている。Hagen ら[10,11] は，女性がんサバイバーのセルフアドボカシースケールの測定モデルを開発している。高いスキル得点に影響していたのは学歴で，情報を理解し評価して活用していくヘルスリテラシーの力や，自分の考えを論理的に伝えていく力など，サバイバーのセルフアドボカシーの力は学歴との関連が示唆されていた。また，診断・治療から日が経っていないサバイバーと長期サバイバーとでは，セルフアドボカシー得点にあまり差はなかった。さらに，がんサバイバーにとってセルフアドボカシーの必要性は時間の経過とともに減少する可能性が示唆されていた。医療者とのコミュニケーションが多く，意思決定を自ら行う人ほど，さまざまな症状や苦悩への対処が促進されることから，セルフアドボカシーはがんへの適応を高めると考えられ，この能力を高めるための支援が必要だといえよう。

セルフアドボカシーを高めるスキル

　1980 後半〜1990 年代前半，国際がんサバイバーシップ連合（The National Coalition for Cancer Survivorship；NCCS）などのがんサバイバー運動の指導者たちは，セルフアドボカシートレーニングの必要性を提唱した[12]。病気や治療にうまく適応していくためには，自分にとって必要な情報を集め，自らが学び，必要なサポートを求めて，自分に合った選択をすることが必要である。セルフアドボカシーのトレーニングはこのようなサバイバーの内的な力とエンパワーメントの感覚を高め，がんへの適応を促していく[13]。その具体的な方略は，〈コミュニケーションのスキル〉〈情報探求のスキル〉〈問題解決のスキル〉〈交渉のスキル〉〈意思決定のスキル〉〈公に権利を主張するスキル〉などであり，これらはすべてのがんの，すべての病期に用いることができ，とくに性別や年齢も関係がない。これらのスキルトレーニングの代表的なものは，NCCS や学会などの関連団体が共同して開発した Cancer Survival Toolbox® であり，BOOK Ⅱ-3 で説明を加えている。

　セルフアドボカシーのスキルを学ぶ方法のひとつに，ピアサポートやセルフヘルプグループに参加することがある。そこでは，自分が得たい情報を見つけ，がんに関する教育やさまざまな助言を受け，他者との交流を通して，がんの体験を正常化することを助けてくれる。また，ロールプレイングやその他のエクササイズを通して，アサーティブトレーニングを学ぶ方法もある[14]。

アドボカシーの 3 つの視点と活動

　アドボカシー活動の中核となるのは，自らの内的な力を高めていくための〈個人のアドボカシー〉活動である（❷）。信頼できる正確な情報を得るためのインターネットや学習会などの活用，利用できる資源の活用，周りの人びととのコミュニケーションなどの活動を通して，その人が病気と向き合い課題に対処していくための力を高めていく。この活動は，病気がわかってから治療が一段落する最初の時期にとくに必要となる。

　時間的な経過とともにさまざまな体験を重ねると，サバイバーには貴重な情報やアイディアが生まれてくる。この自らの体験やアイディアを〈他のサバイバーへのアドボカシー〉として発信することは，同じ体験をしている人びとへの大切な支援となる。また，同じ体験をしているからこそ，わかり合える関係性が構築され，それが互いの癒しにつながっていく。患者会やがんサロンなどに参加したり，SNS などを通じて自分の体験を発信することなどがこれ

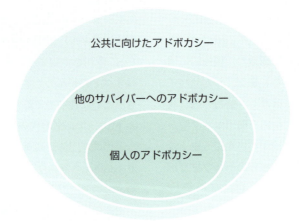

❷ アドボカシーの3つの視点

にあたる。これらの活動は，がんサバイバーとしての自己の存在意義や自己肯定感を高めると同時に，「他者を援助することは，(結果的に) 援助する人も利益を受ける」というヘルパーセラピー原則の効果もあり，セルフヘルプグループの機能のひとつともいわれている[15]。

さらに，サバイバーのリアルな体験や視点から語られる社会の問題や課題などを，〈公共に向けたアドボカシー〉として地域や国全体へ発信していく活動は，社会により良い変化を生み出す重要な活動である。たとえば，自分のコミュニティのなかでセルフヘルプグループを立ち上げたり，地域社会イベントや市民講座などで自分のがん体験を語ったり，メディアや議会，学会などを通して社会にメッセージを送るなど，活動はさまざまであるが，日本のがん医療の変革にサバイバーの力は欠かせない時代となっている。

その人がもつセルフアドボカシーの力を高めるかかわり

がんサバイバーが困難な状況に対応していくためには，その人が自分に何が起こっているのかを知り，今後の経過や予測されることを理解していくことが必要である。それによって，自ら意思決定を行い，状況に合わせて生活を整えていくことができる。あるサバイバーの体験であるが，「病気がわかった時に，主治医から『自分の病気や治療について勉強しておいたほうがいい』と言われ，調べた。そのようなことは医師が説明するものではないかと思っていたが，実は，その時の取り組みはとても重要で，その後の自分の姿勢につながっている」と語った。診断を受けた最初の時期に病気と向き合う姿勢をつくることは，その後の苦悩に向き合う力となる。

元来，人は困難に対応していく力をもっているが，驚異的な出来事のなかではうまくその力を発揮できないこともある。しかし，行動や言動のなかには，セルフアドボカシーの力を示すさまざまなエピソードがある。治療の副作用を軽減するために行っている工夫，必要なときに支援を求められること，自分の思いを他人に伝わるようにうまく表現すること，つらい時にも笑顔でいられること，などであるが，大切なことは周りにいる人がそのことに気がつくかどうかである。その人の素晴らしいセルフアドボカシーの力を顕在化させフィードバックすることによってサバイバーの気づきを促進し，困難に対応する内なる力を高めていくことができると思われる。

(近藤まゆみ)

文献

1) 武井麻子:「擁護」「代弁」ではなく,患者自身が権利を主張できるようにエンパワーメントを助けることが大切です.看護学雑誌,62(10):970-973,1998.
2) 高田早苗:看護実践におけるアドボカシーの意味.インターナショナルナーシングレビュー,26(5):26-33,2003.
3) Hagen TL, Donovan HS:Self-Advocacy and Cancer:A Concept Analysis. J Adv Nur, 22(2):138-141, 2013.
4) Vessey JA, Miola ES:Teaching adolescents self-advocacy skill. Pediatr Nurs, 23(1):53-56, 1997.
5) Hagen TL, Donovan HS:Ovarian Cancer Survivors' Experiences of Self-Advocacy:A Focus Group Study. Oncol Nur Forum, 40(2):140-147, 2013.
6) Ross EG, et al:Empowerment issues in cancer. Health Values, 15(4):22-28, 1991.
7) Brashers DE, et al:The patient self-advocacy scale: measuring patient involvement in health care decision-making interactions. Health Communication, 11(2):97-121, 1999.
8) Shaghayegh V, et al:Psychometric Propertise of the Patient Self-Advocacy Scale:The Persian Version. Iran J Med Sci, 40(4):349-355, 2015.
9) Hermansen-Kobulnicky CJ:Measurement of self-advocacy in cancer patients and survivors. Support Care Cancer, 16(6):613-618, 2008.
10) Hagen TL, et.al:Theoretical to Tangible:Creating a Measure of Self-Advocacy for Female Cancer Survivors. J Nurs Meas, 24(3):428-441, 2016.
11) Hagen TL, et al:The Female Self-Advocacy in Cancer Survivorship Scale:A validation study. J Adv Nur, 74:976-987, 2018.
12) Leigh S:Cancer survivorship:A consumer movement. Semin Oncol, 21(6):783-786, 1994.
13) Clark EJ, Stovall E:Advocacy:The cornerstone of cancer survivorship. Cancer Pract, 4(5):239-244, 1996.
14) Stovall E, Clark EJ:Survivors as Advocates. In Hoffman B Ed:A Cancer Survivor's Almanac:Charting Your Journey. pp273-280, Chronimed Publishing, 1996.
15) Spiegel D, Classen C(2000)/朝倉隆司,田中祥子監訳:がん患者と家族のためのサポートグループ. p208,医学書院,2003.

2

Cancer Survival Toolbox® がんを生き抜く道具箱

Cancer Survival Toolbox® とは

　がんという病気を理解し，その現実を乗り越えていくには，無力ながんの犠牲者という立場から発想を転換し，自分を擁護するスキル（self-advocacy skills）を身につけることが重要である．Cancer Survival Toolbox®（がんを生き抜く道具箱）は，がんと診断された人びとを支援する心理教育プログラムのひとつである．1995 年，米国の国立がんサバイバーシップ連合（National Coalition for Cancer Survivorship；NCCS），がん看護協会（Oncology Nursing Society；ONS），がんソーシャルワーク学会（Association of Oncology Social Work；AOSW）の共同研究によって開発された．現在，このプログラムは誰もが簡単に利用できるように NCCS のウェブサイト[1]で公開されている．プログラムには無料のオーディオ教材が含まれているので，インターネット上でプログラムを聞くことができるし，シナリオを読むこともできる．オンラインストアから無料でダウンロードするか，iTunes 上から Podcast として無料で体験できる．がんサバイバーや家族向けのプログラムで自己学習できる一方，グループ学習ができるようにファシリテーター向けの指導書も配信されている．

　本項では，"がんを生き抜く道具箱"のなかから基本的スキルのプログラムを紹介する．さらに，米国のがん医療における"がんを生き抜く道具箱"の成果と限界を概観し，最後にわが国の医療文化への適用と限界を述べる．

がんを生き抜くための基本的スキル

　"がんを生き抜く道具箱"が示す基本的なスキルは，コミュニケーション（communicating），情報探索（finding information），意思決定（making decisions），問題解決（solving problems），交渉（negotiating），公に権利を主張すること（standing up for your rights），新たに診断された人のための初めの一歩（first steps for the newly diagnosed）の 7 つである．スキルごとにゴールが設定されており，内容は大きく 2 つのパートに分かれている．まず，がんの専門家（看護師，ソーシャルワーカー，医師など）が必要なスキルとそのメリットを説明し，具体的なアドバイスを述べる．次に，数名のサバイバーが自分の体験を語りながら，生活のなかでスキルをどのように使っているかを話し合うという構成である．一人ひとりの語りには，参考になるさまざまなヒントが散りばめられており，プログラムを利用したサバイバーは，語りを聞くことで自己を振り返り，スキルを高めるための方法を学習できるようになっている．以下，7 つのプログラムの概要を紹介する．

コミュニケーション（communicating）

　サバイバーが自らの価値観や思いを尊重された医療を受けられるかどうか，そこにはコミュニケーションの問題が大きくかかわってくる．それだけに，コミュニケーションは，医療者との間だけでなく，サバイバーを取り巻くすべての人との間で求められるスキルといえる．プログラムのゴールは，以下の

5つである。
- 自分の望みやニーズをポジティブに伝えることができる
- "あなたは～"という代わりに，"私"の意見を述べることができる
- 積極的に傾聴し，相手が何を言っているのか，メッセージを確認できる
- 言葉と，行動や表情から伝わるメッセージを一致させることができる
- あなたがどのように感じているかを他の人に伝えることができる

● コミュニケーションに必要なスキル

良いコミュニケーションとは自分の思いや感情を他の人に理解してもらうことであり，同時に他の人が思っていることや感情を理解することである。それを可能にするためには5つの基本的スキルが必要である。

アサーティブである 自己の思っていることや疑問を主張することは大切なことである。自分の健康に関することで，どうでもいいということはないため，相手にわかりやすい方法で，自分が言わなければならないことは大切なことであるということを主張する。

"私は"メッセージを使う "私は…と思う""私は…したい""私は…と感じている"などと，会話のなかで"私は…"という主語を用いた言葉で自分の気持ちを表現する。

積極的に聴く 話している相手のことを見て話の内容をよく聴き，内容に合わせてうなずきやあいづちを打つ。そして"あなたが話した内容はこのようなことですか"と，自分が聴いた内容を要約して伝える。それにより，相手が伝えたいことがより正確に理解でき，相手はきちんと聴いてもらっていると感じ取ることができる。自分を理解してもらうことと同じくらい，相手のことを理解することは大切である。

"言葉で伝えたこと"と，"言葉以外の表現で伝えたこと"が一致している 人間は，顔の表情，身振り手振り，姿勢，その他ボディランゲージなど，言葉以外の表現で他人とコミュニケーションをとっている。もし，これらの非言語的コミュニケーションと言葉の内容が一致していなかったとしたら，その人が言っていることを相手が信じることは難しい。その結果，自分のことを理解してもらえない。言葉と同じくらい非言語的なコミュニケーションには注意を払うことが必要である。

自分の感情を見つめ表現する 人間は社会生活を行ううえで，自分の本当の気持ちを覆い隠して，立場や状況，相手の気持ちなどを考えながらコミュニケーションをとっている。そのため，心の奥で自分が考えていることや感じていることに気がつきにくいことがある。しかし，サバイバーとしてさまざまな人の支援を得ながら生活していくうえで最も大切なことは，自分の本当の思いや感情を隠すことではなく理解してもらうことだろう。それには，自分が心に覆い隠している本当の気持ちは何かを見つめ，表現することが大切である。このとき，自分の思いや感情を紙に書くことによって，思いを具体的に言語化することができる。

情報探索（finding information）

がんとともに生きる過程において，サバイバーが治療や生活のあらゆる場面でその人らしい選択を行い，より質の高い生活を送るためには，情報が欠かせない。プログラムでは，利用可能なさまざまなリソースへのアクセス方法（電話番号やメールアドレス，ウェブサイトのURLなど）を紹介し，必要な情報を得るためのスキルが説明されている。プログラムのゴールは，以下の5つである。
- がんの種類や治療にあった情報を見つけられる
- 信頼できる専門家を選ぶことができる
- セカンドオピニオンをいつ，どのように探すのか，知ることができる
- 自分のがんの最新治療法を探すことができる
- 適切な種類と量の情報にもとづいて，適切に判断できているかどうかがわかる

● 情報探索に必要なスキル

良い情報とは，がんや治療を理解し，治療選択を

するのに役立つ情報である。良い情報を過不足なく得るためには、情報探索のスキルが必要である。

情報収集に時間をかける　がんの診断を受けると、人はできるだけ早く決断を下そうとしがちである。しかし、がんの場合、緊急性はそれほど高くない。むしろ十分に情報を探し、慎重に決定すべきである。もし、医師の説明が理解できないときは、「わからない」と伝えよう。自分が求めている以上の情報が与えられそうになったときは、「いまは余裕がない」と伝えてもかまわない。ひとりで何とかしようとせずに、必要なときは誰かに助けを求めよう。

知りたい情報に応じてリソースを選択する　がん情報はあらゆるところからやってくる。たとえば、メディア、インターネット、医療者、友人や家族などである。しかし、最初にがん情報を求める相手は、医師や看護師がよいだろう。彼らは、あなたのがんがどのタイプであるかを知ったうえで、選択可能な治療ごとに予想される"最善"と"最悪"のケースを説明することができる。セカンドオピニオンを活用するのも良い方法である。初めに話を聞いた医師とは別の観点から情報を得ることができるかもしれない。

情報の信頼性を確認する　インターネットは、簡単に医療情報にアクセスできるリソースである。しかし、誤った情報も多いので、過信は禁物である。インターネットから情報を得るときは、次のことに注意しよう。まず、"いつの情報か"を確認する。医療は日々進歩しているので、最新の情報を得ることが重要である。そして、情報発信の目的を見極めよう。広告を目的とした、根拠の乏しい情報を発信しているサイトもある。"ウェブサイトの管理者やスポンサーは誰か"、あるいは"ウェブサイトの管理者と連絡がとれるかどうか"もリソース自体の信頼性を確認する有効な方法である。信頼できるリソースとして推奨されているのは、非営利団体、図書館、病院、政府機関であり、具体的には米国がん協会（The American Cancer Society；ACS）と国立がん研究所（The National Cancer Institute；NCI）などのウェブサイトが紹介されている。

意思決定（making decisions）

意思決定とは、利用できる多くの選択肢のなかからひとつを選ぶことである。多様化したがん治療法について、メリットとデメリットの重みをいかに判断するかということも含まれる。意思決定スキルに優れた人は、どちらの選択が自分にとって有益かという判断を効果的にできるので、その迷いから生じる不安やストレスが少ないといわれている。プログラムのゴールは、以下の5つである。

- がん治療に関する意思決定にどれくらいかかわりたいかを明らかにできる
- セカンドオピニオンのメリットを明らかにできる
- 意思決定のための時間のゆとりが、どれくらいあるかを判断できる
- 選択肢のメリットとデメリットを重みづけすることができる
- がんの生存率など、統計の数値だけで判断しなくなる

プログラムのなかではサバイバーと家族の意思決定スキルとして、2つの方法が紹介されている。ひとつは"あなたの意思決定スタイルを明らかにする方法"であり、もうひとつは"メリットとデメリットの重みづけをする方法（weighting the pros and cons）"である。

意思決定スタイルを明らかにする　まず、ファシリテーターの看護師が「治療を選択するときのやり方で、あなたに当てはまる選択肢をひとつだけ選んでください」と質問する。"医師に決定してもらう"、"医師と共同で意思決定する"、"自分自身で意思決定する"のうち、サバイバーが選んだ方法にもとづいてその人の行動傾向を説明する。3つの意思決定スタイルは、どれが優れているというわけではない。どの選択肢にもメリットとデメリットがある。しかし、サバイバーや家族にとって、自らの意思決定スタイルや好みをよく理解しておくことは助けとなる。

メリットとデメリットの重みづけをする　がん治療には、臨床試験や代替療法など、さまざまな選択肢がある。いずれの治療法にもメリットとデメリットは

あるが，自分にとって"より重要なことは何か"がわかれば，判断は容易になる。重みづけの方法は，以下の手順で行われる。

① 1枚の用紙と鉛筆を準備し，用紙の一番上に人生で重要な事柄を書きとめる。たとえば，家族，仕事，希望，将来の夢などでもよい。
② 用紙の中央に縦線を引き，一方に"メリット"，他方に"デメリット"の見出しを書く。
③ 見出しに合わせて治療のメリットやデメリットを書く。
④ 数日経過してから，その用紙を取り出し，再び読み，書いてある内容を考える。
⑤ 必要と感じた場合，メリットとデメリットの内容を修正する。
⑥ 最後に一覧表の内容を比較して決定する。

プログラムでは，話し合いの導入になるように，「これまでにどのような意思決定の方法を使って成功しましたか。それがどのような助けとなりましたか。それはなぜですか」と質問をして，参加者の発言を促すコツも紹介されている。

交渉（negotiating）

がん医療は年々進歩している。サバイバーが，多くの選択肢のなかから効果がありそうな治療を受ける機会をうまく手に入れるためには，主治医や医療者との話し合い，すなわち交渉が必要となる。また，仕事や雇用においてサバイバーが問題を抱えていることも少なくない。交渉は家庭でも必要になる。プログラムのゴールは，以下の5つである。

- よく聴き，効果的なコミュニケーションをとることができる
- 自分の人生における原則や基準をなす価値観を明らかにすることができる
- 踏み超えない行動制限を設けることができる
- 交渉時に自分の感情をわきに置くことを学ぶことができる
- ひとつ以上の解決策を思い描くことができる

● **交渉のための5つのステップ**

プログラムでは，がんの診断を受けた後，自分が必要としているものを手に入れるためのスキルを紹介している。交渉スキルには，以下の5つのステップがある。

① **情報を集める**　最初に可能なかぎり，交渉したいことに関する情報を集め，信頼性のある情報を得る。情報を集めることにおいては"尋ねることなしに答えは見つからない"と，交渉相手に対しても恐れることなくかかわることを強調している。

② **プランを立てる**　情報の内容を吟味した後は，何を交渉するかプランを立てる。自分が価値を置いているものは何かを問い直し，主張したいことをまとめる。がん看護専門看護師は，これをリストにして話し合うときに使用することと，交渉するときは時間と場所を考慮し，落ち着いて話ができる環境を整えることを勧めている。

③ **自分の限界を設定する**　交渉では自分が得たいもののすべてを手に入れられないことも多い。そのため，自分の限界を考慮し，自分が得たいものを手にするために，何を犠牲にしてもよいかを考える。また，限界に達する前に，他のオプションについても考えておく。

④ **自分の内なる気持ちに気づく**　交渉の時に自分のなかに湧き上がる怒りや悲しみなどの感情を無理にコントロールしようとせず，その感情を見つめ，問題を考える糸口とする。そのためには，情報をもう一度吟味したり考えたりする時間的な猶予が欲しいことを交渉相手に伝える。

⑤ **両者が納得する状況をつくる**　交渉のゴールは双方が期待する結果を得られることである。物事の一側面だけをみるのではなく，それぞれの立場におけるニーズや価値，限界を考え，両者が納得する状況をつくる。

プログラムでは3人のサバイバーの体験を介して，交渉スキルがより理解できるように構成されている。具体例は，自分で調べた新しい治療法を試みるために行った医師との交渉，仕事を続けながら治療を受けるための上司との交渉，保険会社との交渉である。

問題解決（solving problems）

問題解決とは，困難な状況に対処することである。ここで重要なことは，上手な問題解決だけではなく，明らかな解決策のない状況で，注意深く考える態度をとれることである。ゴールは，以下の3つである。

- がんを生き抜くために，問題解決の重要性を理解できる
- がんの診断に直面するとき，自分に必要な問題解決のスキルを明確にできる
- 問題解決の計画を立てるステップを学ぶことができる

● 問題解決のための5つのステップ

プログラムでは5つのステップに沿って，サバイバーが抱える問題を解決していけるように構成されている。

①**問題点を言語化する**　問題点を見出すために，誰か他の人と一緒に話すか，困難なことに焦点を当てて，書き出してみるとよい。問題点を明らかにすること自体が，解決になっていることもある。できるかぎり多面的に問題点を考える。問題点は完璧でなくてもよく，後で修正もできる。その問題点によって他の人びとはどのような影響を受けるか，他の人びとはその問題点をどのように受け止めるかを考える。また，その問題点を理解するためには，問題点を違う言葉で表現して，言い換えてみることも有用である。

②**問題に関連している事実を知る**　望ましい問題解決は情報と知識から始まる。ここで提案される方法は，サバイバー自身が問題を目標として言い換えることである。いまもっているすべての情報にもとづいて，目標に到達できるかどうかを自問してみる。その際，最初に得られた回答をそのまま受け入れるべきではない。情報を得ることで，さらに疑問点を生み出すこともある。

③**計画を立て，詳細に検討する**　問題解決の方法について計画を立てる。そのために，アプローチの賛否や予想される障壁を考える。そして，どのような支援が必要であるか，また支援を受け入れることができるかどうかを検討する。このとき誰からの支援も受け入れる姿勢が大切である。

④**計画を実行する**　できるだけ，どのステップもサバイバー自らが実行する。計画が成功すれば，自信を得て楽観的になり，状況をコントロールしていると感じられる。これはサバイバーが落ち込まない，悲しい気分にならないという意味ではない。がんの診断をされた時のうつ症状は一般的な傾向であり，集中できないこと，絶望感，悲しい気持ち，食事や睡眠習慣の変化などの症状には注意しておく必要がある。もし計画を実行できなければ，すぐに支援を求めるべきである。

⑤**計画を評価し，必要な修正をする**　計画の進行は記録をつけることで確かめることができる。必要な修正，新しく得た情報・資源を明確にする。周囲の状況が変わったかどうかも振り返ってみるとよい。計画は必要な修正を行いながら，継続して進める。階段を昇るように，ひとつずつ問題を解決するような姿勢を大切にする。

公に権利を主張すること
(standing up for your rights)

"公に権利を主張すること"とは，自分を大切に思い，公に自分自身を支持することである。自分自身の利益のために積極的に何かをするということを意味する。

ゴールは，以下の4つである。

- 生活のコントロール感をもつことができる
- 乗り越えるのが困難と思えるようなことにも，チャレンジする自信がもてる
- 同じ状況にある人と話し合う機会をもつように努力できる
- 絶望や無力感より希望を感じることができる

プログラムでは，サバイバーと家族が自分の権利を主張するスキルを伸ばす方法として，"言葉のもつ力"が紹介されている。

● "言葉のもつ力"を活用する

導入として，ファシリテーターは次のように説明する。

ファシリテーター「数年前まで，がんという言葉は犠牲者という言葉に結びついていました。がんと診断された人は無力であり，いったんがんに襲われれば，彼ら自身を助けるために何もすることができないと考えられていました。このトレーニングは，あなたが特定の言葉をどのように感じるか，それに気づけるようデザインされています」

続けて，次のような指示をする。

ファシリテーター「私の後について次の文章を音読し，どのような違いを感じたかを指摘してください。"私はがんの犠牲者です"（間）"私はがん患者です"（間）"私はがんサバイバーです"（間）」

さらに，質問を投げかける。

ファシリテーター「これらの文章を声に出して読んだとき，どのような感じがしましたか。がんと診断された人を表現する，他の言葉を聞いたことがありますか。その言葉に対して，あなたはどのように感じますか」

最後に，いま行ったことの意味を説明する。

ファシリテーター「これらの言葉は，あなたが無力ではないことや，がんの診断を受けた後も生活の質を維持できることを表しています。他の人からレッテルを貼られるかわりに，あなた自身を定義することは，セルフアドボカシーの行為なのです。小さなことのようにみえるかもしれませんが，自分自身を表現するために使う言葉は，他の人が私たちをどのようにみるか，私たち自身がいかにみるか，いかに私たちが行為をするかで，大きな違いをつくり出します。これはエンパワーメントともいわれます」

新たに診断された人の初めの一歩
(first steps for the newly diagnosed)

がんと診断された人は，その時から数日あるいは数週間のうちにさまざまな意思決定を求められる。プログラムは，がんによってもたらされた課題にうまく対処するための実践的なガイドである。たとえがんのタイプやステージが異なっていても汎用性が高く，かつ具体的な内容が，サバイバーの語りを通して紹介されている。ゴールは，以下の6つである。

- ケアチームのメンバーを選ぶことができる
- チームと協力して意思決定に必要な情報を集めることができる
- 初期治療の計画を立てることができる
- 保険の契約内容について知るべきことがわかる
- 診断名を必要な人びとに伝えることができる
- 自分にとって必要なヘルプとサポートを明らかにすることができる

がんと聞かされたとき，たいていの人は衝撃を受ける。このプログラムは，混乱状況にあるサバイバーが直面する課題をひとつずつクリアできるように順序立てて構成されている。"まず"すべきこと，そして"次"に何をすればよいかが明確に示されている。それと同時に，治療や今後の生活にある程度の見通しをつけることも可能である。このプログラムは，がんとともに生きるための水先案内人といえるかもしれない。

"新たに診断された人の初めの一歩"は，これまでは"がんを生き抜く道具箱"のトピックスのひとつであったが，現在は基本的スキルに位置づけられている。診断期を乗り越えることに特化している点が特徴であり，これまでに紹介したセルフアドボカシースキルを統合し活用するためのスキルを学ぶプログラムといえる。

米国における
セルフアドボカシースキルプログラムの
成果と限界

"がんを生き抜く道具箱"は1998年に紹介された後，米国の多くの新聞，テレビ，ラジオ，専門雑誌に取りあげられた。がんサバイバーシップを体現する実効性の高い内容と，多くのサバイバーが利用しやすい提供方法が支持され，2000年には，NCIをはじめ，他の団体からも優れた患者教育プログラムとして表彰された。その後，プログラムの内容はさらに効果的に修正され，現在もNCCSによって提供されている。

プログラムの成果を知るために，PubMed，CINAHLで「Cancer Survival Toolbox」をキーワードにして検索したところ，1999〜2016年の期間で該当する文献はわずか5件であった。しかも，そのうち2件は，プログラムの紹介記事[2,3]である。そのなかでNewtonらの文献[4]は，プログラムを活用した体験を記述した唯一のものであり，サバイバー，家族，がん看護専門看護師がそれぞれの立場で感想や意見を述べている。サバイバーからは「欲しかった，まさにその情報が手に入った」との感想が寄せられ，家族は，プログラムのなかに家族への配慮が盛り込まれていることを喜んだ。これらの評価は，対象数の少なさや研究方法が明確に示されていないという点で信憑性に限界はあるが，肯定的に評価している利用者がいたことは事実である。さらに，プログラムの利用状況について，1998〜2001年の間に75,000回以上活用された実績も合わせて報告されていた。しかし，米国全土のサバイバーの数からすれば十分に活用されたとはいえない。今後の課題として"がんを生き抜く道具箱"を普及させることと，利用方法や内容をさらに発展させていく必要性が示唆され，より積極的な宣伝活動を行うことが提案された。

　"がんを生き抜く道具箱"の効果に関する実証的研究が2件認められた。Davisら[5]は，アフリカ系米国人の乳がんサバイバーを対象にして，6つの基本スキルに関する自記式質問紙調査を行った。30の設問は，それぞれ0から5までのリッカートスケールで点数化し，スキルの到達度が"不十分"（0〜3点），あるいは"十分"（4〜5点）と回答した人数を比較した。"十分"と回答した人数が50%を超える項目のほうが多かったが，コンビニエンスサンプリングであるため，効果の妥当性には限界が認められた。

　この結果をふまえ，Davisら[6]は，アフリカ系米国人の乳がんサバイバーを対象にランダム化比較研究を実施した。6週間のプログラムに参加した介入群（n＝23）と，対照群（n＝48）を比較するデザインである。プログラムの前後で，うつ状態，心理社会的スキル，QOLのそれぞれの測定尺度を用いて比較した結果，介入群と対照群との間に有意な差は認められなかった。一方，プログラム参加者のコメントには「グループ介入が役立った」「他の人にも強く勧める」との記述が認められた。この食い違いについて明確な理由は示されておらず，サバイバーへの最も効果的なグループ介入を探求するためにさらなる研究の必要性が示唆された。

わが国の医療文化に合わせたセルフアドボカシースキルプログラムの適用と限界

　米国のがん患者による人権運動から発展したがんサバイバーシップは，2001年の第15回日本がん看護学会学術集会のメインテーマ「がんサバイバーシップ "Cancer Survivorship"——新しいがん看護の創造を」として，がん看護に携わる看護師に紹介された[7]。そして，"がんを生き抜く道具箱"は，日本がん看護学会と製薬会社が共催するサテライト講演ではじめて紹介されたのである。看護師であり，サバイバーでもあるSusan Leighの講演は参加した看護師に深い感動を与え，がんサバイバーシップにもとづく新しいがん看護への創造へと向かわせた。しかし，"がんを生き抜く道具箱"のような心理教育プログラムがわが国で活用されるまでには時間を要した。理由のひとつは，言語の問題である。英語で書かれているプログラムにアクセスし，それを活用できる人びとは限られていた。さらに，わが国の医療文化に合わせて，プログラム内容や方法を検討する必要もあった。そのような状況のもとで稲吉[8]は，"がんを生き抜く道具箱"の6つのセルフアドボカシースキルを，面接による心理教育に組み立て直し，リフレクションによる実践的研究を行った[8]。参加者は，がんの病気体験の再構築ができるようになり，サバイバーとしてのセルフアドボカシースキルの向上が報告されている。わが国においても，"がんを生き抜く道具箱"にもとづく心理教育の可能性が示された。

実際のところ，わが国において"がんを生き抜く道具箱"を表明した実践報告や研究は認められないが，セルフアドボカシースキルの向上を目指した類似の試みは散見される。筆者が知る範囲ではあるが，いくつかの活動を紹介したい。

わが国で行われているセルフアドボカシースキルのトレーニングは，おもに教育的機能を備えたサポートグループのなかで行われている。米国でJudith Johnsonによって提唱された"I Can Cope"プログラムもそのひとつである。これが1994年にわが国に導入され，わが国の状況にあわせて"がんを知って歩む会"という教育プログラムがつくられた。この活動は，国立がん研究センター中央病院を含め，全国5カ所で開催され，2016年までに4,100名以上のサバイバーが受講している[9]。プログラムの参加者は"自分の気持ちを見つめ，心身の活気を保つ"というセッションを通して，自分のことを相手に伝えるコミュニケーション力を高めることができるようになっている。

次は，情報探索スキルの向上をサポートする取り組みである。近年，インターネット普及率の向上に伴い，病気や治療法に関する情報を得るリソースとしてインターネットの重要度が増している。現に国立がん研究センターのウェブサイト"がん情報サービス"[10]をはじめとして，多くの医療施設や患者会がインターネット上でさまざまな情報を提供している。これらのサイトでは，サバイバーへのアドバイスとして，セルフアドボカシースキルを高めるような医師との対話のヒントや情報を探すときのポイントも学ぶことができる。"もしも，がんと言われたら"というセッションは，まさに"新たにがんと診断された人のための一歩"と同じ目的で展開されており，大いに役立つだろう。

一方，インターネット情報には誤った内容も多く，溢れる情報に翻弄される人も多い[11]。それゆえ，インターネットをうまく活用するために，サバイバー自身が情報を探し，理解し，活用する力，いわゆるヘルスリテラシーをもつことが必要となる。ウェブサイト"健康を決める力"[12]は，サバイバーや一般市民のヘルスリテラシー向上を支援するサイトである。そこでは，インターネットやソーシャルメディアの活用法について学ぶセッションも設けられており，サバイバーのみならず，保健医療の専門職にとっても有用である。

これらの活動の他にも，"がんを生き抜く道具箱"と類似する支援はいくつか見受けられた。しかし，その多くは，研究助成金を活動資源としていたために，助成期間終了に伴って支援の中断を余儀なくされていた。米国において"がんを生き抜く道具箱"が22年の長きに渡って継続できているのは，NCCSの活動を支えるサバイバーの力と米国社会に深く根ざした寄付文化によるところが大きい。最近はわが国でもサバイバー支援を目的としたNPO活動が増えつつあるが，いずれも経済的な問題を抱えているのが現状である。活動の活性化，継続性が大きな課題といえる。わが国では，文化背景，税制度，宗教観から寄付が広まりにくいといわれている。"がんを生き抜く道具箱"のような活動を継続して行うには，寄付よりはむしろ，政府への働きかけが効果的かもしれない。サバイバー自身が政治や社会に働きかけて，まさに"自らの権利を勝ちとっていく"ことが求められている。

（久保五月）

文献

1) 国立がんサバイバーシップ連合（NCCS）：Cancer Survival Toolbox®. https://www.canceradvocacy.org/resources/cancer-survival-toolbox/（2018/12/1 閲覧）
2) Walsh-Burke K, Marcusen C：Self-advocacy training for cancer survivors. The Cancer Survival Toolbox. Cancer Pract, 7（6）：297-301, 1999.
3) Thaler-DeMers D, Clark B：The Cancer Survival Toolbox. Am J Nurs, 100（4）：52, 2000.
4) Newton S, Haylock PJ：My experience with the Cancer Survival Toolbox. Clin J Oncol Nurs, 5（2）：69-70, 2001.
5) Davis C, et al：Coping Skills Among African-American Breast Cancer Survivors. Soc Work Health Care, 52（5）：

6) Davis C, et al：A Pilot Randomized Study of Skills Training for African American Cancer Survivors. Soc Work Public Health, 29（6）：549-560, 2014.
7) 週刊医学界新聞（2001年1月29日）. 医学書院.
8) Inayoshi M：Fostering critical reflection in collaborative decision making between cancer survivors and nurse specialists of oncology. Sankeisha, 2005.
9) NPO法人ホスピスケア研究会.
https://www.hospice-care.jp（2018/12/1 閲覧）
10) 国立がん研究センター：がん情報サービス.
http://ganjoho.jp/public/index.html（2018/12/1 閲覧）
11) 後藤 悌：インターネットにおけるがん医療情報の現状と，改善への取り組み. 情報管理, 53（1）：12-18, 2010.
12) 健康を決める力．"ヘルスリテラシー"を身につける.
http://www.healthliteracy.jp（2018/12/1 閲覧）

3

がんサバイバーシップにおけるヘルスプロモーション

　わが国において，"成人病"が"生活習慣病"へと改称されたのは1996年のことである。小児がんや遺伝性・家族性のがんなど，その域に入らないがんも一部にあるものの，この時から，がんは生活習慣病のひとつに位置づけられた。以後，がんと生活習慣に関する研究が盛んに行われるようになり，今日では日常生活のなかでがんの予防に努めることが推奨されるようになった[1]。

　このような潮流のなかで策定されたがん対策基本法第六条では，国民の責務として次のように謳われている。「国民は，喫煙，食生活，運動その他の生活習慣が健康に及ぼす影響，がんの原因となるおそれのある感染症等がんに関する正しい知識を持ち，がんの予防に必要な注意を払い，必要に応じ，がん検診を受けるよう努めるほか，がん患者に関する理解を深めるよう努めなければならない」[2]。これは，がんサバイバーを含む国民のヘルスプロモーションに向けた重要な条文であるが，まだ十分に国民の行動変容には結びついていないようである[3]。

　WHO（世界保健機関）は，ヘルスプロモーションについて「人々が自らの健康とその決定要因をコントロールし，改善することができるようにするプロセスである」と定義し，健康は，日々を生きるための資源であると述べている[4]。すなわち，ヘルスプロモーションとは，自分の人生を生きるために主体的に健康を生み出していくプロセスであり，がんサバイバーシップにおいて外すことのできない概念である。

　しかしながら，がんの診断を受けると，病状に応じた治療法を選択し，それを乗り越えることが先決となる。がんの集学的治療は，侵襲が大きく長期にわたるため，治療中心の生活を余儀なくされ，ヘルスプロモーションに向けた生活調整には意識が向きにくい。一般書やメディアにあふれる"がんに効く食品"などの情報に翻弄されているサバイバーや家族が増えていることからもわかるように，生活全体が"がんを治す"ことにコントロールされていくといっても過言ではない。

　"がんを治す"ための取り組みは，最も重要である。しかし，治療を受け，有害事象を乗り越えるための身体機能を維持することや，さらなるがんの発生や別の疾患の発症を防ぐことも同じように重要ではないだろうか。長期にわたってがんとともに生きる時代となったいま，サバイバーのヘルスプロモーションにも看護の力を注ぎ，サバイバー自身がそのコントロール感をつかめるような支援が必要であると筆者は考えている。本項では，がんサバイバーシップにおけるヘルスプロモーションの観点から，サバイバーが生活習慣を調整することへの支援とそのあり方について考えてみたい。

がんサバイバーのヘルスプロモーション・生活習慣の調整に関する文献レビュー（研究の動向）

海外研究の動向

　PubMedで「cancer survivorsもしくはsurvivorship」「health promotionもしくはlifestyle」をキーワードとして2007～2017年の文献を検索した結果，538件が該当した。「nursing」を加えると99件となり，そのうち成人がんサバイバーのヘルスプロモーション・生活習慣の調整に関する研究は

48件であった。

これらの諸外国における研究を概観すると，近年，欧米を中心として，がんサバイバーのヘルスプロモーションに関する研究が増加し，サバイバーが健康的な生活習慣を獲得することへの支援は，看護師の重要な役割であるという考え方にもとづく論文が多数存在した[5]。ほとんどの文献で，治療の進化に伴い増え続ける長期がんサバイバーにとっての重要な問題，すなわち再発，二次がんの発症，治療の後遺症，ならびに他の疾患の発症や身体機能の低下などを予防するために生活習慣を整えることの必要性が述べられ，生活習慣の改善がQOLの向上につながることも明らかにされていた[6,7]。

サバイバーの生活習慣改善の意義に関する文献を見てみると，乳房，前立腺，結腸を主としたがんサバイバーが良好な生活習慣にシフトすることによって，再発のリスクが低下する可能性がある[8]ことや，乳がんの診断後に身体活動を増やした女性は死亡リスクが45％低下し，身体活動を減少させた女性は，死亡リスクが4倍に高まったことなどが明らかにされていた[9]。また，2018年に加わった新たな知見として，乳がんに遺伝的感受性のある女性では，生活習慣に危険因子をもつことで，より発がんのリスクが高まることが明らかになり，遺伝的素因を有する人は，とくに生活習慣に配慮する必要性が示唆されている[10]。

看護介入に関する研究も多数検索された。米国では，2006年に米国医学研究所から，すべてのがんサバイバーが自身の状態をモニタリングし，健康維持が可能となるように，"サバイバーシップケアプラン"を整備するよう勧告が出されたことから，さまざまなケアプランの開発と報告が盛んに行われている。"がんサバイバーシップケアプラン"には，治療の概要とそれによる影響，フォローアップスケジュール，および他の健康問題を含む予防，早期発見，管理に必要な要素などが含まれる[11]。これらのプログラムをインターネット上で提供し，約8,500人のユーザーに調査を行った研究では，半数以上のがんサバイバーが食習慣や運動習慣を改め，8割以上が医療者とのコミュニケーションに良い変化が生まれたと報告している[12]。その他，乳がん，前立腺がん，および結腸直腸がんサバイバーでは，運動・食事の質の向上に伴い，生命予後が改善したことが明らかになるなど[13]，肯定的な成果を報告した文献が多く検索された。しかしながら一部には，長期的な生活行動の変化には結びつかなかったなど，成果に結びつかなかったことを示した文献もあり[14]，いまだ明確なエビデンスは得られていない。多くの文献で大規模なランダム化比較試験の必要性が強調されており，今後サバイバーシップケアプランの評価と課題の解決に向けた取り組みが求められている。

このようながんサバイバーのヘルスプロモーションを促すかかわりは，治療を主体とした医学モデルから，がんサバイバーを主体とした健康モデルへのシフトをもたらすことから，看護の専門性を発揮できる場であることが主張されている[15]。欧米では，看護師がサバイバーのヘルスプロモーションにかかわることへの意識が高まっていることがうかがえる。

国内研究の動向

医中誌Webで「がん患者」「健康増進もしくは生活習慣」「看護」をキーワードとして2007～2017年の文献を検索した結果，62件が該当した。

国内における，がんサバイバーのヘルスプロモーション・生活習慣に関する看護研究の大多数は，治療の有害事象に関するものであった。外来化学療法を受ける患者の症状マネジメントと悪化防止に向けた生活調整[16]，脱毛体験が日常生活に及ぼす影響[17]など，治療に伴う身体的な影響と，それによって制約を受ける生活に焦点を当てて，対処法や看護上の工夫を述べているものが多かった。

治療後のがんサバイバーが生活を再構築していくプロセスに焦点を当てた研究もいくつか検索された。これらでは，乳がんサバイバーが，自分にふさわしい生活を築こうとして情報を模索し[18]，再発や合併症を予防するための対処行動をとろうとする

ことや[19]，肝臓がんサバイバーが，身体をいたわる生活をめざして工夫を続けていくこと[20]，また，食道切除術後のサバイバーが，"これまでの生活を改め，健康に留意した生活を送る"という新たな価値観を見出していくこと[21]など，サバイバー自身がヘルスプロモーションに取り組もうとする様が明らかにされていた。

なかには，がんサバイバーが自分のがんの原因をどのようにとらえているかを調査した研究もあった[22]。サバイバーが原因としてあげたなかで最も多かったのはストレスであり，次いで，遺伝，食事，生活習慣，喫煙，飲酒の順であった。また，自らのがん罹患の背景を振り返る体験は，サバイバーらにとって生活習慣の改善に踏み出す契機となっていたことが強調されていた。

一方，看護介入に関する研究を見てみると，ほとんどが検診や予防接種を促すことに焦点を当てたものであった。とくに，乳がん検診や子宮頸がんの予防接種に関する健康教育プログラムの報告が多く[23]，わが国では，女性に特有ながんに関する取り組みが活発であることが見てとれた。

直接的にがんサバイバーへの看護介入につながる知見は極少数であった。外崎[24]による，がんサバイバーの健康生成としての運動に関する文献レビューでは，運動がサバイバーの身体調整能力を引き出し，がんの再発や合併症の予防につながることが示されていた。また，遠藤ら[25]による，"がん患者・家族の生活習慣立て直し対話の会支援モデル"の開発研究では，がんサバイバー・家族と看護師のグループでの5回のプログラム（がんと生活習慣，食事，運動，保温，心の持ち方と人間関係）を通して，サバイバーが自身の身体の声を聴き，智慧を使いながら新しい生活習慣をデザインするようになったことが報告されていた。

がんサバイバーのヘルスプロモーションとしての生活習慣の調整支援

担がん母胎に目を向ける

わが国では，ヘルスプロモーションという視点からがんサバイバーの生活習慣にかかわろうとする潮流は，看護活動のなかにまだ十分には生まれていない。その背景のひとつには，急速に進化するがん治療に伴う看護を優先せざるをえない状況があげられるであろう。とくに急性期医療の場では，最新の治療に関する知識・技術の獲得とケアの提供に尽力することが求められ，"治療"を中心としたサバイバーシップ支援に主眼が置かれる。ヘルスプロモーションにかかわるには，治療中心の見方や考え方から一歩進んで，"担がん母胎に目を向ける"ことが必要となる。

がんが目に見える形となって診断されるまでに，10年以上の歳月がかかることはよく知られているが，生体は日々発生するがん細胞の増殖を防ぐために，アポトーシスや免疫システムといった機能を備えている。これらの包囲網を突破し，多段階に増殖が繰り返されたとき，はじめてがんが開示する。このプロセスの大きな促進要因は，遺伝子を繰り返し傷つけるような生活習慣ならびに生体防御機構としての免疫システムの弱体化である。つまり，❶に示すように，山の頂上に目に見える形として出現した"がん塊"だけが問題なのではなく，その下には，生活習慣によって培ってきた，目には見えない"担がん母胎"が潜んでいることに目を向ける必要があるということである[26]。

がんの治療は，"がん塊"を取り除くために日進月歩であり，看護もそれに沿う形で展開されている。しかし，がん塊を取り除いたとしても，担がん母胎が変わらなければ，がんを生み出した土壌はそのままであることを忘れてはならない。がんサバイバーのヘルスプロモーションとして，サバイバーが自身の担がん母胎を見直し，より健康的な生活習慣を手に入れていく手助けをすることも，生活の支援

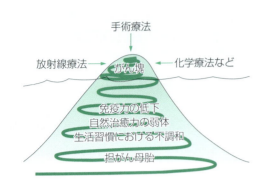

❶ がん塊と担がん母胎
（遠藤恵美子，三次真理，宮原知子：マーガレット・ニューマンの理論に導かれたがん看護実践　ナースの見方が変わり，ケアが変わり，患者・家族に違いが生まれる．看護の科学社，2014.）

者としての看護師の役割ではないだろうか．わが国では，サバイバー自身もまだこの点に着眼していないことが多いため，看護師がヘルスプロモーションにかかわる意義を明確にもち，それをサバイバーと共有することから支援をスタートする必要があるだろう．

わが国における　がんと生活習慣に関するエビデンスを知る

　ヘルスプロモーションにかかわるには，がんと生活習慣に関する正しい知識を得る必要がある．1996年にハーバード大学のがん予防センターが発表した米国人のがんの原因は〈喫煙〉〈食事と肥満〉がそれぞれ30％を占め，〈運動不足〉〈アルコール〉を加えると，生活習慣による要因が68％にのぼることが示された[27]．その後，生活習慣とがんの関連について研究が進み，2003年には，世界保健機構（WHO）と国連食糧農業機関（FAO）から，「食物，栄養と慢性疾患の予防」に関する報告書が示され[28]，2007年には，WCRF（世界がん研究基金）とAICR（米国がん研究財団）が，「食物・栄養・身体活動とがん予防」についての報告書を公開した[29]．これらに，がんのリスクを"確実"または"おそらく確実"に下げる要因としてあげられたのは，〈運動〉〈授乳〉〈野菜と果物〉であり，野菜や果物に含まれる各栄養素についても詳細に示された．

　これらはがん予防に効果的な要因であるが，そのうちどれかひとつを摂ったからといって，直線的にがんの発生を予防できるものではない．たとえば，上記報告書において〈食物に含まれるβカロテン〉に予防効果が示されているが，βカロテンのサプリメントを投与して行った他の大規模臨床試験では，がんの死亡率が7％高まったという結果が出ている[30]．生活習慣においては，特定の何かが，直接がんの予防や治癒に結びつくことはない．

　これらの国際的なエビデンスは参考になるが，個人の生活習慣は，家族，社会，そして，その国の文化に大きく影響されるため，わが国におけるエビデンスとその動向にも注意を払う必要がある．日本では，国立がん研究センターが中心となって研究が進められ，今日までに多くの知見が蓄積されてきた．長期にわたるコホート研究の結果からは，日本人のがんの発症には，〈喫煙〉〈飲酒〉〈食事〉〈身体活動〉〈体型〉〈感染〉の6つの要因が関係していることが明らかになり[31]，日本人のがんになりやすい生活習慣・環境が示されている[32]．また，これらに気をつけて生活すれば，男性で43％，女性で37％がんになるリスクが低下することも明らかにされ[33]，これらにもとづいて「日本人のためのがん予防法」（❷）が作成されている[1]．

その人独自の生活習慣の調整を支援する

　実際にはどのように支援を進めていくとよいであろうか．「日本人のためのがん予防法」に示された6項目には，それぞれ根拠にもとづいた数値目標もあげられているが，これらの目標値を守れたかどうかをひとつずつチェックしていく方法はフィットしない．「がんは多数の要因が複雑に折り重なって長い時間をかけて発生してくるものであり，生活習慣の1つの要因によってリスクが上下するものではない」と記されているように，生活習慣全体のバラン

❷ 日本人のためのがん予防法（2017 年 8 月 1 日改訂版）

	予防法	目標
喫煙	たばこは吸わない。 他人のたばこの煙を避ける。	たばこを吸っている人は禁煙する。吸わない人は他人のたばこの煙を避ける。
飲酒	飲むなら，節度のある飲酒をする。	飲む場合は，アルコール換算で 1 日あたり約 23 g 程度までとする。（日本酒 1 合，ビール大瓶 1 本，焼酎や泡盛 1 合の 2/3，ウィスキーやブランデーダブル 1 杯，ワインボトル 1/3 程度）。飲まない人，飲めない人は無理に飲まない。
食事	偏らずよくとる。 ● 塩蔵食品，食塩の摂取は最小限にする ● 野菜や果実不足にならない ● 飲食物を熱い状態でとらない	食塩は 1 日あたり男性 8 g，女性 7 g 未満とする。高塩分食品（塩辛，練りうになど）は週に 1 回未満に控える。
身体活動	日常生活を活動的に。	歩行またはそれと同等以上の強度の身体活動を 1 日 60 分行う。息がはずみ汗をかく程度の運動は 1 週間に 60 分程度行う。
体形	適正な範囲内に。	中高年期男性の適正な BMI 値（Body Mass Index，肥満度）は 21～27，中高年期女性では 21～25。この範囲内になるように体重を管理する。
感染	肝炎ウイルス感染検査と適切な措置を。 機会があればピロリ菌検査を。	地域の保健所や医療機関で，一度は肝炎ウイルスの検査を受ける。感染している場合は専門医に相談する。 機会があればピロリ菌の検査を受ける。感染している場合は，禁煙する，塩や高塩分食品の摂りすぎに注意する，野菜・果物が不足しないようにするなど，胃がんに関係の深い生活習慣に注意し，定期的に胃の検診を受けるとともに，症状や胃の詳しい検査をもとに主治医に相談する。

（国立がん研究センター　社会と健康研究センターウェブサイトより．）

スや，週単位，月単位でのバランスという考え方も非常に重要となる。生活習慣は一人ひとりの体格，体質，年齢，ライフスタイルなどに応じたその人独自のものである。「何を何 g 摂ればよいか？」「何 km 歩けばよいか？」と確実な指標を求めたくなるが，個人の状況によって身体への影響や効果が異なることはいうまでもない。示されている目標値を目安に，サバイバーのライフスタイルに応じた健康的な生活習慣を築くことが最も重要な課題であり，難しい点でもある。

さらに，筆者らの研究では，食事・排泄，運動・休息，保温などの生活習慣は，すべてつながって相互に影響し合っており，生活習慣全体を司るのは，その人の心のもち方や人間関係のあり方であることが示された[13]。人間の生活は，決めたとおりに進めることはできず，絶えず周囲の影響を受けながら，その人自身がつくり出している。ストレスなどの心理状態とがんの関連については研究の途上であり，いまだ統一した見解には至っていないが[34]，生活習慣の調整に心理社会的側面が影響しているであろうことは想像に難くない。

これらをふまえて筆者らが実践してきた方法は，生活習慣の調整に必要な知識として，"担がん母胎の考え方"と，"日本人に適したがん予防法"について学ぶ機会をサバイバーに提供し，そのうえで，サバイバーが自分のこれまでの生活習慣を見つめて調整の方向性を見出していくことを支援するものであった。問題点を指摘し解決方法を指導するのではなく，サバイバーが自分の身体と心の声を聴きながら生活習慣の調整を繰り返すなかで，自分に適した健康的な暮らしを見つけていくプロセスを重視した。つまり，答えはサバイバー自身が見つけるのであり，この取り組みを通してサバイバーがヘルスプロモーションの力を獲得することに力点を置くという方法である。

がんサバイバーが生活調整に取り組む意味

　看護師は，教育的支援として生活指導を行うことに馴染んでいるが，ヘルスプロモーションとしての生活習慣の調整には，教育的指導はあまり意味をなさない。問題が顕在化していない状況のなかで生活習慣に変化をつくり出すのはサバイバー自身であり，その人に内発的な動機づけがないかぎり，実現に向かうことはないからである。

　このようなかかわりには，サバイバーが主体的に動きだすことを支援するような枠組みがフィットする。筆者らは，Newman[35]の拡張する意識としての健康の理論にもとづいて，サバイバーが自分の生活習慣のあり様，とくに生活習慣全体を司る心のもち方や人間関係のあり方に目を向けることを主軸に支援を行ってきた。生活習慣の調整に必要な知識は提供するが，行動レベルで目標を縛ることはせず，主体はサバイバー自身であることを伝え，サバイバーが自分を"ものさし"にしながら生活習慣をデザインしていく力を信じて寄り添うことを重視した。

　結果として，サバイバーらが見せてくれたのは，健康的な生活習慣を獲得するにとどまらず，主体的にがんとともに生きるようになった姿であった。治療を終えた後，再発に怯え，がんにコントロールされていたサバイバーらは，自分の生活の舵をとり，真のセルフコントロール感をつかみとっていた。また，長期的に治療を継続していたサバイバーらは，生活習慣が変わったことで，副作用を乗り越える体力と精神力が養われたことを喜んだ。

　サバイバーが生活習慣の調整に取り組む意味は，サバイバーらが，がんとともにありながら，主体的に自分の人生を生きる力を獲得することにあるのではないだろうか。それが，長期がんサバイバーのさらなるヘルスプロモーションの力につながると筆者は考えている。以下に，これらの考えにもとづいて展開した事例を紹介する。

事例　がんサバイバーQさんと看護師の対話による生活習慣の見直し

生活習慣を見直すことに関心をもったQさん

　大腸がんの手術目的で入院していたQさんは30歳代後半の主婦で，40歳代の夫と2歳の娘との3人暮らしであった。

　腹痛を伴い，早めに入院してきたQさんのことが気になって，看護師がベッドサイドを訪れると，Qさんは，半年前から腹痛があり，便秘や貧血の症状があったが，まさかがんだとは思わずにいたと話した。「なんで私が？　理解ができなかった」と不可解な様子のQさんに，がんは生活習慣とつながっていることを話すと，Qさんは「知らなかった」と驚いた。❶を見せながら担がん母胎の話をすると，Qさんは図を食い入るように見つめた。「何か思い当たることがありますか？入院中は少し考える時間があるから，いまがチャンスです。いっしょに振り返ってみませんか？」と誘ってみると，Qさんは，「ぜひ考えたいです。今後の生活をどうすればいいのか，ずっと悩んでいました。でも，そんな話ができる人がいなかった…　この図，もらえますか？」と関心を示した。

生活習慣全体を司る"心のもち方"に目を向けたQさん

　時間を設けてあらためてベッドサイドへ行った看護師は，生活習慣はすべてつながっていて，全体を司るのは心のもち方であるという考え方を伝えた。そして，Qさんに自身の心のもち方について洞察するよう促すと，「子ども中心の生活で…　自分のことなんて考えていません」と，語りはじめた。

　「子どもが生まれてからは，毎日あくせく何かに

追われています。とにかく子ども中心… 子どもの動きに合わせて，洗濯，掃除，買い物をこなす，まずは子どもに食べさせて自分は後回し… でも，私は決めたことはやらないと気になるタイプなんです… 家を守る主婦として決めたことはやらなくちゃ。夫は仕事で忙しくて，私は家にいるのだからやれて当然というか… 人に頼るのは好きではないので，自分で目標を決めてやるんです」

"人間関係と生活習慣のあり様"に目を向けたQさん

次に，周囲の人びととの関係性に話が移り，Qさんと妹，Qさんと義父母や義妹との関係が良くないことや，夫と自分の両親の関係も良くないこと，人間関係にストレスが多いことが語られた。心配して手を差し伸べてくる両親の助けを断り，ママ友との付き合いも避けていると言うQさんは，「私，団体行動が嫌いで，いつもひとりでいるのが好きです。ひとりで決めて，ひとりでやるのが楽」と言い切った。

続けて，Qさんの生活習慣を一緒に振り返った。大好きだった料理は，いまではまったく楽しめず，立ったまま味わうこともなく口に放り込むだけ，運動は子どもを追いかけるだけ，睡眠も浅く，出産後は休息をとった記憶がないと言う。「すべて流れ作業。とにかく無事に終わればいいやって。自分は後，娘と主人が優先の生活！」と，Qさんは自分の生活習慣のあり様に目を向け，「日本人のためのがん予防法」に示された生活とはかけ離れた生活をしていることを認識した。

自分の生活習慣のあり様を認識し，今後の方向性を見出したQさん

もう一度Qさんと話す機会を設けて，私は前回の語りの内容をサマリーし，フィードバックした。また，Qさんと周囲には，どこにも双方向の関係性が見えず，Qさんがひとりでもがいているように見えることも伝えた。

「うん… 夫と言い争うことも面倒だし，嫌な顔されるなら自分が我慢すればいいって思ってきました。何でも自分に課して，自分の首を絞めていたんですね。こうしなければ！ が強かったんですね…

子どもを一人前に躾けるために，がむしゃらに頑張ってきたけれど，だからといって実るものでもないんだってわかりました。家の事は自分以外の人でもできることがありますよね。自分を後回しにしすぎていました。もっと自分のことを大切にしたいです。この病気になったことも含めて」

新しい生活習慣に向かって一歩を踏み出したQさん

手術を終え，リンパ節転移が疑われ，治療の継続を知らされた時，看護師はもう一度Qさんと話をした。看護師の心配をよそに，Qさんはいままでで一番明るい表情で言った。

「これからは，もっと自分を大切にして生きたいです。家族とのつながりをもっと大切にして。夫に自分を大切にしたいことを伝えて，両親にも支援を頼みました。いろいろ手放したら，みんな喜んで引き受けてくれたんです」

Qさんの変化を喜ぶ私を見て，Qさんは大きくうなずいて続けた。「座って食べたら食事もおいしく感じるし，熟睡できるようになって元気がでてきました。ストレッチと深呼吸をしたら心も身体も軽くなることがわかったから，家の中でできるヨガをやろうと思っています。自分のためにも運動したいなって。そうすれば，子どもにもゆったりとかかわれそうな気がします。がんになった意味がわかりました。私，もう昔の自分には戻りません」

それからQさんは「今回，がんと生活習慣の話ができて本当によかった。次の治療も乗り越えられそうです」と言って笑顔で退院していった。

（三次真理）

文献

1) 国立がん研究センター：日本人のためのがん予防法. https://epi.ncc.go.jp/can_prev/93/7957.html（2018/12/1閲覧）
2) 厚生労働省：がん対策基本法. https://www.mhlw.go.jp/shingi/2007/04/dl/s0405-3a.pdf（2018/12/1閲覧）
3) 津金昌一郎：がんと予防の早期発見．日本臨床内科医会会誌, 31（5）：715-720, 2017.
4) 島内憲夫，鈴木美奈子：ヘルスプロモーション WHOバンコク憲章．垣内出版, 2002.
5) Rowland JH：Cancer survivorship: rethinking the cancer control continuum. Semin Oncol Nurs, 24（3）：145-152, 2008.
6) Stull VB, at al：Lifestyle interventions in cancer survivors: designing programs that meet the needs of this vulnerable and growing population. J Nutr, 137（1）：243S-248S, 2007.
7) Murphy JL, Girot EA：The importance of nutrition, diet and lifestyle advice for cancer survivors - the role of nursing staff and interprofessional workers. J Clin Nurs, 22（11-12）：1539-4920, 2013.
8) Ligibel J：Lifestyle factors in cancer survivorship. J Clin Oncol, 30（30）：3697-3704, 2012.
9) Irwin ML：Influence of pre- and postdiagnosis physical activity on mortality in breast cancer survivors：the health, eating, activity, and lifestyle study. J Clin Oncol, 20；26（24）：3958-64, 2008.
10) Lammert J, et al：Modifiable Lifestyle Factors：Opportunities for（Hereditary）Breast Cancer Prevention - a Narrative Review. Breast Care, 13（2）：109-114, 2018.
11) Morgan MA：Cancer survivorship: history, quality-of-life issues, and the evolving multidisciplinary approach to implementation of cancer survivorship care plans. Oncol Nurs Forum, 36（4）：429-436, 2009.
12) Hill-Kayser CE, et al：Impact of internet-based cancer survivorship care plans on health care and lifestyle behaviors. Cancer, 119（21）：3854-3860, 2013.
13) Mosher CE, et al：Associations between lifestyle factors and quality of life among older long-term breast, prostate, and colorectal cancer survivors. Cancer, 1；115（17）：4001-4009, 2009.
14) Greenlee H, et al: Survivorship care plans and adherence to lifestyle recommendations among breast cancer survivors. J Cancer Surviv. 10（6）：956-963. 2016.
15) Miller R：Implementing a survivorship care plan for patients with breast cancer. Clin J Oncol Nurs, 12（3）：479-487, 2008.
16) 糸川紅子，他：外来化学療法を受ける進行・再発大腸がん患者の症状緩和・悪化防止のための生活調整．千葉看護学会誌, 20（1）：31-37, 2014.
17) 森　惠子，他：がん化学療法に伴う脱毛体験が患者の日常生活に及ぼす影響．The Journal of Nursing Investigation, 11（1-2）：14-23, 2013.
18) 新井敏子：がんの再発あるいは転移を診断された乳がん患者の思い．日本ウーマンズヘルス学会誌, 15（2）：11-20, 2017.
19) 砂賀道子，二渡玉江乳：がんサバイバーのレジリエンスを促進する要素．日本がん看護学会誌, 28（1）：11-20, 2014.
20) 浦　綾子，他：再発と治療を繰り返す肝がんサバイバーの療養生活における思いと療養行動．日本がん看護学会誌, 28（2）：23-30, 2014.
21) 森　惠子，秋元典子：食道切除術後の回復過程において補助療法を受けた患者の術後生活再構築過程．日本がん看護学会誌, 26（1）：22-31, 2012.
22) 小西美ゆき，佐藤禮子：がん患者が考える自己のがん罹患原因と罹患時期に対する評価．兵庫医療大学紀要, 2（1）：3-12, 2014.
23) 松尾　泉：子宮頸がん検診受診行動の実態と受診率向上に向けた健康教育プログラムの展望.弘前学院大学看護紀要, 9：1-13, 2014.
24) 外崎明子，他：がんサバイバーの健康生成のための運動プログラムの開発　文献レビュー．日本がん看護学会誌, 23（1）：3-20, 2014.
25) 遠藤惠美子，高木真理：Margaret Newmanによる Newman・プラクシス方法論実践的研究例　がん体験者と家族による「生活習慣立て直しの会」支援モデル開発．看護研究, 45（2）：168-186. 2012.
26) 遠藤惠美子，三次真理，宮原知子：マーガレット・Newmanの理論に導かれたがん看護実践　ナースの見方が変わり，ケアが変わり，患者・家族に違いが生まれる．看護の科学社, 2014.
27) Harvard Center for Cancer Prevention：Harvard Report on Cancer Prevention. Volume 1：Causes of Human Cancer. Cancer Causes Control, 7（Suppl 1）：S3-S59, 1996.
28) WHO technical report series 916：Diet, nutrition and the prevention of chronic diseases, WHO, Geneva, 2003.
29) World Cancer Research Fund / American Institute for Cancer Research：Food, Nutrition, Physical Activity, and the Prevention of Cancer：a Global Perspective. Washington DC, AICR, 2007.
30) Goodman GE, et al：The Beta-Carotene and Retinol Efficacy Trial：incidence of lung cancer and cardiovascular disease mortality during 6-year follow-up after stopping beta-carotene and retinol supplements. J Natl Cancer Inst, 1；96（23）：1743-1750, 2004.
31) Charvat H, et al：Impact of five modifiable lifestyle habits on the probability of cancer occurrence in a Japanese population-based cohort：results from the JPHC study. Prev Med, 57（5）：685-689, 2013.
32) 津金昌一郎：がんを遠ざける生活習慣．杏林医学会雑誌, 46：33-36, 2015.
33) Sasazuki, et al：Combined impact of five lifestyle factors and subsequent risk of cancer：the Japan Public Health Center Study. Prev Med, 54（2）：112-116, 2012.
34) Song H, et al：Perceived stress level and risk of cancer incidence in a Japanese population：the Japan Public Health Center（JPHC）-based Prospective Study. Sci Rep, 11；7（1）：12964, 2017.
35) Newman MA（1994）/ 手島　恵訳：マーガレット・ニューマン看護論　拡張する意識としての健康．医学書院, 1995.

4

当事者による支援：ピアサポート

　がんが慢性疾患のひとつに数えられるようになって久しい。がんサバイバーは，がんに関する体験や日常の暮らしのなかで，さまざまな悩みや不安あるいは負担をかかえることが知られている[1〜3]。これらの悩みや不安は，がんという疾患の特性から"不確かさ"を伴うことが多く，自分ひとりの力では乗り越えられないこともしばしばである。われわれ専門職は，サバイバーに対して指導的介入や相談対応，あるいは情報や物品の提供など，さまざまな実践を行ってきたが，これらのような専門職による支援だけでは十分でないことも実感している。

　サバイバーは同病者との交流や体験を知ることへの高いニーズをもつ[2]。「誰にも言えなかった悩みが，同病者に会っただけで軽くなった。励まされた」という例も多い。同じような体験をした仲間（ピア）には他者を支える〈力〉がある。とくにがん領域に限らず，ピアの力については，その形態の代表例であるセルフヘルプグループおよびサポートグループに関する多くのデータがある。アルコールやその他の薬物依存，ギャンブルや買い物依存，摂食障害などの依存症のように，いつ再発するかわからないリスクをもって生きていくうえで生じる"どうしようもない問題"をかかえる者たちが，問題をもちながら，あるいは問題と折り合いをつけながら生き延びていくこと，"折り合い"をつけていく「サバイバルモデル」を提供することに成果を上げてきた[4]。勉強会や情報交換，技術習得を主とする教育プログラム，感情や日々の体験談を語り合うグループワークのプログラム，それらを意図的に組み合わせたプログラムなど，さまざまな活動が行われている。そのプログラムにピアが集い，交流を通して相互支援が始まるのである。本項では，サバイバーが互いに支え合うこと（ピアサポート）の種類，効果，活動の実態，専門職としての支援の方法について述べたい。

ピアサポートの種類と動向

ピアサポートの種類
── 専門職による支援とピアによる支援

　サバイバーのピアによる支援を，専門職（医師や看護師，ソーシャルワーカー，心理士など）による支援形態に対比させて整理し，❶に示した。

　専門職主催による支援は，左側の青色の領域である。個別支援は，医療機関での治療，個別の情報提供を中心とし，それに伴う意思決定支援や不安の軽減などの情緒的支援や相談支援は，医療がその中核を担う。とくに，がん診療連携拠点病院では，相談支援センター，相談外来，緩和ケアチームなどの特別チームの専門スタッフが，個別の相談対応や，集団に対する情報提供，教育支援，語り合いのサロン，サポートグループなどの心理社会的ケアを行っている。

　それに対して，右側の白色の領域は，がん治療を経験したサバイバー同士が主体となる支援で，同じニーズをもつピアのための相談支援や情報収集に集う機会づくりなどを行う。青色の領域と白色の領域が重なる部分は，ピアによる支援の効果を目的に含めて，ピアによる支援の機会を専門職や行政が企画運営している活動が該当する。

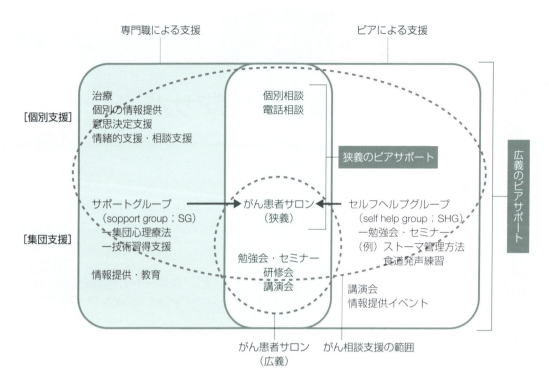

❶ がんサバイバーへのピアサポート形態の種類と位置づけ

広義・狭義のピアサポートとがん患者サロン

「ピアサポート」は，狭義と広義の2通りに使用されている。狭義のピアサポートは，がん対策基本法施行後，がん対策推進基本計画に沿う「ピアサポート事業」として，都道府県や都道府県がん診療連携拠点病院が開催するピアサポーター養成研修会を修了した者による，個別相談や電話相談，がん患者サロンの運営をさしている。

一方，広義のピアサポートは，支援の場や形態，有償・無償にかかわらず，サバイバーがピアの立場で行う支援のすべてをさしている。広義のピアサポートには，狭義のピアサポートに加えて，セルフヘルプグループ（患者会や医療施設外の支援団体）や，日本対がん協会，保険会社などが行うピアによる電話相談や個別相談，サポートグループのなかで生まれる相互支援も含まれる。

いわゆる「がん患者サロン」（以下，サロン）は略して「がんサロン」「患者サロン」ともよばれ，さまざまな活動の場，主体，スタイルが含まれている。ひとつは神奈川[5]，島根[6]などのように，週に2時間程度のサロン時間にピアサポーターが待機し，入院・外来受診や地域のがんサバイバーが自由に立ち寄り，語らっていく活動スタイルである。専門職主催のサポートグループを60～90分で開催しているケースもある。このように，セルフヘルプグループやサポートグループの両者を区別せず，ピアによる語り合いの会合をサロンとよぶケース，また，その場所にパンフレットなどの関連資料を設置してサロンとよぶケースもある。

ピアサポートの機会の動向
● がん対策基本法施行後のピアサポート機会の増加

実際に行われている広義のピアサポートには，専門職が実施するサポートグループなのか，専門職は後方支援するのみの純粋な患者会活動であるセルフヘルプグループなのか，明言されていない活動が多くある。そのため，あえて区別せず，広義のピアサポートを得る機会について，がん対策基本法と推進

❷ **がん患者会・がん患者支援団体調査のデータベースリスト**
- 2006年筆者らの調査対象データベース（遠藤ら，2007；吉田ら，2007；守田ら，2008）
- いいなステーション編：がん！ 患者会と相談窓口全ガイド．三省堂，2007．
- 国立がん研究センター：がん情報サービス．HOME＞がん対策＞地域のがん情報
  （https://ganjoho.jp/reg_stat/cancer_control/prefectures/index.html）
- 認定NPO法人 J. POSH（日本乳がんピンクリボン運動）：全国の乳がん患者会一覧表．
  （http://www.j-posh.com/cancer/patient.html）
- NPO法人がん患者団体支援機構：団体会員．
  （http://canps.jp/about/organization_member/）
- 院内患者会世話人連絡協議会（HosPAC）
  （http://www.medicina-nova.jp/）
- 公益財団法人がんの子どもを守る会（CCAJ）：当事者の会の紹介．
  （http://www.ccaj-found.or.jp/cancer_info/survivor_parents/）

計画の施行前の2006年[7]とがん対策推進計画第1期終了後の2013年を比較した[8]。依拠した資料はインターネットで公開されているものである（❷）。ある地域の同じがん患者会のメンバーが、複数のがん診療連携拠点病院や公的施設でサロンやピアサポート相談を担当している実態（たとえば、寺田[9]、川上ら[5]、正野[10]）を含み、この延べ数で集計した。その結果、2006年には306件であったが、2013年には1,195件のピアサポートの場が確認され、全体として約4倍に増加した。都道府県により、2倍から10倍と増加割合に違いがあるが、全国的に増加していることはがん対策推進基本計画の成果といえる。がんの部位や種類で限定せずに対象としている活動が半数を占めた。続いて約2割が乳がん、5.8％が喉頭がん（銀鈴会や耳鼻科外来や病棟での食道発声練習会）、5％が小児がんと家族の会、4.8％が直腸がん、4.1％が膀胱がんのストーマ造設者の会、3.8％が血液内科病棟や骨髄移植経験者を対象とした血液がんの会であった。乳がんの治療選択に必要な情報提供と語り合いの情緒的サポートの機会がもっとも多い。発声練習やストーマケアなどの日常生活上のセルフケアを獲得するための学習や練習の支援が必要とされる、食道がん、咽頭がん、大腸および膀胱がんのピアサポートの機会は、実際のがん罹患者数割合に対して多かった。また、感染コントロールのために長期入院する血液がんについても、骨髄移植後のケアやメンタルケアに関する情報提供と支援の機会が多くあった。

● **ピアサポートの機会の内訳とサロン運営の実態**

この1,195件の団体のうち、461件（約1/3）が活動内容などをたずねる質問紙調査に協力した。全体の90.7％（418件）が語り合いの会を心理社会的支援として実施し、個別相談のピアサポートの実施は10％（46件）であった[11]。さらに、語り合いの会の運営方法をたずねると、患者会および支援団体によるセルフヘルプグループが31.5％（145件）、医療施設の専門職によるサポートグループが15.6％（72件）であった。一方で、当事者と専門職の共同運営であると回答した会が9.3％（43件）あり、その区別を実施者自身が認識していない活動が約1割あった。さらに、患者会が主催する専門職が行うサポートグループも1件（0.2％）あった。

また、森ら[12]が行った、がん診療連携拠点病院全286施設を対象にしたがん患者・家族への心理的サポート体制についての調査では（n=176）、個別カウンセリングの実施施設は半数に及んだが、患者会との連携は約3割、ピアグループは2割、グループ療法は1割弱であった。2010年、大松[13]は、拠点病院と情報誌およびインターネットにより、がん患者会232団体を調査した。約半数の124団体から得た回答では、94.4％が情報交換や語り合いの交流会、89.5％が講演会・学習会の実施を報告しているが、それがセルフヘルプグループであるのか、サポートグループであるのかは明らかにされていない。また、日本対がん協会が2013年に実施した、がん診療連携拠点病院のサロンの開催状態の調

査[14]では，拠点病院の72%がサロンを開催し，その75%は医療者が運営と回答（つまり，サポートグループを行っている認識）していた。

　がん対策推進基本計画により，サバイバー同士が情報交換や語り合えるピアサポートを提供する場は増加し，サバイバーへの心理社会的ケアは向上したといえる。しかし，ピアサポートの効果を狙ったグループ療法など，専門職が運営するサポートグループの実数は，調査により10〜50%と幅があり，その実態が把握されていない。専門職がセルフヘルプグループと連携することと，専門職としてサポートグループを実施することの理解が十分でない状況のまま，がん診療連携拠点病院の備えるべき要件を揃えるために，とにかくサロンをつくり，手探りで運営している施設が多いと考えられる。

　今後，ますますサバイバーが増加し，通院が慢性化することを受け，医療施設の外来・病棟以外での多様なサポートの場として，セルフヘルプグループやサポートグループなど，ヘルス・コミュニケーションの実践を主体的に行うサロンの役割が強く期待されている[15]。運営を継続，充実させるための情報共有や支援も必要と考えられる。

がんサバイバーセルフヘルプグループ

がんサバイバーセルフヘルプグループの特徴

　ここでは，当事者が主体となって集うセルフヘルプグループについて述べる。サバイバーのセルフヘルプグループは，がんを体験したサバイバーが自然に，あるいは必要に迫られて集い，同じ問題や困難をもつピアのために支援し，ともに生きていこうとするものである。"自分たちの""自分たちによる""自分たちのための"グループと表現され[16]，グループの主催，企画運営などは基本的にサバイバーが行う。そのため，活動内容は日常生活に密着しており，コミュニティとしての機能は多様である。

　日本においては，胃を摘出した人の「無為会」（1951年），喉頭を摘出した人の「銀鈴会」（1954年）などが，初期の代表的ながんサバイバーセルフヘルプグループとして知られている[17]。その後も，がん体験に関連したグループとして，がんの子どもをもつ親のグループ「がんの子どもを守る会」，ストーマ保有者のグループ「日本オストミー協会（互療会）」，乳がん体験者のグループ「あけぼの会」などが誕生し，広がりをみせることとなる。実際には，セルフヘルプグループはこのような大規模なグループばかりでなく，少人数で小さなグループをつくり活動していることも多く，その種類や数を詳細に知ることは困難であるが，いずれのグループもメンバーの体験に価値を置き，分かち合い，支え合う点では一致している。

セルフヘルプグループ研究の動向

　セルフヘルプグループに関する研究報告は，1990年代以降に見出すことができる。海外においては，セルフヘルプグループの有効性や利点，意義を知ることを目的とした研究が多くみられる。Gray[18,19]，Cope[20]，Leavitt[21]，Mok[22]は，乳がん，前立腺がん，脳腫瘍，鼻咽頭がんのサバイバーやストーマ保有者のセルフヘルプグループを対象として，参加観察やインタビューなどを行い，調査した。

　その結果，サバイバーたちはセルフヘルプグループへ参加することによって，自分自身のことを以前よりもよく語るようになったり，他のサバイバーと感情を分かち合って孤独から解放されたり，自分自身やその後の人生に自信と希望をもつようになることを報告した。また，必要な情報を得ることが可能となり，専門職から得た医学的なアドバイスをうまく活用できるようになることを示した。そして，セルフヘルプグループはサバイバーにとって安心できる居場所であることを明らかにした。

　一方，これらの研究結果では，セルフヘルプグループのマイナス面や問題点も示された。それは，セルフヘルプグループのなかでは当事者同士が情報交換をするために，誤った情報が伝達されるおそれがあるということであった。また，グループメンバーの死を自分自身に置き換え，不安に陥る際の対応に課題があるとの報告があった。さらに，グルー

プ運営に携わる一部のメンバーに負担が生じることも問題であるとした[23]。

日本国内のセルフヘルプグループに関する研究は1990年代後半から散見される。サバイバーのグループ結成や参加の動機に関する調査報告では、同病者からの情報や精神的な寄りどころ、社会の理解を得ることがきっかけであり目的であったこと、グループへの参加によって仲間を得た喜びや生きている喜び、他人のやさしさを感じられるようになったことが示された[24]。セルフヘルプグループへの参加体験や効果に焦点を当てた研究では、サバイバーは自分自身を語り、他の参加者の語りを聴くことによって、それまでの自己のがん体験に意味を付与し、自己を肯定し、がんとともに生きる人生や死を受け入れていくと考えられること、がんと共存していくために生じる不安や苦悩を分かち合い、支え合い、身体症状の管理やセルフモニタリング上の問題を解決できること[25]が示された。高橋ら[26]は、情緒的サポート効果尺度とがん体験者QOL尺度翻訳版を用い、セルフヘルプグループは、自尊感情・自己変容に対するサポート効果と認識変容・自己決定に対するサポート効果があることを報告した。また、室田ら[27]は、サバイバーはグループ活動を通じて、他のサバイバーへ関心をもちはじめ、サバイバーからの享受と相互作用の実感を得ながら、社会のために活動する役割意識へ向かうプロセスを体験し、新たな役割を獲得していくと報告した。

セルフヘルプグループの運営上の問題や課題に関する調査では、資金や運営のための人材確保などに困難な問題があり、支援を必要としていることが示された[28,29]。守田ら[7]、大松[13]が2回目の追跡調査を行うと、活動所在地や事務所住所の異なる同名の会や、複数の拠点病院で活動する同名の会、代表者の死亡・転居などで連絡のとれない会、活動を休止しているのか、解散しているのかがわからない会も多くあったという。会の代表者、主宰者の交代や活動状況の変化など、セルフヘルプグループの維持継続の難しさが現れていた。そのような状況にあって、活動が長期的に継続している団体は、術後の機能障害に対して身体障害者認定が受けられ、社会福祉協議会の施設を利用しやすい団体、全国組織をもつ社団法人からの支援がある団体、または、患者会から開始し、治療後に状態が安定しているサバイバーが支援者を得て非営利活動法人として幅広く活動している団体であった。大松[17]は、セルフヘルプグループの継続要因や課題を明らかするために、運営プロセスに着目して調査した。運営プロセスは、経時的に「活動を始める」「組織体として自覚する」「課題に直面する」「方向性を決める」であり、それぞれの時期においてグループの目的や存在意義などの〈ミッション〉、場所、他団体との接点、資金などの〈資源〉、専門職のサポート、グループリーダーとメンバーといった〈人〉、という因子の課題があることを示した。

セルフヘルプグループの支援に関する研究では、久保ら[30]が、セルフヘルプグループの活動を長期にわたってサポートしてきた専門職の討論から、セルフヘルプグループの活性化と継続に役立つ要素は、人的なコアとネットワークがつくられていること、会の哲学的な基盤が中心メンバーのなかにしなやかに浸透していること、サバイバー・家族主体の会となるように工夫されていること、会の長期的な継続に向けて工夫されていること、会が活用されやすいようにアピールしていること、サポーター自身が会に参加することに喜びを感じていること、であると報告した。

日本におけるセルフヘルプグループの活動とグループ内での体験

前述のように、がんサバイバーセルフヘルプグループの対象や形態、規模などは多様であるが、体験を語る交流会を核としながら、講師を招いた講演会、レクリエーション、ニュースレターなどを通じた情報共有などの活動実態も報告されはじめている。また、実際のグループ活動の報告もある。

慢性骨髄性白血病患者・家族の会「いずみの会」は、患者らが「同じ病気をした人と話がしたい」「正しい情報を得たい」という本音をもちながら、多く

の問題をかかえ，ひとりで悩むケースが多いことが会発足のきっかけであった．互いに顔を合わせて話をする場の設定，医師による講義，ウェブサイトの開設，会誌の発行など，仲間との一体感を得られる方策を実施している[31]．「精巣腫瘍患者友の会（J-TAG）」は，生活上の問題や課題を，家族や医療関係者，がんを体験した同じ立場の人たちと支え合いながらともに乗り越えていくことをコンセプトに集い，ウェブサイトの開設運営，精巣腫瘍の情報提供の活動を行っている．最も力を入れているのは集うことで，それが家族や医療者には話しにくい内容でも，がん体験者同士で共感し，分かち合い，一緒に考える場，安心して気持ちを吐き出せる場であるとしている[32]．また，鈴木[33]は，自身が協力する乳がん患者会について「ひとりで悩むよりみんなで話そう」「乳がん何でも知りたい」「患者と医療者がともに語ろう」などをコンセプトに，会員制ではない出入り自由な会を開催して，語り合いと講演会を行い，サバイバーと医療者が協力して支えていることを紹介している．

　セルフヘルプグループでは，いずれも"がんの体験を語ること"が大切にされ，中心的な活動である．では，サバイバーにとってピアとの語り合いとはどのようなことなのだろうか．ここでは，グループ内での語りという体験について考えてみたい．

●自分自身についての物語の語り（ナラティブ）とナラティブ・コミュニティ

　セルフヘルプグループでは，参加者によってがん体験の出来事や苦悩や不安が語られる．筆者らが出会ったサバイバーたちは，セルフヘルプグループに参加して，それまでの自己の体験を思い起こしながら語り，次第に，がんになったことやそれに伴うつらい体験にも意味を見出し，「がんになってよかったとは思わないけど，病気をして得たプラス面は受け入れていきたい」と話していた．また，「私って，まだまだ捨てたもんじゃない」「死ぬことは誰にでも訪れる自然なことと思えるようになった」と自己を肯定し，がんとともに生きる人生や死を受け入れているようであった．同じ体験をした仲間という聴き手を得たことで，それまで自分のなかだけにとどめていた感情を表出し，混沌としていた思いを語りはじめ，自分自身でも気づかなかったことが自分のなかから湧き出していく．自分自身についての物語を語ること〈ナラティブ〉は，現実にひとつのまとまりを与えて理解可能なものとし，混沌とした世界に意味の一貫性を与えるものである[34]．

　また，ナラティブについては，語り手の物語を聴くことによって，聴き手も見方が広がり，変化し続けるといわれる．とくに野口[35]は，セルフヘルプグループのなかで生じる語りの広がりと連続性を〈ナラティブ・コミュニティ〉と説明し，語り手とそれぞれの語りをしっかりと聴こうとする聴衆とが存在することが重要な意味をもつと論じている．ナラティブ・コミュニティでは，真剣に耳を傾ける聴き手がいることによって，語り手と聴き手が連続的に影響し合い，その役割を時々に交代しながら，よりダイナミックな動きをみせ，それがグループを維持する原動力となっているのである．

セルフヘルプグループの支援
●パートナーシップ

　サバイバーが自分たち自身の力を使ってともに支えていこうとするセルフヘルプグループと，これを支援する専門職との関係は，援助者と被援助者のような関係ではなく，サバイバーのもつ力を認め，信じ，その存在をともに喜ぶパートナーシップである．ここでの専門職との関係は，サバイバーが困難を乗り越えるための解決法を助言したり，問題や疑問への解答を用意したりすることではない．ひとりの人としてがんサバイバーの体験と語りを大切にし，真剣に耳を傾ける聴き手になることである．そして，サバイバーたちの体験からともに学ぼうとする姿勢が必要なのである．また，セルフヘルプグループのなかの〈ナラティブ・コミュニティ〉がダイナミックに維持されるように，時には語りを促し，サバイバーががん体験に意味を見出し，現実のなかで生きることへ示唆が得られるようにかかわることが必要である．

● グループの基盤の明確化と共有

　セルフヘルプグループは，サバイバーにとって意味深いものではあるが，グループそのものは非常に不安定なものであるという特徴ももち合わせている。サバイバーのセルフヘルプグループはそれぞれに哲学や理念をもち，グループに参加するサバイバー個人もまた大切にしている思いやグループへの期待をもつが，時には意見が分かれることもある。そして，それが原因となってメンバーの関係性がうまくいかなくなり，活動を休止することもあった。

　また，サバイバーたちはグループへの参加に意義を認めながらも，体調や気分，日常の出来事の優先度によって，その時々のグループへの参加を決めていた。そのため，セルフヘルプグループへの参加人数は一定ではなく，時には参加者がグループの中心メンバーのみであることもあった。グループのリーダー役と，グループに参加するだけのメンバーとの間で負担の不公平感が生じやすく，この不公平感はリーダーへの大きな過重となり，やがて，グループ活動を衰退させることにもつながりかねないものである。このように，セルフヘルプグループでは，予想どおりにいかないことも起こるものである。

　久保ら[30]が示したセルフヘルプグループの活動の活性化と継続に役立つ6つの要素をもとに支援のあり方を考察すると，グループの理念や目的などのグループ基盤を明確にして，皆が共有できることが重要である。そして，新しいメンバーが加わったときや，意見の相違が起こったときなど，適宜そこに立ち返り，確認し合うことが必要である。このことによってグループとしてのまとまりが維持され，メンバー同士の連帯感が育まれるといえる。また，セルフヘルプグループに参加する専門職は，ひとりのメンバーとして参加するのではあるが，時に，グループリーダーの補佐的な役割を担うことも重要である。セルフヘルプグループを支援する専門職は，グループがサバイバーを中心とする会であることを十分に認識し，そのうえで協力体制をつくり，臨機応変に役割を分担し，グループ運営に無理が生じないようにすることが必要といえる。

がんサバイバーサポートグループ

がんサバイバーサポートグループの特徴

　次に，サバイバーのサポートグループについて述べる。たとえば，サロンでピアが語り合う様子のみをみると，セルフヘルプグループと同じようにみえる。しかし，専門職が目的をもって企画運営するサポートグループは，集団精神療法（グループサイコセラピー）をベースとする歴史をもつ[36]。集団精神療法は，「集団の力を使って，これに参加しているメンバーの精神病理を癒し，精神的健康を増進させることを目的として行われる精神療法の一種」[37]である。1905年に，内科医であり免疫研究者であるPratt[38]が，結核隔離病棟の入院患者を対象に行った「結核患者学級」が集団精神療法のルーツとされている。高松[4]は，サポートグループを「特定の悩みや障害を持つ人たちを対象に行わる小グループのことである。その目的は，仲間のサポートや専門家の助言を受けながら，参加者が抱えている問題と折合をつけながら生きていくことである。専門者あるいは当事者以外の人々によって開設・維持されるが，参加者の自主性・自発性が重視される相互援助グループである」としている。

　サポートグループは，セルフヘルプグループで課題となりやすい不安定さ，運営負担の問題，死の話題，対立場面の調整などを，グループダイナミクスを学んだ専門家（ファシリテーター，セラピスト，リーダーとよばれる）が扱い，効果的なピアサポートの提供を目指している。一方，サポートグループは，疾患や症状の治癒・軽減そのものを目的としていない点で精神疾患の集団精神療法と異なり，また，人間的成長そのものを主目的としてしない点で人間関係トレーニングや成長グループとも異なる。

　サバイバーを対象にしたサポートグループを，広瀬[39]は，「参加者の相互作用の中で，情緒的サポート（体験の分かち合い）やモラールサポート（励まし合い），情報的サポート（情報交換）を提供し合い，その結果として，ストレスに対処するための効

果的なコーピング方法を学び合い，Riessman[40]のヘルパーセラピー原則によって自尊心を高めて成長することを目的としたグループ」と定義している。

　サポートグループが必要とされる状況として，大きく2つあげられる。1つめはセルフヘルプグループが必要とされる状況で，中心となって企画，運営するサバイバーがいない場合である。とくにサバイバー数の少ない，希少部位，難治性がん，再発転移進行がんのグループでは，地域での人数が少ないため，自主的に集うことがより難しい。逆に，そのような対象は孤独感がより高まりやすく，ピアサポートのニーズは高い。そして，難治性がん，再発転移進行がんは，治療選択や仲間の再発，死の話題の頻度が高く，深刻な話題になりやすい。このような維持運営が難しい対象へ，支持感情表出や対象疾患に関する情報提供，死の話題の解毒作用を促す技術を身につけた専門職が運営にあたることで，運営負担を専門職が担い，セルフヘルプグループで起こりやすい問題を最小に抑え，ピアサポートの効果を促進できる。

　2つめは，がん闘病に付随しやすい精神的な症状軽減や癒し，リラクセーションなどのセルフケアのためのスキルを身につけるなど，より対象と目的を限定したグループサイコセラピーである。ニーズと目的が一致する参加者が選択し，参加する。

サポートグループ研究の動向

　専門職によるがん患者へのグループ支援の効果は国内外で示されてきた。話題を特定せずに参加メンバー同士が自由に語り合う方法を「非構成化型グループ」，一方，あらかじめ語り合う話題や課題を指定して進める方法を「構成化型グループ」という。スタンフォード大学の精神科医Spiegelら[41]が，Ⅲ，Ⅳ期乳がん患者を対象に，週1回120分の非構成型の支持感情表出グループ療法を1年間実施したところ，参加群の生存期間が延長したことを示した。その後の無作為抽出対照研究で，全体では生存期間の延長は示されなかったが，エストロゲン(－)のみ実施群の生存期間が有意に長く，新たなうつ病予防，絶望感・無力感と心的外傷症状の軽減，社会的機能の向上という効果が示された[42,43]。Gottliebら[44]も，44の主要研究を概観し，参加者の満足度，士気（morale）やその他のQOLの利益，若干の生存期間の延長をもたらす効果があると結論づけた。Spiegelらのグループは，自らの非構成化型グループのプログラムを「支持-感情表出グループ療法（Supportive-expressive group psychotherapy）」とよび，その目的を7点あげた[45]。①メンバー同士の絆の構築，②感情の表出，③死や死のプロセスの解毒，④人生の優先順位づけ，⑤友人と家族のサポートの増強，⑥医師-患者関係の向上，⑦対処スキルの向上，である。いずれも，セルフヘルプグループで得られる効果が，より難しい状況の参加メンバー構成，死などの難しい話題であっても，より安定して効果が得られるように運営することが，サポートグループの方針である。

　国内の代表的なサポートグループを❸に示した。日本でもっとも歴史のあるがん患者サポートグループは，アメリカがん協会のJohnsonらが行ったI can cope programをモデルとし，がん患者への教育（情報提供）を主目的とした，ホスピスケア研究会の季羽ら[46]の「がんを知って歩む会」，聖路加国際病院で行われた中村ら[47]の「がんと共にゆったりと生きる会」などである。これらのグループは，がん患者への病態生理学の理解やストレス，対処などの教育プログラムを主とし，その後に語り合いの時間を設けたプログラムであった。全国各地8箇所で，おもに看護職がボランティアで勤務時間外に，病院の会議室や公的機関を利用して行っていた。当時は，サバイバーが，国立がん研究センターが配信する「がん情報サービス」や，ウェブで公開されている専門誌の論文からの情報を得ることができず，がんに関する情報提供の場としても，これらのサポートグループへの参加は貴重な機会であった。次に，Fawzyら[48]が乳がん患者対象に行った認知行動療法や問題解決思考の構成化された心理・社会的教育プログラムを盛んに行うようになり，国内では保坂[49]や福井[50]が行った。

❸ がんサバイバーを対象とする代表的なサポートグループの種類

[短期型]

回数/頻度	名称	対象	目的, 期待される効果	形式	タイプ	運営者の職種	文献
120分×4回 180分×2回	ホスピスケア研究会「がんを知って歩む会」	サバイバー, 家族	がんをもちながら, 前向きに生活していく姿勢を強める	情報提供＋語り合いのグループ＋リラクセーション	JhonsonのI can cope programをベースにした情報提供と心理社会的ケア	看護師, 心理士, ソーシャルワーカー	46
120分×5回	がんと共にゆったり生きる会	サバイバー, 家族	がん罹患, がん告知のストレス状況に対するコーピング能力の向上	情報提供＋語り合いのグループ＋リラクセーション		看護師	47
90分×5回	乳がん女性のための「がんカウンセリング」	初発乳がんサバイバー術後の女性	適応障害, うつ, 不安の改善	心理社会的教育＋問題解決技法＋支持的精神療法＋リラクセーション＋イメージ療法	構成型された精神科的介入プログラム, 認知行動療法	精神科医	49
90分×6回	初発乳がん患者に対する教育的グループ	初発乳がんサバイバー女性	誤認により生じる精神的負担の軽減, がんに罹患することにより生じる心理社会的問題に対する前向きな対処法の習得	教育＋コーピング技能訓練＋リラクセーション	Fawzyら1990をベースにした教育的心理社会的グループ介入, 認知行動療法	精神科医, 看護師, ソーシャルワーカー, 心理士	50
180分×8回	乳がん患者のための体験学習セミナー：こころとからだからのメッセージ	術後乳がんサバイバー女性	心身のリラックス, 自己受容, 他者への思いやり, 孤立感からの解放, 病気・死の受容, 生き方・価値観の変容他	からだほぐしとイメージ療法＋フォーカシング＋エンカウンターグループ＋ティータイム	人間性心理学, 成長モデル	看護師	51
120分×4回	がん患者と家族のためのサポートグループ	サバイバー, 家族	孤独感, うつ, 不安症状の軽減, QOL向上カタルシス	情報提供＋語り合いのグループ＋リラクセーション	心理社会的ケア, グループサイコセラピー	看護師, 心理士, 医師	53, 56, 57
90分×5回	実存的サポートグループ	サバイバー	情緒状態の改善, 実存的苦痛の緩和, 主体性の回復	心理教育＋グループディスカッション＋リラクセーション	実存的苦痛に焦点をあてた構成型集団精神療法	精神科医, 心理士, 看護師	36
週1回90分×6回	ミーニング・センタード・グループサイコセラピー	進行がんサバイバー	スピリチュアルな健康, 人生の意味感覚の向上, 不安や絶望感, 死への願望を和らげる ①進行がんで生命予後が限られていても人生の意味の創造と経験の可能性を認める, ②人生の意味の感覚を発見・再発見, 維持, 強化する, ③人生の意味の源をより深く理解できるよう促し, 人生の意味を失わないよう支援する, ④支持的な環境をつくる	「人生の意味」についての各回の問いに焦点を当てた語り合い＋宿題	グループサイコセラピー	精神科医, 心理士, ソーシャルワーカー, 看護師	61

[長期継続型]

回数/頻度	名称	対象	目的, 期待される効果	形式	タイプ	運営者の職種	文献
週1回120分	支持感情表出グループサイコセラピー	進行がん	感情表出, 情緒の安定, QOL向上 メンバー間の絆の構築, 感情表出, 死の解毒, 人生の優先事項の再定義, 友人・家族からのサポートの増強, 医師・患者関係の向上, 症状対処技術の向上	非構成型グループ（語り合い）＋イメージ療法	グループサイコセラピー	精神科医, 心理士, 看護師, ソーシャルワーカー	45
月2回90分	放射線科における継続的サポートグループ「外来サロン」	放射線科通院患者	QOL維持, 高める	毎回のテーマに沿って思うことを語り合う	緩和デイケア	看護師, 心理士, カウンセラー	52
月2回90分	がんサポートコミュニティー「継続グループ」部位・テーマ別：大腸, 肺, 女性混合, 上部消化器, 下部消化器, 混合（泌尿器・血液系等）, サタデー就労者	がんの部位, 系統ごとに登録	ストレスをマネジメントし, 免疫力を高める アクティブ・ペイシェント（主体的な患者）	非構成型グループ（語り合い）	包括的サポートプログラムのひとつとして行われる語り合い	看護師, ソーシャルワーカー, 心理士, 歯科医師	57
月1回90分	がんサポートコミュニティー「再発・転移グループ」「家族の会」	再発・転移経験者, 家族					
月1回90分	支持感情表出グループサイコセラピー	通院中のサバイバー	スピリチュアルwell-beingの向上, 所属感	非構成型グループ	包括的サポートプログラムのひとつ	看護師, 心理士	56

広瀬らは，非構成化グループとリラクセーションのプログラムを，術後乳がん短期グループ[51]と放射線療法を受ける乳がん患者の継続グループ[52]に実施した。広瀬[51,52]らはPOMSの情緒状態と一般的QOL指標，グループ中やグループ後の感想文を質的に分析し，日本の乳がんサバイバーは非構成型のサポートグループを肯定的に評価していることを示した。乳がん以外の部位のがんでは，大腸がんサバイバーである竹中ら[53]の日本赤十字看護大学の研究班が，Benjamin[54]のウェルネスコミュニティー（現・Cancer Support Community）を視察後に，Spiegelら[45]，Yalom[55]のグループ・アプローチを応用した非構成化の感情表出サポートグループの短期的実践を行った[56]。その結果，乳がん以外の患者，たとえば胃がん，大腸がん，子宮がんなどの混合グループにおいても，うつ症状，不安，絶望感の軽減が示され，QOLへの効果を示した。一方，地域型の1年の長期的な支援では，1年半のサポートグループ参加を含むサポートセンター登録によって，スピリチュアルな側面でのQOLの向上が示された[57]。竹中が2001年に先の研究成果をベースに，Wellness communityの東京支部として非営利特定法人ジャパンウェルネス（現・がんサポートコミュニティー）を設立し，肺がんグループ，大腸がんグループ，女性混合グループ，食道・胃グループ，肝胆膵グループ，希少がんの混合グループ，再発転移グループ，就労者のサタデーグループなど，複数のサポートグループを継続的に運営している[58]。再発，独居などの参加者も継続的に参加していた[59]。近年では，英国のマギーズキャンサーケアリングセンターの東京支部として，2016年に看護師の秋山がマギーズ東京を設立した[60]。特定のグループを設定せず，10時から16時まで自由に立ち寄って語るサロン形式を提供するもので，今後の動向が注目されている。

その後の実践研究の国際的な動向は，乳がん，前立腺がん，大腸がんなどのメジャーがんを対象とした評価から，肺がんや膵臓がんなどの難治性，希少がんへ，米国在住のアフリカン女性，レズビアンの乳がん患者グループなど，マイノリティグループの話題や効果，運営上の特徴を明らかにした報告，遠隔地でのオンライングループなどの方法が検討されている。さらに近年，Breibartsら[61]が再発進行期のサバイバーを対象に〈生きる意味〉に注目した実存的な個別心理療法「ミーニング・センタード・グループサイコセラピー」を，グループ療法へ応用した実証研究が報告されている。Spiegelの支持感情表出グループセラピーに加えて，Franklの実存哲学にベースを置いた，再発進行がん患者と〈生きる意味〉を考えることに焦点化した実証データにもとづく新たなサポートグループとして注目を集めている。

▽

がんサバイバーのピアサポートについて，セルフヘルプグループとサポートグループを中心に述べてきた。サバイバーはピアサポートを通して，体験や気持ちを語り，聴き，分かち合うことで，新たな自分に気づき，再び社会に参加する力を得ている。そして，そこには自分への尊敬と愛しみ，仲間の存在への感謝があった。

がん医療も，がんサバイバーのピアサポートが散見されるようになった1950年代から，大きく変化した。がんは〈治る病気〉〈付き合っていく病気〉といえるようになり，豊富な情報を簡便に入手できるようになった。しかし，その時代にあってもピアサポートへのニーズはなくならない。入院日数，外来診療時間が短縮化され，地域社会で長い時間を過ごすがんサバイバーが，医療は必要なくとも心理社会的なケアを求めて受診する実情があることも否めない。いまだからこそ，ピアの顔が見える関係と生の声に価値を見出す人びとが多く，さらに，その場に専門職が介在する安心感を期待してサポートグループを選択したという声も聞く。セルフヘルプグループもサポートグループも人の集まりである以上，その時に集まった人びとの個性があり，その場の雰囲気も変化する。がんサバイバーが自身のニーズに合ったピアサポートの機会を得られるよう，選

択肢が増えることは望ましい．われわれ専門職はピアサポートを理解し，互いの役割を尊重しながら支援することが求められる．

（坂元敦子・福井里美）

文献

1) 「がんの社会学」に関する合同研究班：がん体験者の悩みや負担等に関する実態調査報告書概要版「がんと向き合った7,885人の声」．2003．
2) 「がんの社会学」に関する研究グループ：がん体験者の悩みや負担等に関する実態調査報告書「がんと向き合った4,054人の声」．2013．
3) 桜井なおみ，山本尚子，他：がん患者の就労の現状と就労継続支援に関する提言．日本医事新報，4442：89-93，2009．
4) 高松 里：サポート・グループの実践と展開．金剛出版，2009．
5) 川上祥子，他：がんサバイバーのリハビリテーション―サバイバーによるサバーバー支援（ピアサポート）．MB Med Reha，191：19-24，2015．
6) がんサロン支援塾実行委員会：がんサロン支援塾～島根がんサロン そのパワーと秘訣．2011．
7) 守田美奈子，他：地域を拠点とした包括的ながんサポート提供システムの構築と評価に関する県有．平成17～20年度科学研究費補助金（基盤研究A）研究成果報告書，日本赤十字看護大学，2008．
8) 福井里美，他：日本におけるがん患者がピアサポートを得る機会の動向．第19回日本緩和医療学会学術大会プログラム抄録集，p367，2013．
9) 寺田佐代子：がんサバイバーによるピア・サポート ファシリテーションに基づくエンカウンターグループプログラム "wellbeing program" の開発と10年間の実践．Japanese Annals of Peer Support，10：21-34，2013．
10) 正野良幸：島根県における「がんサロン」の取り組み．京都女子大学生活福祉学科紀要，10：21-25，2014．
11) Fukui S, et al：Did Japan's Cancer Control Act drive the spread of psychosocial care nationwide?. 9th World Research Congress of the European Association for Palliative Care, p352, 2016.
12) 森さとう，他：がん診療連携拠点病院におけるがん患者・家族のサポート体制に関する実態調査．緩和医療学，11：141-148，2009．
13) 大松重宏：がん患者会の活動実態についての調査報告 ピア・サポートと社会活動を中心に．ルーテル学院研究紀要，p45，pp77-89，2011．
14) 日本対がん協会：がん拠点病院における「がんサロン」についてのアンケート．http://www.gskprog.jp/news/3313/（最終更新日2013.12.24）
15) 竹田 宏：がん患者サロンにおけるヘルス・コミュニケーションに関する一考察．保健医療社会学論集，p22，pp38-44，2011．
16) 岩田泰夫：セルフヘルプ運動と新しいソーシャルワーク実践．pp52-164，中央法規，2010．
17) 大松尚子：がん患者会運営のプロセスに関する考察．ルーテル学院研究紀要，pp79-92，2010．
18) Gray RE, et al：A qualitative study of breast cancer self-help groups. Psycho Oncology, 6：279-289, 1997.
19) Cope DG：Functions of a breast cancer support group as perceived by the participants：an ethnographic study. Cancer Nurs, 18（6）：472-478, 1995.
20) Gray RE, et al：Interviews with men with prostate cancer about their self-help group experience. J Palliat Care, 13（1）：15-21, 1997.
21) Leavitt MB, et al：Brain tumor support group：content themes and mechanics of support. Oncol Nurs Forum, 23（8）：1247-1256, 1996.
22) Mok E, Martinson I：Empowerment of chinese patients with cancer through self-help groups in Hong Kong. Cancer Nurs, 23（3）：206-213, 2000.
23) 今井俊子：セルフヘルプ・グループ会員の実態調査．東京女子医科大学看護短期大学研究紀要，p19，pp51-58，1997．
24) 坂元敦子，遠藤恵美子：がん体験者がセルフヘルプ・グループでの相互作用を通して得る新たな気づき．日本がん看護学会誌，18：53，2004．
25) 仲沢富枝，他：がん患者のセルフヘルプ・グループの有効性の考察 参加者の語りの分析から．日本看護学会誌，15（1）：102-110，2005．
26) 高橋育代，他：がん体験者のQOLに対する自助グループの情緒的サポート効果．日本がん看護学会誌，18（1）：14-24，2004．
27) 室田妙織，他：がんサバイバーがセルフヘルプグループでの活動を通じて新たな役割を獲得するプロセス．The Kitakanto Medical Journal, 63（2）：125-131, 2013.
28) 高橋 都：がん患者とセルフヘルプ・グループ 当事者が主体となるグループの効用と課題．ターミナルケア，13（5）：357-360，2003．
29) 久保紘章，石川到覚：セルフヘルプ・グループの理論と展開．pp2-20，中央法規出版，1999．
30) 久保五月，他：がん体験者と家族のセルフヘルプ・グループ活動の継続・活性化に役立つ要素 サポーターとしての看護職者の体験を通して．日本がん看護学会誌，21（2）：32-37，2007．
31) 田村英人：患者会の立ち上げとピアサポート活動．がん看護，17（4）：449-452，2012．
32) 改發 厚：がんサバイバーの仲間を支える．医学のあゆみ，252（13）：1，1293-1296，2015．
33) 鈴木久美：がん患者と医療者におけるface to faceによる情報共有と支えあい．保険の科学，54（7）：459-464，2012．
34) 野口裕二：物語としてのケア．pp22-27，医学書院，2002．
35) 野口裕二：ナラティヴ・コミュニティとしてのグループ．集団精神療法，16（2）：129-136，2001．
36) 河瀬雅紀，中村千珠：がん患者グループ療法の実際．p33，金芳堂，2009．
37) 近藤喬一，鈴木純一：集団精神療法ハンドブック．pp12-13，p33，金剛出版，1999．
38) Pratt JH：The tuberculosis class：an experiment in home treatment. In Rosenbaum M, Berger M eds：Group Psychotherapy and Group Function. p111, Basic Books, 1963.
39) 広瀬寛子：看護カウンセリング．第2版，p183，医学書院，

40) Riessman F: The "Helper" Therapy Principle. Social Work, p10, pp27-32, 1965.
41) Spiegel D, et al: Effect of psychosocial treatment on survival of patients with metastatic breast cancer. Lancet, ii, 888-91, 1989.
42) Spiegel D, et al: Effects of supportive-expressive group therapy on survival of patients with metastatic breast cancer: a randomized prospective trial 1. Cancer, 110: 1130-1138, 2007.
43) Kissane DW, et al: Supportive-expressive group therapy for women with metastatic breast cancer: survival and psychosocial outcome from a randomized controlled trial. Psychooncology, 16 (4): 277-86, 2007.
44) Gottlieb BH, Wachala ED: Cancer support groups: a critical review of empirical studies. Psycho Oncology, 16 (5): 379-400, 2007.
45) Spiegel D, Classen C (2000)/朝倉隆司, 田中祥子監訳: がん患者と家族のためのサポートグループ. p33-50, 医学書院, 2003.
46) 季羽倭文子: がん告知以後. pi～iv, 42-50, 岩波新書, 1993.
47) 中村めぐみ, 他: がんサバイバーのためのサポートグループの効果 情緒状態の経時的変化より. がん看護, 16 (4): 525-531, 2011.
48) Fawzy FI, et al: A Structured Psychiatric Intervention for Cancer Patients 1. Changes Over Time in Methods of Coping and Affective Disturbance. Archives of General Psychiatry. 47: 720-725, 1990.
49) 保坂 隆: がんとこころ がん患者のこころのケアとそのしくみ デンタクル. p104-155, 2001.
50) 福井小紀子: 初発乳がん患者に対する教育的グループ介入の有効性の検討 情報への満足度に関して. 日本看護科学会誌, 21: 61-70, 2001.
51) 広瀬寛子, 他: がん患者へのグループ・アプローチの試み. ターミナルケア, 7: 306-314, 1997.
52) 広瀬寛子: がん患者のための継続的サポートグループの意義死の臨床. 23: 104-110, 2000.
53) 竹中文良代表: がん患者とその家族を対象とする医療相談システム開発のための基礎研究. 平成9～12年度科学研究費補助金（基礎研究B）研究成果報告書, 2001.
54) Benjamin H (1987)/竹中文良・小島 弘訳: ウェルネス・コミュニティー がんに克つ人, 負ける人. 読売新聞社, 1999.
55) Yalom ID: The theory and practice of group psychotherapy. 4th ed, Basic Books, 1995.
56) 吉田みつ子, 他: 複合型がんサポートプログラムに対する課題の検討. Palliative Care Res, 6 (1): 201-208, 2011.
57) がんサポートコミュニティー. http://www.csc-japan.org/（2017/9/28 閲覧）
58) 福井里美: 中年期がん患者の心理社会的支援の可能性. pp95-123, 風間書房, 2011.
59) 福井里美: がん患者に対する非構成化型サポートグループの効果 情動とソーシャルサポートの検討. 聖心女子大学大学院論集, p26, pp73-95, 2004.
60) マギーズ東京. http://maggiestokyo.org/（2017/9/28 閲覧）
61) Breitbart WS, Poppito SR (2014)/大西秀樹監訳: ミーニング・センタード・サイコセラピー がん患者のための集団精神療法 人生の意味に焦点を当てた精神療法. 河出書房新社, 2017.

5 就労・経済的な課題への支援

がんサバイバーシップと就労支援

がんの治療の進歩に伴い，5年生存率は62.1％まで向上し[1]，病状をコントロールして長く付き合うことができるようになった。そのようななかで，3人に1人は就労可能年齢である20〜64歳でがんに罹患[2]し，仕事をしながら通院[3]している。サバイバーが，がんの診断を受けてすぐに直面する課題のひとつが「仕事をどうするか」という就労の問題である。働き世代のサバイバーは，家事や育児，家族の介護，経済的役割など，がんとともにかかえる悩みが多様のなかで，治療や仕事，キャリア形成をどうするか，さまざまな意思決定が求められる。

2013年の研究では，仕事に関する悩みとして，①体力の低下，②病気の症状や治療による副作用や後遺症による症状，③通院や治療のための勤務調整や時間休の確保，④仕事復帰の時期，⑤経済的な問題，⑥外見の変化，⑦病気の症状や治療による副作用や後遺症への対処方法，⑧職場の上司や同僚，取引先への説明の仕方などが報告されている[4]。一方，社会の人びとは，がんに対して，死やつらい治療を連想する[5]。治療と仕事の両立には，がんサバイバー自身が自分の言葉で，職場の上司や同僚に，治療や副作用，スケジュールを説明し，休暇や業務の軽減などを交渉することが必要になる。また，医療者にも，協力を説明するコミュニケーションが求められる。サバイバー本人が適切な治療を選択し，仕事に関連する必要な意思決定を行い，医療者や職場から必要な支援を引き出し，自分の価値観に基づく働き方を自己決定し，社会生活を再構築していくためには，自らのセルアドボカシーの力を発揮して，がんと就労の問題に取り組めるような支援が求められる[6]。その力を上手に育み，発揮できるよう，がん治療と仕事をいかに両立させるか，就労支援は，がんサバイバーシップの観点からも欠かせない。

わが国のがん対策における就労支援の位置づけ

2006年に「がん対策基本法」（平成18年法律第98号）が成立し，がん治療の均てん化などの整備が進み，がん治療は外来中心へ移行した。治療費の経済的な負担も大きな課題となり，2012年4月より限度額適用認定証が外来診療へも拡大[7]され，2012年6月の第2期がん対策推進基本計画[8]では，全体目標として「がんになっても安心して暮らせる社会の構築」を新設し，重点的に取り組むべき課題には「働く世代や小児へのがん対策の充実」として，就労支援が含まれた。医療は，他のステークホルダー（行政，企業，産業医，就労専門職）と連携を深めながら，体制を整えてきた。2016年2月には，国から企業に向けた「事業者における治療と職業の両立支援ガイドライン」が発行され[9]，2016年12月の改正がん対策基本法では，働くがん患者の就労継続を支援することが会社の努力義務として示された[10]。

がんサバイバーの就労支援に関する文献レビュー（研究の動向）

海外研究の動向

サバイバーシップの観点からがん患者の就労をとらえた看護研究を概観するため，PudMed, CINAHLで「cancer survivors」「support」「work」「nursing」をキーワードに過去10年間の文献を検

49

索した結果，8件の研究論文が該当し，その内訳は，システマティックレビュー2件，観察研究6件であった。このうち，2件は"急性期の生存の時期"のがんが雇用に与える影響に焦点を当てた研究，3件は治療後の"延長された生存の時期"に焦点を当てた研究である。対象を乳がんに限定した研究が1件，治療別では化学療法に関する研究が2件であった。テーマは，復職に焦点を当てた研究が2件，両立支援に焦点を当てた研究が2件，化学療法誘発末梢神経障害症状に焦点を当てた研究が2件，そのうち1件はベースライン（手術後，化学療法前，化学療法1カ月，および1年後）と変化を長期的に探索し，その変化に関連する要因を報告している。また，両立支援や職場復帰のテーマでは，がんが雇用に与える影響を，男女別，雇用形態による実態や，サバイバーの他に，雇用側や地域型の組織，病院におけるサバイバーシップケア専門職別などに要因を報告している。

治療と仕事の両立支援に関する研究のひとつは，システマティックレビューである。Greidanusら[11]は，治療と仕事の両立に関する雇用主とサバイバーの視点に焦点を当て，4つのデーターベース（MEDLINE，EMBASE，PsycINFO，Business Source Premier）を体系的に検索し，CASPチェックリストを用いて，雇用者の見解を示す5件の論文と，サバイバーの見解を示す47件の論文を対象とした。結果，雇用主は，配慮事項やコミュニケーション，復職の制度，がんに関する知識，利益と役割のバランス，本人の就労意欲や態度に関連する障壁や促進因子であること，サバイバーは，配慮などの支援，コミュニケーション，職場環境，差別，職能能力の認識に関連した障壁や促進因子であること，雇用主の支援意欲は，がん患者に対する知識と理解，治療と仕事の両立に向けての雇用目標，復職や両立支援に関する支援の知識を必要としていることを報告している。両立支援には多種多様なサポートが必要であるが，雇用者とサバイバーの両方の意欲が支援能力に重要な要因で，政策などの整備も必要であることを示唆している。

観察研究は6件で，がんが雇用に与える影響については2件で，英国と日本から報告している。Lukerら[12]は，英国の実態を，2つのがん登録から無作為に選択されたサンプルへのオンラインと電話でのインタビューによるアンケートを382人に実施し，27%の回収率であった。結果，フルタイム雇用は，診断前の53%から診断後は33%に減少し，平均労働時間は週38時間から週32時間に短縮している。医療者と就労に関する相談をしたのは48%で，労働時間の増加と関連し，76%の雇用者が支持的で56%が段階的な復職支援を行っていた。一方，37%は残業などもあり，医療者の期間限定の仕事への配慮に関する奨励が求められていることを報告している。Takahashiら[13]は，日本の離職の現状とその理由を明らかにするために，病院環境で働くサバイバー950人へアンケート調査を実施し，辞職した人の40.2%が最初の治療が始まる前に辞めており，自主規制や悲観的な理由と，治療スケジュールと費用に関する情報は診断時に知っておきたかったなどの意見が多いことを報告している。診断開始後の，より個別的な調整された情報と仕事への支援の必要性を明らかにしている。

海外での研究報告は，サバイバーが治療と就労において直面している問題や実態を記述する研究が多い。サバイバー自身の力を高め，情報支援，コミュニケーション，交渉力，コントロール感，問題解決など，がんサバイバーシップ支援の中心となるスキルを身につける必要性が示唆されている。海外におけるがんサバイバーシップと就労に関する研究動向を探索するにあたり，わが国と文化や制度が異なることを懸念したが，「自分らしく，いかに生きるか」など，サバイバーや家族の生活の質に目を向けたサバイバーシップの視点を通しての研究には共有できる点もある。今後は，介入方法の開発研究報告が期待される。

国内研究の動向

医中誌Webで「がん」「就労」「復職」「サバイバー」をキーワードに過去10年間の文献を検索し

❶ 就労においてサバイバーが直面した問題
　①経済的な困難
　　●医療費（直接費用に加えて交通費や補正用具代などの間接費用）
　　●若年層は生命保険未加入
　　●シングル親，中小企業勤務者，自営業者の状況はとくに厳しい
　②職場側の対応不足やコミュニケーションの問題
　　●整備されている支援制度が本人に伝わっていない
　　●病名や治療内容に関する個人情報が守られない
　　●健康への配慮が不十分（産業医指示の無視，分煙未実施など）
　　●職場関係者の症状の理解不足（倦怠感，集中力低下などが怠慢とみなされる）
　　●治療計画や今後の見通しを職場の誰にどこまで話すか難しい
　　●職場関係者が"がん＝避けられない死"というイメージをもっている
　③医療施設や医療者の問題
　　●診療時間が平日に限定される
　　●遠距離通院のため仕事ができない
　　●医療者が多忙で相談できない
　④再就職時の問題
　　●面接で既往歴を聞かれる
　　●履歴書に既往歴欄がある
　　●健康診断書を提出される
　　●採用時健診が正式採用前に実施される
　⑤本人の心理的問題
　　●異動によるやりがい喪失
　　●仕事を肩代わりする同僚への肩身の狭さ
　　●同僚から取り残される焦燥感
　　●気力の低下，抑うつ，適応障害
　⑥本人の身体的問題（治療の副作用）
　　●痛み，全身倦怠感，頻尿，口内炎，味覚異常，外見的変化（脱毛・顔色変化など）
　　●集中力の低下，嗄声，手足のしびれ，筋力低下など
　⑦その他
　　●相談窓口がわからない
　　●医療費や仕事上のアドバイスに関する資料が欲しい

（高橋　都：がん患者の就労支援　わが国の現状と今後の課題公衆衛生．77（12）：987-991，2013．を参考に作成）

た結果，19件の原著論文と1件のレビュー論文が該当した。原著論文の内訳は，"急性期の生存の時期"に焦点を当てた研究が1件，"延長された生存の時期"に焦点を当てた研究が13件，時期を限定していない研究が6件であった。対象者の属性は，大腸がん3件，婦人科がん2件，食道がん，胃がん，乳がん，悪性リンパ腫が1件ずつ，がん種限定しないものが10件で半数を占めていた。治療別にみると，手術療法5件，化学療法3件，放射線療法1件，癌治療後と集約したものが2件，限定していないものが9件であった。テーマは，就労状況や困難の実態と就労支援の現状，心理社会的特性や理学療法の効果，医師における職場復帰に関する意識調査，また，雇用者側である事業所の実態から雇用者側の現状や産業医，産業保健看護師の支援など多岐にわたっている。復職時の実態への関心の高さが浮き彫りになった。2013年以降の報告が多いことから，がん対策施策の変遷も反映しているといえる。一方，研究デザインに関しては，半構成的面接による質的研究が8件，両立支援の介入研究は0件である。わが国におけるがん患者，サバイバーの就労に関する看護研究は，QOLや生活，心理社会的側面からの報告はあるが，"サバイバーシップ"としての報告はまだ少なく，直面している問題や対処の実態を記述する研究が多い。これは，看護の質を高めるための基礎データを集積している段階であり，今後の介入研究への発展が求められる。

　国内における就労に関しては，2000年以降に患者支援団体，メディア，研究者など，さまざまな主体が実態調査を実施している。2013年には，がんに罹患した勤労者の約34％が依願退職，解雇となり，自営業等の約17％が廃業したことが報告されている[4]。この調査は2004年にも行われているが，ほぼ同様の結果で変わっていない。また，2013年に高橋ら[14]は，離職の現状とその理由を明らかにするためにサバイバーを対象に調査を行っている。診断時に24％が退職し，半数近くで個人収入，世帯収入が減少したことが報告され，直面した問題として，①経済的な困難，②職場側の対応不足やコミュニケーションの問題，③医療施設や医療者の問題，④再就職時の問題，⑤本人の心理的問題，⑥本人の身体的問題（治療の副作用），⑦その他（相談窓口がわからない，アドバイスの資料が欲しい）があげられている（❶）。

　濃沼ら[15]は，患者調査（負担状況）と医師調査（診療情報）のデータを突合する研究において，患者

の経済的負担は，がんの部位，病期などで大きく異なっており，重症化するにつれて，入院，外来の自己負担額に加え，健康食品や民間療法の支出も大きくなる傾向にあること，仕事をやめる者の割合も増大することを報告している。

仕事や経済的な悩みはMSWに情報提供し連携することが多いが，小迫[16]は，それらの悩みは単独に存在するものではなく，がんの病状や苦痛症状，治療の影響，それらが起こす生活への支障の程度，身体的な変化と心理的な負担，家族や周囲との関係性の変化やサポートの関連性が統合されて存在することを指摘し，その人の人生が療養生活によって中断・変更される苦しみやつながりの喪失などのトータルペインへのケアとして，どの時期，どの場所であっても看護師がかかわれる可能性があるとしている。がんサバイバーシップの観点から欠かせない視点である。

がんサバイバーシップの時期別の特徴と就労支援のポイント

近藤[6]は，がんサバイバーシップの4つの時期とサバイバーの体験から，就労支援を3つのフェーズに分けてポイントを紹介している。

フェーズ1 「急性期の生存の時期」「延長された生存の時期」であり，診断がつく最初の時期に自分の病気や治療を知り，仕事にまつわる必要な意思決定を行い，自己の課題へ対応することを支援する。

フェーズ2 「延長された生存の時期」「長期的に安定した生存の時期」であり，初期治療が終了し，本格的な社会生活や仕事復帰に向けて，自分らしい生活を新たに構築していくことを支援する。

フェーズ3 「長期的に安定した生存の時期」「終末期の生存の時期」であり，再発・転院後でも，自分の価値観や人生の信念を大事にしながら，どのように働いていくかを自己決定していくことを支援する。

医療者側の現状

診断時に治療と仕事の両立を考えることができれば，仕事を辞めるか継続するかの意思決定も変わる可能性がある。治療の内容やスケジュール，治療情報や起こりうる有害事象とその対処方法などの見通し，休暇の取り方や休業中の保障，公的な社会資源制度について情報を得ることで，治療後の生活をイメージでき，治療と仕事も両立が可能になるかもしれない。しかし，医療者側は「これから治療が始まるのに，仕事どころではない」という認識から，就労支援に関する知識や情報，就労継続を意識した声かけが十分ではないとの指摘も報告されている[17]。医療者側も，患者の仕事に関心をもち，治療後の症状や後遺症，通院時間の確保，病気の開示など，就労に関する知識を有する社会保険労務士やハローワーク相談員，産業医や産業保健師らと連携することが重要である[6]。

企業側と患者側の現状

がん患者本人，同僚，経営者の三者を対象とした調査で，がんサバイバー本人が希望する情報は「病名，病状，治療の見通し」で，周囲や雇用者が希望する情報は「配慮事項や制限事項，働き方の希望など」と，情報の受け渡しにギャップがあり[18]，両立支援プランの必要性が報告されている。医療者が必要と考えてこれまで提供してきた診断書などの情報の内容を，「事業者における治療と職業の両立支援ガイドライン」なども参考に吟味し，サバイバーのコミュニケーション能力や問題解決力を支援することが求められている。

治療と職業生活の両立に向けたがん拠点病院における介入モデル

がんサバイバーシップに関する国内研究では，実態に関する研究報告が多いなか，医療機関における就労支援に向けた介入活動に関する報告があるので紹介する。

山内ら[19]は，乳がん罹患後の就労に関する悩みを解決するグループ介入（以後，就労リング）モデルを構築した。グループ介入の目的は，就労規則や

制度の知識を提供し，問題点を共有し，患者の問題解決能力やコミュニケーション能力を高めることである。ファシリテーターは，看護師とソーシャルワーカーの他に，就労関係専門職である社会保険労務士，ハローワーク相談員，産業カウンセラーがアドバイザーで参加する。それぞれの専門職から講義を受け，グループごとに対話をもつ，週1回60分を3回で1セットとするプログラムである。看護師からは，治療の内容とスケジュール，後遺症や有害事象の生活や仕事への影響，治療費用などの経済的見通しに関する講義，ソーシャルワーカーからは，休暇の取り方や就業規則の確認，公的扶助などの保障制度と経済的イメージに関する講義，社労士からは，人事担当者への労務に関する確認事項に関する講義を，産業カウンセラーからは，キャリアに関する講義を受ける。ここでは，参加したサバイバーの困りごとをグループで共有し，治療による症状や体調と就労に与える影響についての悩みを医療者と一緒に整理できる。また，治療と就労を両立するための支援制度や相談窓口などを知り，さらに，自分の体験を語り，他のサバイバーの体験から知恵を得ることで，自分らしい生き方や仕事や人生の価値観を見出し，職場での対応力を身につけるプロセスとなっている。参加後の問題解決力の向上と情緒的効果が得られることが報告され，プログラム，ファシリテーターマニュアル，テキストなどの研究報告が公開されている（❷）。

このように，サバイバーが，がんとともに生きる真に自分らしい生活を手に入れるには，がんに対する理解者・支援者を増やすことが必要である。個人や家族のみならず，職場や地域へサバイバーとしてのセルフアドボカシーを実践していくなかで，自らのなかにがんと向き合う強さを育てていく[6]。このプログラムは，自分が必要としている情報を得て，その内容を理解し吟味し，選択するというサバイバーの情報探求を支援する視点からも参考となる点が多く，今後の展開を期待したい。

事例 サポートプログラムに参加した3人のサバイバー

筆者が参加したサポートプログラムの事例を紹介する。

フェーズ1にあるRさん

Rさんは40代後半の女性。乳がんStage Ⅰ期の診断を受け，インターネットでサポートプログラムを知り参加した。Rさんは聡明な女性で，自分の病気のこと，休暇制度や報酬に関することをよく理解していた。2年後に完成予定のプロジェクトのチームリーダーとして専門性の高い仕事を任され，シーズンオフに一連の治療が終わるのであれば，有給休暇を使い，病気を開示せずに乗り切れないかと考えていた。

サポートプログラムの会では，看護師から，治療の内容とスケジュール，治療に伴う生活や仕事への影響，治療費用などの経済的見通しを聞いた。社労士からのアドバイスをもとに，休暇の取り方や就業規則の確認し，ソーシャルワーカーからは，限度額適用認定や傷病手当金などの保障制度を聞き，経済的イメージをつけた。産業カウンセラーからは，キャリアについての講義を受けた。そして，グループメンバーの体験者らとの対話を通して，2週目には医療機関を決定した。治療の見通しも立ち，術後に治療方針が確定するまで職場には病気を開示せず，両立することを決心した。また，もしプロジェクトを離れたとしても，「いまの仕事の先に，このような仕事をしたい」「自分はこう思う」と，仕事への思いや自己実現に関する価値観への"気づき"を前向きな言葉で表現し，職場で良好な人間関係を構築する支援にもつながった。

このような選択において，Rさんはコミュニケー

ション能力を発揮し，妥協せずに自分の意思を主治医や周囲に伝えて理解を得ることに真摯に取り組んでいた。伝える力，相手の意見を受けとめながら自分の意見を述べるアサーティブな姿勢をもち，自分が知りたいことは何かを自分の感情に向き合って整理し，言葉に表現して伝えることができていた。これらは，セルフアドボカシーの実践に欠かせない能力である。必要とする情報を探し出し，理解を深め，その情報を使いこなす情報リテラシーも重要で，ここで発揮されている意思決定能力，主治医との同意を得る意思を貫く交渉力，シーズンオフに治療できる病院を見つけ転院に至るまでの問題解決能力は，素晴らしいものであった。

　自らの権利をしっかりと主張し，"自分のために自らの足で立つ"というセルフアドボカシーの実践力は，がんサバイバーとして主体的に能動的に自分らしく生きていくうえで欠かせない就労支援であろう。これは，Rさんの能力が優れているからできたことであろうか。窮地に追い込まれたとき，その困難に立ち向かう力を誰もがもっている。それこそがセルフアドボカシーの原動力となる。その力を上手に育み，発揮できるよう，がん治療と仕事をいかに両立させるか，就労支援はがんサバイバーシップの観点からも欠かせない[6]。

フェーズ 2 にあるS さん

　Sさんは41歳の男性。4年前に悪性リンパ腫の診断を受け，手術，化学療法の治療後，1年間休職し，復職した消防士である。もともとスポーツマンで，大学卒業後，消防士になり，1日も早く復職するために頑張っていた。2年前の部署異動で事務的な業務の担当になったが，小さなミスが続いていた。自信をなくしかけたときに，化学療法誘発認知機能障害や末梢神経障害の有害事象を知り，セカンドオピニオンを受けるか悩みながら会に参加した。

「あの時，もう1年くらい休めばよかったかな。早すぎたかな」などと話していた。消防士の仕事は，迅速に信頼に応える活動が欠かせず，自分と他人を比べ一喜一憂することもある様子を語っていた。Sさんはセカンドオピニオンを受けた医師から，有害事象との関連は少ないと説明され，年齢やキャリアから役割が変わることはあるであろうことを聞き，ホッとしたと話した。対話を重ねるなかでは，「好きな山に登ったり，海外に行ったりして，新しい自分を探したい」と話していた。"長期的に安定した生存の時期"は，治療から離れ，折り合いをつけながら自分主体で生活を再構築し，自分らしさを回復する時期でもある。対話を重ねることは，アドボカシーの成長につながるといえよう。

フェーズ 3 にあるT さん

　Tさんは53歳の女性で，大腸がんの手術後，8年目に肝臓への転移が見つかり，化学療法が決まった。高校1年生と中学2年生の子がいる。夫は自営業で，公務員のTさんのほうが安定した収入があった。化学療法が続くことに治療自体への不安や経済的な不安があり，就労困難時も子どもたちの将来に向けて少しでも経済的な情報や社会資源を知りたいと会に参加した。これまでは，周りにも職場にも病気を開示せず働いていたが，化学療法を開始すると，無理をしすぎて，治療も仕事も中途半端になるのではないかと不安と緊張でいっぱいであった。

　8年前は，上司にのみ病気のことを話し，周りに話さなかったことで，やる気がないように思われ孤独さを何度も味わったことも話していた。そのため，今回は，再発のことを周りにも話すべきか，そのことが子どもたちの耳にどのように届くか，など悩んでいた。そこで，職場へは，院内書式の「診断書」と「診断書兼意見書」に，治療の予定と体調不良時の休憩，通院時間の確保などの配慮について主治医が記載し，"就労可能"とする文書を準備した。Tさんは，文書をもとに，仕事や家族への想いなども周りに伝え，協力を引き出す機会にすることができた。

がんサバイバーシップが目指すのは，サバイバーの可能なかぎりの高いQOL，その人らしい生活を確保することである．経済的な負担や解雇の危機に備えたいという母親としてのTさんの思いや生き方，価値観に寄り添い，就労に関する意思決定を支援することは重要である．さらに，この時期は，家族も介護のために仕事をできなくなる．家族の就労問題に関心を寄せることも意識しておきたい．

（橋本久美子）

文献

1) 国立がん研究センターがん情報サービス：がん登録・統計　最新のがん統計．
https://ganjoho.jp/reg_stat/statistics/stat/summary.html（2018/4/4 閲覧）
2) 厚生労働省：がん対策推進基本計画の概要〈平成24年6月〉．
https://www.mhlw.go.jp/file/06-Seisakujouhou-10900000-Kenkoukyoku/gan_keikaku01.pdf（2018/12/1 閲覧）
3) 厚生労働省：がん患者のおかれている状況と就労支援の現状について．
https://ganjoho.jp/data/med_pro/liaison_council/bukai/data/shiryo8/20161208_03-2_1.pdf（2018/12/1 閲覧）
4) 「がんの社会学」に関する研究グループ：2013 がん体験者の悩みや負担などに関する実態調査　報告書．2016．
5) 内閣府：がん対策に関する世論調査　2017年．
https://survey.gov-online.go.jp/h28/h28-gantaisaku/gairyaku.pdf（2018/12/1 閲覧）
6) 小迫冨美枝・清水奈緒美編：がん体験者との対話から始まる就労支援．日本看護協会出版会，2017．
7) 天野慎介：患者・患者団体の視点から見た医療技術評価．Jpn J Pharmacoepidemiol，23（1）：55，2018．
8) 厚生労働省：がん対策推進基本計画（第2期）〈平成24年6月〉
https://www.mhlw.go.jp/stf/seisakunitsuite/bunya/0000183313.html（2018/12/1 閲覧）
9) 厚生労働省：事業所における治療と職業生活の両立支援のためのガイドライン．2016．
http://www.mhlw.go.jp/file/06-Seisakujouhou-11200000-Roudoukijunkyoku/0000161576.pdf（2018/12/1 閲覧）
10) 厚生労働省：がん対策基本法一部改正と第3期がん対策推進基本計画の検討状況について．
https://www.mhlw.go.jp/file/05-Shingikai-10901000-Kenkoukyoku-Soumuka/0000168737.pdf（2018/12/1 閲覧）
11) Greidanus MA, et al：Perceived employer-related barriers and facilitators for work participation of cancer survivors：A systematic review of employers' and survivors' perspectives. Psychooncol，27（3）：725-733，2018．
12) Luker K, et al：A UK survey of the impact of cancer on employment. Occup Med，63（7）：494-500，2013．
13) Takahashi M, et al：Job resignation after cancer diagnosis among working survivors in Japan：timing, reasons and change of information needs over time. Jpn J Clin Oncol，48（1）：43-51，2018．
14) 高橋　都：がん患者の就労支援　わが国の現状と今後の課題公衆衛生．77（12）：987-991，2013．
15) 濃沼信夫：（厚生労働科学研究費補助金　第3次対がん総合戦略研究事業）がんの医療経済的な解析を踏まえた患者負担の在り方に関する研究　総合研究報告書．2013．
http://mhlw-grants.niph.go.jp/niph/search/NIDD00.do?resrchNum=201220039B
16) 小迫冨美枝，他：がん体験者との対話から始まる就労支援　看護師とがん相談支援センターの事例から．日本看護協会出版会，2017．
17) がん患者・経験者の就労支援のあり方に関する検討会：がん患者・経験者の就労支援のあり方に関する検討報告書（平成26年8月15日），2016．
18) アフラック生命，キャンサーソリューション：がんと就労に関する調査報告　がんと就労に関する意識調査．2018．
https://www.aflac.co.jp/news_pdf/2018110101.pdf（2018/12/1 閲覧）
19) 山内英子：（厚生労働科学研究費補助金　がん臨床研究事業）キャンサーサバイバーシップ　治療と職業生活の両立に向けたがん拠点病院における介入モデルの検討と医療経済などを用いたアウトカム評価〜働き盛りのがん対策の一助として．2017．
http://www.mhlw.go.jp/file/05-Shingikai-10901000-Kenkoukyoku-Soumuka/0000043576.pdf（2018/12/1 閲覧）

Oncofertility（妊孕性）を求める人への支援

　AYA世代のがんサバイバーシップを考えるうえで，がん治療後に子どもをもちたいという課題は避けて通れない課題である。その一方で，がんを患った後に子どもをもつことについて，患者は贅沢な悩みだと考えていたり，医療者側も優先度の低い問題だと決めつけて十分に支援することができていなかったりする経緯がある。

　本項では，エビデンスにもとづいた妊孕性温存に関する支援とサバイバーシップを考えるうえで，がんを患った人が親になることを心理社会的な面から支援することについて考えていきたい。

がんと妊孕性に関する基礎知識

化学療法が生殖機能に与える影響

　2006年に米国臨床腫瘍学会（ASCO）と米生殖医学会（ASRM）から若年がん患者に対する妊孕性温存に関するガイドラインが提出され，薬物によるリスク分類と医学的介入の指針が示され，2013年に改訂された❶[1]。化学療法の生殖機能への障害は，薬物の種類，容量，および治療を受ける年齢に相関する。抗がん剤のなかでもアルキル化薬が最も強い生殖機能毒性をもつことが明らかになっている[1]。さらに，ホルモン感受性陽性の乳がん患者に対しては，術後再発予防のために長期的な内分泌療法が行われており，治療終了時の加齢に伴う妊娠率の低下は乳がん患者にとって大きな苦悩となっている。

　わが国でも2017年には日本癌治療学会から「小児，思春期・若年がん患者の妊孕性温存に関する診療ガイドライン　2017年版」[2]が刊行され，エビデンスにもとづいた指針が示されはじめている。同年

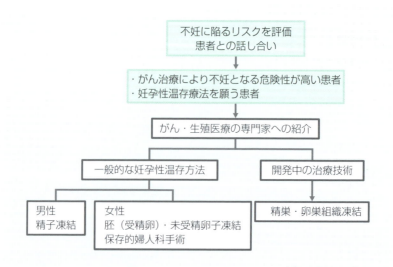

❶　がん患者に対する妊孕性温存のアセスメントと相談のアルゴリズム ASCO 2013 ガイドライン

に改訂された「乳がん患者の妊娠・出産と生殖医療に関する診療の手引」[3]のなかでも，標準治療を終了したうえであれば，乳がん患者の妊娠・出産の予後を悪化させないことがコンセンサスとなりつつある。化学療法後の妊娠・出産の安全性については，抗がん剤は終了後6カ月間，トラスツズマブなどの分子標的薬剤は終了後7カ月間，抗エストロゲン剤は内服終了後2カ月程度の間隔を空けることが望ましいとされている。いずれにしても，化学療法開始前のオリエンテーションで，化学療法中は胎児への影響と避妊の必要性を説明することを忘れてはならない。

化学療法前に実施される妊孕性温存治療

化学療法開始前の妊孕性温存治療として，パートナーがいる女性の場合は，受精卵（胚）を凍結保存することが第一選択となる。しかし，夫婦が離婚した場合や死別した場合には使用できなくなることに留意しなければならない。未婚女性やパートナーがいない女性の場合は，卵子と卵巣組織の凍結保存が試みられている。凍結された後に融解した卵子1個あたりの妊娠率は，4.5％～12％であったことが報告されており[4]，多くの卵子を凍結することと採卵時の年齢が若いことが，より生児獲得につながることが明らかになっている。しかし，受精卵（胚）や卵子を保存する場合には，採卵するまでの期間とがん治療開始との兼ね合いが問題となり，生児につながるだけの卵子を獲得することは臨床上難しい現状がある。とくに，ホルモン受容体陽性の乳がん患者から採卵のための卵巣刺激については，安全性がまだ確証されていないことが課題である[3]。

男性は，女性に比べて簡便で経済的負担の少ない精子凍結保存が汎用されている。しかし，精巣腫瘍をはじめ担がん状態の患者や，すでに化学療法が開始された患者は，造精機能低下を合併している場合が多い。このようなケースや射精経験がない男児の場合は，精巣内に針を刺して，直接精子を回収する顕微鏡下精巣内精子抽出法が試みられている[5]。

薬物治療が開始される前に妊孕性温存治療を希望する場合は，生殖医療専門医との連携が重要となる。自施設内で実施されていない場合は，日本がん・生殖医療研究会のホームページ（http://www.j-sfp.org/）に，全国でがん患者の治療開始前の妊孕性対策を実施している施設が紹介されているため，参照するとよい。

生殖機能障害がサバイバーの心理に与える影響

青年期に直面した小児がんサバイバーの心理に関する研究では，生殖機能障害の可能性を伴う治療であることを説明された多くのサバイバーは，予期しない突然の驚きを感じ，その後徐々に悲しみが湧き，そのうち数人は，自己尊厳や性意識の形成に長期的な影響を与えたことが指摘されている[6]。乳がん患者を対象としたフォーカスグループディスカッションによる質的研究[7]である若年サバイバーは，治療前には生き残る手段として妊孕性を失う治療も仕方ないと納得したが，治療後，社会に戻るにつれて子どもをもつことの優先順位が高まってきたと語っている。

Schoverら[8]は，若年性乳がん患者同士の電話によるピアカウンセリングの介入を実施し，ピアカウンセリングを受けたグループのほうが有意に知識の向上と精神的苦痛の改善がみられたことを指摘している。若年サバイバーが，治療後の妊孕性や恋愛，結婚について安心して話し合えるようなピアサポートプログラムの検討が求められる。

診断からサバイバーシップを通した継続的支援

治療開始前の情報提供

がん治療開始前に妊孕性温存治療を行うためには，診断後できるだけ早い段階から情報提供を行っていく必要がある。そのためにはまず，生殖年齢にある患者に対してはエビデンスにもとづいた治療後の生殖機能への影響を必ず説明する。将来的な挙児希望について，この時点で確認することが望ましいが，その一方で，診断から間もない患者やその家族

は，がん治療のことで精一杯であり，将来を見据えた治療後の妊孕性にまで考えが及ばないことが多い。同席するパートナーや家族と意向が異なり，安心して感情を表出できない女性患者もいる。小児や思春期の患者は，病状の理解が十分ではないため，また，親の了承が得られず，生殖機能への影響について十分に情報共有がされなかったために，治療後の経過のなかではじめて妊孕性の問題が顕在化することもある。妊孕性温存治療が適応される年齢や病期など，患者個々の背景も含めて考慮しながら適切な情報提供を行うことが重要である。また，生殖機能を失う危険性を受け止められず，がん治療に否定的な場合には，その思いに理解を示しながら，なぜその治療が必要であるのかを繰り返し説明していくことが重要である。

妊孕性温存治療に対する支援

挙児を希望する場合は，治療後に生殖機能が回復する可能性や，予後におけるパートナーの有無などを考慮して，提供される妊孕性温存対策について，患者・パートナーと医療者が一緒に話し合う機会をもつことが重要である。

原疾患と治療に関連する要因としては，治療内容の他に，治療開始までの期間や緊急度，乳がんの場合はホルモン感受性の有無が妊孕性対策に影響することを考慮する必要がある。化学療法がすでに開始されている場合には，血球減少の有無も妊孕性対策を行う時期を決めるために重要となる。

患者自身に関連する要因としては，挙児希望の有無だけでなく，パートナーの有無，現在の月経状況などを確認していく。AYA 世代の男性の場合は，射精経験の有無によって精子凍結保存への支援方法も異なる場合がある。米国の文献では，挙児希望がある若年乳がん患者における治療開始前の妊孕性温存治療実施率は 30％程度との報告もある[9]。がん治療前に妊孕性対策を行うか否かの意思決定には，将来親になることへの希求の強さやがん治療の受け入れ度といった心理的要因やパートナー・家族の意向，経済的負担，生殖医療へのアクセシビリティなどの周囲の状況が大きな影響を及ぼす。医療者はこれらを十分に考慮したうえで，患者が納得して意思決定できるように支援することが重要である。

サバイバーシップのなかで親になることを支える

がん治療後に妊孕能が回復し，自然妊娠を希望するサバイバーや，パートナーが妊娠するサバイバーも多く，がんを患った経験をもちながら，親になることをどのように支援していくかが重要である。予後や子どもへの遺伝を心配して治療後に妊娠することを躊躇したり，パートナーと家族観の違いや関係性の変化のなかで悩んだりするケースも多い。さらに，AYA 世代のがん体験は，その後の恋愛や性生活への消極性に影響していることが報告されている[10]。このように，妊娠・出産の前に，サバイバーが恋愛や結婚に対して障壁を感じていないかという視点をもつことも大切であると考える。

また，妊娠期の定期検診を欠かさないなど，妊娠中のサバイバーのフォローアップも重要である。さらに，乳房を切除したり，放射線照射を行っていたりすると，患側の乳房からは基本的に母乳は分泌されないため，健側のみでの母乳育児に対する不安は多い。このように，妊娠・出産がゴールなのではなく，がん治療による体力低下や，機能障害などによって育児にも支障をきたしていないかという視点から継続的に支援することが重要である。

また，治療開始前に妊孕性温存治療をしたとしても，治療後に子どもをもつ希望を叶えられない若年患者が多くいることも事実である。筆者が世話人を務めている若年乳がん患者の会では，治療後の自分の生き方を肯定すること，サバイバーシップのなかで女性としての生き方に新たな価値を見出していくプロセスをピアで共有することを重視している。また，特別養子縁組制度や里親などにより社会的に親になるという選択肢も，今後，考慮される必要があるだろう。

| 事 例 | ホルモン療法中に，妊娠の希望と治療継続の間で悩んだ若年乳がん女性Uさんへのかかわり |

Uさんは34歳の女性で会社員。未婚で，付き合っているパートナーがいる。会社の検診で乳房腫瘤を指摘され，精査の結果，左乳がんとの診断を受けた。左乳房部分切除術と腋窩リンパ節郭清を行い，術後病理結果はホルモン受容体陽性，HER2陰性，Ki67 30％，核グレード2，腋窩リンパ節に3個転移が認められたため，術後に化学療法が予定された。

化学療法前の妊孕性温存への支援

医師より，治療内容や年齢から考えると，化学療法によって月経が消失する可能性があることが説明された。挙児希望を確認すると，Uさんは「将来的には欲しいと思っています。ただ，彼には乳がんの診断を伝えることさえも悩んでいるので，将来のことまで話ができる関係ではないです」と答えた。そのため，ホルモン受容体陽性の乳がんであることから，抗エストロゲン療法が5年は必要で，治療を完遂した後は自然妊娠率が低下する年齢であること，抗エストロゲン療法中は胎児への影響を考えて妊娠を控える必要があることを説明した。

Uさんは「いままで，女性として子どもを産むことは当たり前のことだと思ってきました。乳がんになったらその夢まで失わなければならないなんて，どうしても抗がん剤治療をしなければならないのでしょうか」と受け止めきれない状況であった。医師より，再発予防のための化学療法の意義について再度説明を行った。そのうえで，化学療法後の妊娠・出産が決して不可能なわけではないこと，化学療法を開始する前に卵子を凍結保存するという選択肢があることを説明し，採卵方法や費用について看護師より説明した。

Uさんは，治療後に妊娠・出産する可能性をできるだけ残してから治療に専念したいということで，卵子凍結保存をするために産婦人科との調整を行った。できるだけ治療が遷延しないように産婦人科と連携し，1周期で4個採卵した後に，予定どおり化学療法を開始した。

化学療法終了後の支援

Uさんは化学療法が終了し，ホルモン療法が始まって1年経った頃に結婚した。化学療法中は一度月経が消失したが，その後，ホルモン治療中に月経は回復した。Uさんは結婚したことによって，挙児に対する希求が強まっていた。ホルモン療法を始めて2年経った頃，医師にホルモン療法の中断を申し出た。看護師が話を聞くと，「このまま治療を続けていては子どもがもてなくなってしまうのではないかと思うと焦りが出てきます。ただ，リンパ節への転移もあったので，治療をやめたら再発するのではないかと怖い気持ちもあります」と悩む気持ちを打ち明けた。

看護師は，医師から再度，2年間でホルモン療法を中断した場合と5年継続した場合の再発率の違いについて説明してもらうことを提案し，そのうえで，いまのUさんにとって優先されること，選択のために不安なことを一緒に整理した。さらに，標準治療を完遂した後の妊娠・出産で乳がんの再発が増加するエビデンスはないこと，自然妊娠には加齢が影響するが，凍結保存された卵子を用いる場合には年齢は基本的に関係ないことなどを説明した。

Uさんは，夫に治療をやめたい気持ちを伝えられていないと話していたため，子どもを産み育てることは，女性だけの問題ではなく，パートナーの意向も尊重することが重要であると話し，パートナーとのコミュニケーションを促した。その後，Uさんは夫とともに再診し，医師から治療継続のベネフィットについて説明を受け，夫はUさんに対して「いまは自分の体のことを最優先させてほしい。治療が

終わってから試みたほうがお互い安心するのではないか」と話した。Uさんもひとりで悩むのではなく，夫とともに考えていくことができたことで安心し，まずは夫婦の時間を楽しみたいと話し，治療を継続することを選択した。

事例を振り返って

まず，Uさんの妊娠・出産に対するニーズは，サバイバーシップのなかで変化し続けることを理解しなければならない。その時々のかかわりのなかで，対象のニーズの本質を見極めながら援助していくことが求められる。

Uさんのように，パートナーと意向が異なったり，互いの気持ちを共有できなかったりするケースも多い。妊娠・出産はゴールと考えられがちであるが，がんと共生するなかで，親になることを家族でどのように支えられるのかを夫婦でともに考える姿勢をもつことが重要である。

卵子保存などの妊孕性温存のための生殖技術は患者に希望をもたらすが，将来的な生児率についてはエビデンスが不十分で，がん治療後に子どもを産み育てる希望を叶えられないサバイバーも多いのが現実である。また，がんが進行している場合など，倫理的課題に向き合わなければならない場合もある。

がんとの共生に新たな価値を構築できるようサポートし，個々のサバイバーシップを承認することが大切である。

（渡邊知映）

文献

1) Loren AW, et al：American Society of Clinical Oncology. Fertility preservation for patients with cancer：American Society of Clinical Oncology clinical practice guideline update. J Clin Oncol, 31（19）：2500-2510, 2013.
2) 日本癌治療学会編：小児，思春期・若年がん患者の妊孕性温存に関する診療ガイドライン 2017年版．金原出版，2017.
3) 日本がん・生殖医療研究会編：乳がん患者の妊娠出産と生殖医療に関する診療の手引き 2017年版．金原出版，2017.
4) Cobo A, et al：Oocyte vitrification as an efficient option for elective fertility preservation. Fertil Steril, 105（3）：755-764. e8, 2016.
5) 大須賀穣，鈴木 直：がん・生殖医療ハンドブック．メディカ出版，2017.
6) Green D, et al：The psycho-social impact of infertility on young male cancer survivors：a qualitative investigation. Psychooncology, 12：141-152, 2003.
7) Thewes B, et al：The fertility- and menopause-related information needs of younger women with a diagnosis of breast cancer：a qualitative study. Psychooncology, 12（5）：500-511, 2003.
8) Schover LR, et al：Randomized trial of peer counseling on reproductive health in African American breast cancer survivors. J Clin Oncol, 24（10）：1620-1626, 2006.
9) Ruddy KJ, et al：Prospective study of fertility concerns and preservation strategies in young women with breast cancer. J Clin Oncol, 32（11）：1151-1156, 2014.
10) Wettergren L, et al：AYA HOPE Study Collaborative Group：Cancer negatively impacts on sexual function in adolescents and young adults：The AYA HOPE study. Psychooncology, 26（10）：1632-1639, 2017.

7 遺伝学的検査を検討する人への支援

2013年に米国の女優が遺伝的背景からがんを発症していない両側乳房を予防的に切除したことが話題になり，これを機に遺伝性乳がん卵巣がん症候群（hereditary breast and ovarian cancer；HBOC）への関心が大きく高まった。家系内にがんが多発することを「がん家系」と表現する患者は以前から存在したが，さまざまな報道を通して「がんは遺伝するのか？」「遺伝子検査を受けたほうがいいのだろうか？」と，医療者に具体的に問いかける患者や家族も増えているのではないだろうか。

遺伝性腫瘍（hereditary cancer）は，がんの発症のおもな要因が遺伝的な要因であり，がん全体の5〜10％程度を占める[1]。遺伝性腫瘍の特徴として，若年発症，血縁者のなかで特定のがんが集積していること，一個人にがんが多発すること（同時性・異時性の重複がんや両側発症）などがいわれている。遺伝性腫瘍の例は❶のとおりである。

遺伝性腫瘍のなかには，家族性大腸ポリポーシスのように臨床的に診断されるものもあるが，多くは診断のために「遺伝学的検査」という選択肢が生じる。

遺伝学的検査に関する基礎知識

遺伝学的検査と遺伝子検査

一般的に用いられる遺伝子検査という用語のなかには，生殖細胞系列変異を対象としたものもあれば，体細胞変異を対象としたものもある。前者は個体を形成するすべての細胞に共通して存在し，遺伝情報として次世代に伝えたり，血縁者と共有していたりする可能性のある変異である。後者は受精後もしくは出生後に体細胞において後天的に獲得される遺伝子変異であり，原則として次世代に受け継がれることはない[2]。前者の生殖細胞系列の遺伝情報が関係している検査は「遺伝学的検査」と分類され，日本医学会の「医療における遺伝学的検査・診断に関す

❶ 遺伝性腫瘍の例

症候群名	おもな腫瘍
網膜芽細胞腫	網膜芽細胞腫，骨肉腫
神経線維腫症1型（NF1）	神経線維腫，繊維肉腫，白血病
神経線維腫症2型（NF2）	聴神経鞘腫，髄膜腫
Von Hippel-Lindau病	網膜小脳血管腫，腎細胞がん
遺伝性黒色腫	黒色腫，膵がん
遺伝性皮膚基底細胞がん	皮膚基底細胞がん
遺伝性乳がん卵巣がん症候群	乳がん，卵巣がん，膵がん
Li Fraumeni症候群	骨肉腫・乳がん・脳腫瘍・副腎皮質がん
Lynch症候群	大腸がん，子宮体がん，胃がん，卵巣がん

❷ 遺伝情報の特性

- 生涯変化しないこと
- 血縁者間で一部共有されていること
- 血縁関係にある親族の遺伝型や表現型が比較的正確な確率で予測できること
- 非発症保因者（将来的に発症する可能性はほとんどないが，遺伝子変異を有しており，その変異を次世代に伝える可能性のある者）の診断ができる場合があること
- 発症する前に将来の発症をほぼ確実に予測することができる場合があること
- 出生前診断に利用できる場合があること

（日本医学会：医療における遺伝学的検査・診断に関するガイドライン．http://jams.med.or.jp/guideline/genetics-diagnosis.pdf（2017/9/1閲覧））

❸ 遺伝学的検査実施時に考慮される説明事項の例

1) 疾患名：遺伝学的検査の目的となる疾患名・病態名
2) 疫学的事項：有病率，罹患率，性比，人種差など
3) 病態生理：既知もしくは推測される分子遺伝学的発症機序，不明であればその旨の説明
4) 疾患説明：症状，発症年齢，合併症，生命予後などの正確な自然歴
5) 治療法：治療法・予防法・早期診断治療法（サーベイランス法）の有無，効果，限界，副作用など
6) 遺伝学的事項：
   - 遺伝形式：確定もしくは推定される遺伝形式
   - 浸透率，新規突然変異率，性腺モザイクなどにより生じる確率
   - 再発（確）率：同胞ならびに子の再発（確）率（理論的確率と経験的確率）
   - 遺伝学的影響：血縁者が罹患する可能性，もしくは非発症保因者である可能性の有無
7) 遺伝学的検査：
   - 遺伝学的検査の目的（発症者における遺伝学検査の意義），検査の対象となる遺伝子の名称や性質など
   - 遺伝学的検査の方法：検体の採取法，遺伝子解析技術など
   - 遺伝学的検査により診断が確定する確率：検査精度や検査法による検出率の差など
   - 遺伝学的検査によりさらに詳しくわかること：遺伝型と表現型の関係
   - 遺伝学的検査結果の開示法：結果開示の方法やその対象者
   - 発症者の遺伝学検査の情報に基づいた，血縁者の非発症保因者診断，発症前診断，出生前診断の可能性，その概要と意義
8) 社会資源に関する情報：医療費補助制度，社会福祉制度，患者支援団体情報など
9) 遺伝カウンセリングの提供について
10) 遺伝情報の特性：
    - 遺伝学的情報が血縁者間で一部共有されていること．
    - 発症者の確定診断の目的で行われる遺伝学的検査においても，得られた個人の遺伝学的情報が血縁者のために有用である可能性があるときは，積極的に血縁者への開示を考慮すべきであること
11) 被検者の権利：
    - 検査を受けること，受けないこと，あるいは検査の中断を申し出ることについては自由であり，結果の開示を拒否することも可能であること
    - 検査拒否，中断の申し出，結果の開示拒否を行っても，以後の医療に不利益を受けないこと
    - 検査前後に被検者が取りうる選択肢が提示され，選択肢ごとのメリット・デメリットが平易に説明されること

注：ここに掲げた事項は，これらすべてを遺伝学的検査実施前に説明しなければならないということではなく，被検者の理解や疾患の特性に応じた説明を行う際の参考として例示したものである。
(日本医学会：医療における遺伝学的検査・診断に関するガイドライン. http://jams.med.or.jp/guideline/genetics-diagnosis.pdf （2017/9/1閲覧））

るガイドライン」を参照して実施することが求められている。遺伝性腫瘍も❷のような遺伝情報の特性を有することから，遺伝学的検査に分類される。

遺伝カウンセリング

遺伝学的検査は「事前に適切な遺伝カウンセリングを行った後に実施すること」が求められている[2]。

遺伝カウンセリングは，疾患の遺伝学的関与について，その医学的影響，心理学的影響および家族への影響を人びとが理解し，それに適応していくことを助けるプロセスである[2]。このプロセスには，①疾患の発生および再発の可能性を評価するための家族歴および病歴の解釈，②遺伝現象，検査，マネージメント，予防，資源および研究についての教育，③インフォームド・チョイス（十分な情報を得たうえでの自律的選択），およびリスクや状況への適応を促進するためのカウンセリングなどが含まれる。

遺伝性腫瘍に関する遺伝カウンセリングは，家族歴や遺伝的リスクを含めた医学的状況を確認し，遺伝子変異を有する場合の身体への影響や遺伝学的検査の選択肢や結果がもたらす意味，今後の健康管理や血縁者への影響などの遺伝医学的な情報の提供（❸）に加えて，クライアント（遺伝カウンセリングを受けに来た人）や家族の心理社会的状況をアセスメントし，個々の健康管理やライフプランに遺伝学的状況や遺伝学的検査の選択肢を統合して考えた

場合に，何を，いつ，どのように考えなければいけないのかを整理して意思決定を支援する場となる。患者本人や血縁者の既往歴・現病歴・家族歴から医療者に遺伝カウンセリングを紹介されることもあれば，自発的な関心から遺伝カウンセリングにつながることもある。

　現在，日本には遺伝カウンセリング担当者を養成するものとして，医師を対象とした「臨床遺伝専門医」と，非医師を対象とした「認定遺伝カウンセラー制度」がある。また，遺伝医療に関連する制度として，日本看護協会によって認定されている「遺伝看護専門看護師」などがあり，これらの資格を有している者と協働して遺伝カウンセリングを実施している医療機関もあれば，乳腺外科や婦人科など遺伝性腫瘍に関連する各診療科の外来の医師や看護職が協働して遺伝カウンセリングを実施している医療機関もある。さらに遺伝性腫瘍においては「がんの臨床に関する専門的知識」と「遺伝医療に関する専門的知識」が重要となるため，遺伝カウンセリングや遺伝的リスクに応じたフォローにあたっては多診療科・多職種がチームとなって対応する必要がある。

遺伝学的検査結果への医学的な対応

　遺伝学的検査結果に対する医学的な対応は，遺伝性腫瘍によって異なる。がんのハイリスク臓器に対して有効な検査（サーベイランス）計画を具体的に提示できることもあれば，定期的な検査によっても早期発見や予後の改善にはつながらないこともある。遺伝学的検査結果と患者本人の治療計画や今後の健康管理との関連性や有効性は，遺伝学的検査を受けるか否かを検討するうえでの大きな要因のひとつであるといえる。また，遺伝学的検査を求める人は，がんの診断を受けている人に限らない。がんを発症していない段階（がん未発症者）でも，血縁者ががんと診断されたこと，もしくは血縁者が遺伝性腫瘍の遺伝子変異を有していることをきっかけに遺伝学的検査を検討する人びとも存在する。がん未発症者に病的変異が判明した場合は，がんのハイリスク臓器に対する定期的なサーベイランスなどを実施することとなる。「発症するかどうかわからないがん」とともに生きる人びとを継続的に支援する体制が必要となる。

血縁者への影響

　遺伝学的検査の検討にあたって，がんの診断を受けた場合，未発症の場合の両者に共通して考慮されることとして，結果がもたらす血縁者への影響があげられる。遺伝学的検査で明らかになった結果は，血縁者が一定の確率で同じ結果であることを意味する。遺伝性腫瘍の多くの遺伝形式は，常染色体優性遺伝である。常染色体優性遺伝では，病的変異を有する人の子どもが同じ病的変異を受け継ぐ確率は1/2（50％）であり，性による影響は受けない。病的変異を有した場合に，発症するかどうかは浸透率に依存する。病的変異を受け継ぐと必ず発症する場合は完全浸透といい，病的変異を受け継いでも発症しない場合は不完全浸透という。たとえば，家族性大腸腺腫症（familial adenomatous polyposis；FAP）の場合，大腸がんの発生は40歳代でほぼ50％，放置すれば60歳頃にほぼ100％に達する[3]。

　血縁者との情報共有は，血縁者の健康管理に有効に活用されることもあれば，結果的に心理的負担感のみが増大し，血縁者にとって不利益のほうが大きくなることもある。

　本項では，遺伝性腫瘍に関する血縁者との情報共有に関する文献を概観し，遺伝学的検査を求める人への支援について述べる。

遺伝性腫瘍に関する血縁者との情報共有に関する文献レビュー

　がんの発症の要因のひとつに「遺伝」が関係することは広く認識されている。たとえばフランスでは，がんと診断されたことのない人びとの57.4％が，がんは"多くの場合"遺伝が原因で罹患すると認識しており，血縁者ががんに罹患したことがある人ほど，そのように回答する割合が増える[4]。Redekerらがイギリスで実施した調査でも，がん発症の原因とし

て喫煙，日焼けに次いで家族歴が認識されていた[5]。がんに罹患した血縁者がいる人といない人を比較すると，前者のほうががん検診を受診する割合が高まるとの報告もあり[6]，がんと遺伝が関係するという認識は，受診行動にも影響する可能性がある。とくに乳がんや大腸がんと診断された人は，他のがんの場合と比較して血縁者ががんに罹患する可能性が高まると認識しており，血縁者に検診を促す傾向があることが明らかになっている[7]。実際，乳がんや大腸がんはさまざまなガイドラインにおいて，遺伝性腫瘍について記載されている。遺伝性腫瘍であることが確定診断された場合や，その可能性が高い場合には，サーベイランス計画が具体的に提示されている臓器もある。

「がんは遺伝する」という漠然とした認識は，遺伝学的検査の結果により，家系内の遺伝的リスクとして具体的になることがある。そのような場合に受検者が血縁者に対してどのような行動を起こすのか，さまざまな報告がある。HBOCや遺伝性大腸がんに焦点を当てて文献検討した結果，以下のことが明らかになった[8]。

血縁者との情報共有

血縁者自身の今後の治療計画や健康管理に役立つという認識や遺伝に対する肯定的な価値観（親子の結びつき），"伝えなければいけない"という義務感を背景に，遺伝学的検査結果が血縁者と共有されていた[9~12]。

血縁者と共有した内容は，遺伝子変異を有する可能性やがんのハイリスク臓器に対するサーベイランス計画といった具体的な情報から，遺伝学的検査実施の提案，さらに，遺伝情報によって差別される可能性についても言及することがあった[10,13,14]。

血縁関係が近いほど，受検者と同じ遺伝情報を共有している可能性が高くなる。HBOCの原因遺伝子である*BRCA1/2*の遺伝子変異を有する者を対象とした研究[12]では，遺伝学的検査結果を他の血縁者よりも受検者と1/2の遺伝情報を共有する第一度近親者（両親・子ども・同胞）と共有する者が多かった。

血縁者との情報共有を躊躇させる要因

血縁者と情報を共有することを躊躇させる要因として，がん発症への不確実性[9,14~16]や，結果に対する対応策の不足[16]，遺伝学的検査実施への経済的負担[16]，遺伝情報の社会的な取扱いへの不安[10,16,17]，家族に対する罪責感[12,14,18,19]の他，受検者自身の遺伝学的検査結果の受け止め困難[16]，血縁者との関係性の希薄さ[10,12,17,20]などが報告されている。

遺伝子変異を有することが明らかになった場合でも，がんを発症するかどうかは浸透率に依存する。たとえばHBOCの場合，遺伝子変異を受け継いでも発症しないことがあり（不完全浸透），乳がんを発症する生涯リスクは41～90%[21]，卵巣がんは対象集団によって異なるものの8～62%[21]と，いずれも一般集団よりは高いが，必ずがんを発症するわけではない。不確実な状況で血縁者と情報を共有することで，血縁者の不安感のみが増大することが懸念されていた[15]。また，臓器によっては早期発見・早期治療につながる有用な検診がないこともある（例：卵巣がん）。遺伝性腫瘍については臓器によってはリスク低減手術が選択肢として提示されることもあるが，がん発症を100%予防するわけではない。確実な対応策がないという受検者自身の認識が，血縁者との情報の共有を躊躇させることになる[16]。また，遺伝子変異を有していることにより保険加入や雇用などにおいて不利益を被る可能性への懸念が，血縁者との情報共有を逡巡させることもあった[10,16,17]。

罪責感については，遺伝子変異を有することへの血縁者の罪責感だけでなく，"家族のなかで自分だけ遺伝していない"と遺伝子変異を有さないことへの罪責感も報告されている[12,14,18,19]。

同様の報告は国内にも存在する。村上[22]は，リンチ症候群の遺伝学的検査受検者および遺伝子変異を有していることが疑われる者を対象とした研究の結果，「子どもに遺伝性腫瘍を受け継がせてしまう

ことに関する罪責感」と「遺伝性腫瘍の家系内で自分だけ助かってしまったという survivor guilt」が存在することを明らかにした。

遺伝学的検査を検討する人への支援

遺伝学的検査の検討には，遺伝学的検査を受けるか否か，いつ受けるのか，受けた後にどのような行動をするのか（検診・血縁者との情報共有など）など，さまざまな意思決定が伴う。

次に，遺伝学的検査を検討する人への支援を，すでにがんの診断をされた人，血縁者，がん未発症の人，それぞれの観点から考察する。

がんの診断をされた人

すでに診断されたがんと関連して遺伝学的検査を検討する場合には，その検討するタイミングによって支援のあり方は異なる。たとえばHBOCの場合には，乳がんの手術前であれば遺伝学的検査の結果が術式の決定に影響を及ぼすこともある。手術後であれば，乳房や卵管卵巣のリスク低減手術やサーベイランス，残存乳房の医学的管理に影響する。乳房についてはMRIを含んだ検診が勧奨されており，リスク低減乳房切除術については，予防の程度や乳房再建の選択肢やリスクについて話し合ったうえで，手術を希望する女性に対して，その意思を尊重した対応が求められている[21]。リスク低減乳房切除術は選択肢のひとつである。一方で卵巣がんに対しては，経腟超音波検査やCA125の測定は考慮されるが，推奨されるだけの十分な感度や特異度はなく，検診の有用性は証明されていない。そのため，医学的な観点からリスク低減卵管卵巣摘出術は推奨されている[20]。日本乳癌学会による「乳癌診療ガイドライン」[23]や日本婦人科腫瘍学会による「卵巣がん治療ガイドライン」[24]においても，*BRCA1* あるいは *BRCA2* 遺伝子変異をもつ女性に対するリスク低減卵管卵巣摘出術の実施を推奨している。挙児希望やがんのリスク，乳がんと卵巣がんの予防の程度（HBOCは不完全浸透であり，*BRCA1*/

❹ Li Fraumeni 症候群のサーベイランス

1. 小児および成人に対して，年1回の全身の身体検査
2. 小児，成人ともに，長引く症状や病気があればただちに医師の診察を受ける。
3. 女性には乳がん検診。20〜25歳から年1回の乳房MRI検査，年2回の乳房の触診を含む。マンモグラムの使用は放射線被曝および感度の限界から意見が分かれている。実施する場合は，年1回のマンモグラムと乳房MRIを，6カ月間隔で交互に行うとよい。
4. 成人は大腸内視鏡を用いた2〜3年ごとの大腸がんの定期検診を25歳までに開始
5. 家族歴にもとづく特定臓器のサーベイランスを検討

注：生殖細胞系列に *TP53* 変異がある成人と小児に対する全身MRI検査を用いた強化サーベイランスのプロトコルは，臨床試験で評価中である。
（GeneReviews：Li-Fraumeni Syndrome. https://www.ncbi.nlm.nih.gov/books/NBK1311（2017/9/1 閲覧）
GeneReviewsJapan：リ・フラウメニ症候群. http://grj.umin.jp/grj/li-fraumeni.htm（2017/9/1 閲覧））

BRCA2 遺伝子変異を有していても乳がんや卵巣がんを発症しないことがある），卵巣摘出後の更年期症状の管理，ホルモン補充療法の管理や医学的問題など，個々の状況に応じて検討する必要がある。

遺伝学的検査結果が，現在発症しているがんの治療計画にどの程度関係するのかという視点も重要である。前述したHBOCの乳房や卵管卵巣のリスク低減手術は，発症しているがんに対する治療ではなく，これから発症する可能性がある（発症しないかもしれない）がんに対する準備である。一方で，遺伝学的検査によっては現在のがんの治療計画に関係する結果をもたらすことがある。たとえば，Li Fraumeni 症候群の原因遺伝子である *TP53* の病的変異が認められた場合には，放射線感受性が高いため検査や治療目的の放射線被曝は可能なかぎり回避することが求められる。検査目的での放射線被曝もなるべく少なくすることが望ましいとされている[25]。Li Fraumeni 症候群は，関連腫瘍として軟部肉腫・骨肉腫，閉経前乳がん，副腎皮質がん，脳腫瘍，白血病などがあげられる。若年で乳がんを発症したものの *BRCA1*/*BRCA2* の病的変異が同定できない場合に *TP53* の病的変異を有する場合もあ

る[26,27)]ため，放射線治療の検討にあたりTP53病的変異の有無の確認を念頭に遺伝学的検査の実施検討を提案されることもある。なお，Li Fraumeni症候群のサーベイランスは現時点では❹が推奨されているが，同症候群の関連腫瘍には検診の有用性が確立していないものも含まれている。

　コンパニオン診断として遺伝学的検査が実施される可能性も考慮する必要がある。コンパニオン診断とは，使用する治療薬に最も奏功すると予想される患者を選択し，最適な投与量で治療するための検査[28)]である。米国食品医薬品局（FDA）は2014年12月に，3回以上の化学療法による治療歴のあるBRCA遺伝子変異をもつ進行卵巣がんの患者を適応とする分子標的薬オラパリブ（Olaparib）を承認した[29)]。日本では，オラパリブはまずBRCA遺伝子変異の有無を問わずプラチナ製剤感受性再発卵巣がんの維持療法として承認され，2018年7月に，がん化学療法歴のあるBRCA遺伝子変異陽性かつHER2陰性の手術不能または再発乳がんに対して適応が拡大された[30)]。つまり，患者本人にとって必要な治療を受けられるかどうかを判定するために，コンパニオン診断としてBRCA遺伝学的検査の実施を検討する必要が生じている。コンパニオン診断としてのBRCA遺伝学的検査は，患者本人の治療のために適切な時期に迅速に行うことが優先される。ただし，遺伝学的検査の結果によっては，患者本人の治療だけでなく，血縁者の健康管理にも影響することを患者が認識する必要はある。優先して考えるべきこと，後に考える必要が生じることに関する整理や意思決定支援が必要である。

　また最近では，がん治療の選択肢として「がん遺伝子パネル検査」が検討されることがある。がん遺伝子パネル検査とは，がんの治療，予後予測などのために，がん細胞の体細胞変異を検出する目的で実施する検査である。しかし，本来の検査目的ではないものの，解析結果から生殖細胞系列に病的と確定できる遺伝子変異がみつかることがある（二次的所見）。患者のがん治療の選択肢を検討するために実施したはずの検査が，患者・家族にとっての本来の目的とは異なる「家系内の遺伝」という新たな課題を導くことになる。

　以上のように，がんの診断をされた人にとっての遺伝学的検査は，近年，より複雑な様相を呈している。患者のなかには，「遺伝」についてももともと関心を抱いていた人もいれば，考えたくないと思っていた人，考えることを躊躇していた人，まったく考えたこともないのに「遺伝」に向き合わざるをえなくなった人など，「遺伝」についてさまざまな思いを抱く人がいることが予想される。しかし，いずれの場合であっても，「患者にとって遺伝学的検査はどんな意味があるのか」「患者のがん治療に遺伝学的検査の結果はどんな意味があるのか」「遺伝学的検査を受けた後はどんな状況が予想されるのか」などについてまず看護職自身が理解し，そのうえで患者の認識や希望を確認しながら意思決定支援を行うことが重要である。

血縁者

　家系内の血縁者ががんに罹患しているという情報は，他の血縁者にとってはそれだけで重要ながん罹患リスク情報であり，遺伝情報である[31)]。遺伝学的検査結果が血縁者と共有されることで健康管理に活用できる情報ともなりうる。一方で，誤解されたり不正確に伝わったりすることで，結果的に血縁者やクライアントに不利益をもたらしたり精神的負担のみが増大したりする可能性もある。

　遺伝学的検査の結果や遺伝情報の家族への開示に関しては，ガイドラインでは❺のように記載されている。

　遺伝カウンセリングは，血縁者にも関係する情報をどのように扱うのかをクライアントに伝え，整理する場でもある。情報を共有する相手（父方か，母方か，もしくは両方か），共有したほうがよい内容，共有方法，共有する時期などについて，遺伝学的検査を受ける前にクライアントと話し合うことでクライアントの家族関係や家族に対する思いも知ることができる。クライアントのなかには，「遺伝学的検査結果を言いたくない」「遺伝学的検査結果を受けたことを言いたくない」「がんになったことを言いたくない」など，さまざまな思いを抱いている人も

❺ 家族への開示に関するガイドライン

日本家族性腫瘍学会
「家族性腫瘍における遺伝子診断の研究とこれを応用した診療に関するガイドライン（2000年版）」

11．遺伝子検査，診断結果が家系全体に影響を及ぼすことの明示：
　遺伝子検査の説明を行なう際には，遺伝子は親から子へ受け継がれていくため遺伝子変異の存在が血縁者全体に関係することを，被検者に対し十分に説明しなければならない．さらに，検査，診断の結果，将来の疾患の発症につながる可能性のある遺伝子変異があると被検者が知った場合，被検者は，他の血縁者が一定の確率でその遺伝子変異をもっていることをそれらの人々が拒否しない限りわけへだてなく知らせる手段を講じるべきであることを，検査前の説明として明示しなければならない．

（日本家族性腫瘍学会：家族性腫瘍における遺伝子診断の研究とこれを応用した診療に関するガイドライン　2000年版．http://jsft.umin.jp/project/guideline/index.html（2017/9/1 閲覧））

日本医学会
「遺伝学的検査・診断に関するガイドライン」

　被検者の診断結果が血縁者の健康管理に役立ち，その情報なしには有効な予防や治療に結びつけることができないと考えられる場合には，血縁者等に開示することも考慮される．その際，被検者本人の同意を得たのちに血縁者等に開示することが原則である．例外的に，被検者の同意が得られない状況下であっても血縁者の不利益を防止する観点から血縁者等への結果開示を考慮する場合がありうる．この場合の血縁者等への開示については，担当する医師の単独の判断ではなく，当該医療機関の倫理委員会に諮るなどの対応が必要である．

（日本医学会：医療における遺伝学的検査・診断に関するガイドライン．http://jams.med.or.jp/guideline/genetics-diagnosis.pdf（2017/9/1 閲覧））

いる．クライアントと血縁者の関係は多様であり，遺伝に関することを「話したい」「話したくない」「話せない」ときもあれば，関係性が変化することも予想される．個々の家族関係の特性を考慮した対応も必要となる．血縁者との情報共有や血縁者のフォローは，クライアントの健康管理と同様に長期的な対応が求められる．

　遺伝性腫瘍の遺伝カウンセリングでは，遺伝学的検査結果を次世代に活用することを希望して「子どものために遺伝子検査を受ける」と述べる人もいる．また，自分に遺伝子変異が見つかったときは，子どもが未成年であってもすぐに遺伝学的検査を受検したほうがいいのではないかと考える人もいる．未成年者の遺伝学的検査は，医学的には遅くなりすぎてもいけないが，必要以上に早く実施する必要もない．未成年期に発症する疾患であり，遺伝学的検査を実施することで健康管理上に有用性がある場合には検査実施が考慮される．一方，成年期以降に発症する疾患の場合には，原則として本人が成人し自律的に判断できるまで実施を延期すべきで，両親などの代諾で検査を実施すべきではないと考えられている[2]．医学的には，ハイリスク臓器のがんの発症年齢や検診年齢が遺伝学的検査実施の判断の目安になる．ただし，なかにはがんとともに生きる親や家族の姿を見て，さまざまなことを考えている子どももいる．悲嘆や誤解，不安などに苛まれる子どもに対し，「がん」と「遺伝」について子どもにわかるように話すことは個々の状況に応じて行われるべきである．その結果，子どもにとって遺伝学的検査を実施することに利点があると考えられた場合には検査実施も選択肢となる可能性もある．米国小児科学会および臨床遺伝専門医会は，未成年の子どもであっても遺伝学的検査を実施することで医学的・心理社会的利点が大きい場合は検査実施を慎重に考慮することを明示[32]しており，医学的有用性のみの視点から変化しつつある．

がん未発症者の人

　がんを発症していない段階であっても，家族歴や遺伝学的検査結果から特定のがんになる可能性がある人のことを"previvor（プレバイバー）"と表現する．この用語は2007年に米国でbuzzword（流行語，業界用語）のTop10に選ばれた[33]．まず医療者は，がんを発症していない人のなかには，遺伝学

的背景を根拠に特定のがん発症可能性を考慮した検診を必要とする人が存在することを認識しなければいけない。

プレバイバーの人びとに対しては，がんをすでに発症している人と同様に長期にわたる医療者による支援が必要となる。発症可能性（遺伝性腫瘍によって浸透率は異なる）や発症時期がわからないがんに対し，早期発見のための検診を継続することになる。さらに，発症リスク低減を目指して，臓器によっては予防的な手術が選択肢に入ることもある。検診を継続できる体制だけでなく，予防的な手術をするか否か，いつ実施するのかなどの意思決定の支援も必要となる。*BRCA* の病的変異を有するプレバイバー女性へのインタビューの結果では，医療者を情報源・意思決定のパートナー・共感・ソーシャルサポートネットワークにつなげる存在とみなしていると報告[34]されている。プレバイバーの人びとを医学的心理的社会的に支援できる体制の構築が重要である。

▽

がんの遺伝カウンセリングに関して，患者や家族が不安を感じる場面は多岐にわたる（❻）。「遺伝カウンセリング」という聞き慣れない言葉への不安，「なぜ遺伝なのか？」という戸惑い，家族の喪失体験を思い出すことへのつらさ，自身のがんが子どもに遺伝するかもしれない，または遺伝しているという自責の念など，さまざまな思いのなかで「遺伝カウンセリングを受ける」ことを提案されても気が進まない人もいる。

「遺伝カウンセリング」という選択肢を提示する時に「遺伝性腫瘍の可能性がある」ことだけを伝えるのではなく，「遺伝について知ることが本人や家族にとってどんな意味があるのか」「遺伝カウンセリングはどんなことをするのか」という点も伝えることで漠然とした不安が軽減することもある。さらに，遺伝学的検査をいまは受けないという選択，受けるかどうかをいまは決めないという選択をした人に対しても，既往歴や家族歴に応じた健康管理や気持ち，状況の変化に応じて相談できる体制を整える必要もある。

遺伝学的検査を検討することがその人にとってどんな意味をもたらすのか，その意味を考える支援は，遺伝カウンセリングの場だけでなく，さまざまな場の医療者とのかかわりが重要である。

❻ がんの遺伝カウンセリングにおいてクライアントが不安を感じる場面

- 遺伝カウンセラーを紹介されたとき
- 遺伝カウンセリングの予約を入れているとき
- 家族のがんの病歴を思い返しているとき
- がんになるリスクが増加することを聞いているとき
- 遺伝学的検査について意思決定しているとき
- 遺伝学的検査の結果を待っているとき
- 遺伝学的検査の結果を聞いているとき
- 遺伝学的検査の結果を血縁者にどのように伝えるかを考えているとき
- がんのスクリーニング検査を受け，その結果を待っているとき

（Schneider KA：Counseling about Cancer：Strategies for Genetic Counseling. 3rd ed. p372, Wiley-Blackwell, 2011. より筆者訳）

（青木美紀子）

文献

1) American Cancer Society：Family Cancer Syndromes. http://www.cancer.org/cancer/cancer-causes/genetics/family-cancer-syndromes.html（2018/12/20 閲覧）
2) 日本医学会：医療における遺伝学的検査・診断に関するガイドライン．http://jams.med.or.jp/guideline/genetics-diagnosis.pdf（2017/9/1 閲覧）
3) 大腸癌研究会編：遺伝性大腸癌診療ガイドライン 2016 年版．金原出版，2016．
4) Guilbert P, et al：Ce que la population pense du cancer. Baromètre cancer eds. pp31-52, INPES, 2005.
5) Redeker C, et al：The launch of Cancer Research UK7's 'Reduce the Risk' campaign：baseline measurements of public awareness of cancer risk factors in 2004. Eur J Cancer, 45（5）：827-36, 2009.
6) Eisinger F, et al：Behavioral and economic impact of a familial history of cancers. Fam Cancer, 4（4）：307-11, 2005.

7) Eisinger F, et al：Cancer survivors: familial risk perception and management advice given to their relatives. Fam Cancer, 10（1）：147-155, 2011.
8) 高田絵梨, 青木美紀子：家系内での遺伝性腫瘍の遺伝情報共有に関する文献レビュー. 日本遺伝看護学会誌, 15（1）：52, 2016.
9) Sharff ME, et al：Parenting through genetic uncertainty: themes in the disclosure of breast cancer risk information to children. Genet Test Mol Biomarkers, 16（5）：376-382, 2012.
10) Lafrenière D, et al：Family communication following BRCA1/2 genetic testing: a close look at the process. J Genet Couns, 22（3）：323-335, 2013.
11) Farkas PA, et al：Talking to children about maternal BRCA1/2 genetic test results: a qualitative study of parental perceptions and advice. J Genet Couns, 22（3）：303-314, 2013.
12) McGivern B, et al：Family communication about positive BRCA1 and BRCA2 genetic test results. Genet Med, 6（6）：503-509, 2004.
13) Bradbury AR, et al：How often do BRCA mutation carriers tell their young children of the family's risk for cancer? A study of parental disclosure of BRCA mutations to minors and young adults. J Clin Oncol, 25（24）：3705-3711, 2007.
14) Finlay E, et al：Factors determining dissemination of results and uptake of genetic testing in families with known BRCA1/2 mutations. Genet Test, 12（1）：81-91, 2008.
15) Tercyak KP, et al：Parent-child factors and their effect on communicating BRCA1/2 test results to children. Patient Educ Couns, 47（2）：145-53, 2002.
16) Mellon S, et al：Communication and decision-making about seeking inherited cancer risk information: findings from female survivor-relative focus groups. Psychooncology, 15（3）：193-208, 2006.
17) Stoffel EM, et al：Sharing genetic test results in Lynch syndrome: communication with close and distant relatives. Clin Gastroenterol Hepatol, 6（3）：333-338, 2008.
18) Dancyger C, et al：Communicating BRCA1/2 genetic test results within the family: a qualitative analysis. Psychol Health, 26（8）：1018-1035, 2011.
19) McClellan KA, et al：Exploring resources for intrafamilial communication of cancer genetic risk: we still need to talk. Eur J Hum Genet, 21（9）：903-10, 2013.
20) Aktan-Collan KI, et al：Sharing genetic risk with next generation: mutation-positive parents' communication with their offspring in Lynch Syndrome. Fam Cancer, 10（1）：43-50, 2011.
21) NCCN Guidelines Version 2.2019：Genetic/Familial High-Risk Assessment：Breast and Ovarian. https://www.nccn.org（2018/11/20閲覧）
22) 村上好恵：遺伝性非ポリポーシス大腸がんに関連する遺伝子検査の結果開示後の精神的苦痛と罪責感. 日本看護科学学会誌, 30（3）：23-31, 2010.
23) 日本乳癌学会：乳癌診療ガイドライン　BRCA1あるいはBRCA2遺伝子変異をもつ女性にリスク低減卵巣卵管切除術は勧められるか（疫学. 予防・癌遺伝子診断と予防・ID41470）.
http://jbcs.gr.jp/guidline/guideline/g4/g41470/（2017/9/1閲覧）
24) 日本婦人科腫瘍学会：卵巣がん治療ガイドライン2015年版. 金原出版, 2015.
25) 福嶋義光監修：遺伝カウンセリングマニュアル. 改訂第3版, 南江堂, 2016.
26) GeneReviews：Li-Fraumeni Syndrome.
https://www.ncbi.nlm.nih.gov/books/NBK1311（2017/9/1閲覧）
27) GeneReviewsJapan：リ・フラウメニ症候群.
http://grj.umin.jp/grj/li-fraumeni.htm（2017/9/1閲覧）
28) 登　勉：コンパニオン診断：個別化医療における意義と将来展望. Gout and Nucleic Acid Metabolism, 36（2）：79-85, 2012.
29) Kim G, et al：FDA Approval Summary：Olaparib Monotherapy in Patients with Deleterious Germline BRCA-Mutated Advanced Ovarian Cancer Treated with Three or More Lines of Chemotherapy. Clin Cancer Res, 12（19）：4257-4261, 2015.
30) アストラゼネカ株式会社ウェブサイト.
https://www.astrazeneca.co.jp/content/az-jp/media/press-releases1/2018/2018070204.html（2018/7/26閲覧）
31) 権藤延久：遺伝性腫瘍におけるELSIについて. 産科と婦人科, 9（81）：1109-1116, 2011.
32) Ross LF, et al：Technical report：Ethical and policy issues in genetic testing and screening of children. Genet Med, 15（3）：234-45, 2013.
33) Cruz G：The ten buzzwords. Time, 179（26）：70, 2007.
34) Dean M, et al：Previvors' Uncertainty Management Strategies for Hereditary Breast and Ovarian Cancer. Health Commun, 15：1-9, 2016.

8 がんリハビリテーションを求める人への支援

今日，がんの診断・治療技術の飛躍的な進歩に伴い，がんは慢性疾患と考えられるようになった。がんと診断されてから長い期間をがんとともに生きる人びとが増加している。治療方法の多様化とともに，急性期の治療を乗り越えたがん体験者を取り巻く医療環境や社会情勢が複雑化するなかで，がん体験者はがんそのものを治療するだけでは解決できない個別的で複雑な問題や矛盾をかかえるようになっている。

このような状況のもと，がん対策においても変化がみられるようになった。2010年度の診療報酬改定では，「がん患者リハビリテーション料」が算定可能となり，厚生労働省委託事業をはじめとするがんリハビリテーション研修も企画運営されるようになった。この10年，がん医療においては，リハビリテーションに関する大きな動きがみられる。2012年度から開始された第2期がん対策推進基本計画の骨子[1]では，がんリハビリテーションが個別目標としてあげられており，「がん患者の療養生活の質の維持向上を目的として，運動機能の改善や生活機能の低下予防に資するよう，がん患者に対するリハビリ等に積極的に取り組んでいく」と目指すべき方向が明示されている。がん体験者と家族にとって今後ますます大きな課題となることは，いかにして自分らしさを立て直し，がんと付き合いながら自分らしく生きていくかということである[2]。

リハビリテーション（rehabilitation）という言葉には，re（再び），habilis（適した，ふさわしい），ation（～にすること）という意味がある。上田[3]はリハビリテーションを，人間たるにふさわしい権利・資格・尊厳・名誉が何らかの原因によって傷つけられた人に対してそれらを回復すること，すなわち"人間らしく生きる権利の回復（全人間的復権）"であると定義している。これは「がんと診断された時から死の瞬間まで，どのようなことがあっても主体的に，自分らしく生き抜いていく」ことに価値を置いたがんサバイバーシップの概念とも一致する。すなわち，がんリハビリテーションとは，がんによってもたらされた，さまざまな限界のなかからその人らしさを回復していく過程であり，従来から重視されてきた機能的回復を含む。さらに，体験者本人が新しい自分らしさと生き方（a new sense of normal）を獲得すること[4]であり，その過程を支援することが，がんリハビリテーション看護の本質であると考える。

本項では，がんサバイバーシップの観点に立ったがんリハビリテーション看護について考えていきたい。

がんリハビリテーション看護に関する文献レビュー（研究の動向）

2003年に発表された米国がん看護学会の見解表明 "Rehabilitation of People with Cancer"[5] に，「がんリハビリテーションとは，個人が自分の環境内で最大の機能と安寧を達成するために援助を受けるプロセスである」という定義が記述されている[5]。

日本の先行研究においては"がんリハビリテーション"という用語の明確な定義は見当たらず，"乳房切除術後のリハビリテーション"や"ストーマリハビリテーション"などのように特定の治療や疾患とともに断片的に使用されている場合や，"終末期

リハビリテーション"などのように治療や健康の段階を表す言葉として使われている傾向がみられる。さらに，診療報酬改定やがんリハビリテーション研修など，昨今の医療の流れを受け，多職種とのチーム連携に関連した文献[6]が散見されるようになったことが特徴としてあげられる。

医中誌 Web で「がん看護」と「リハビリテーション」のワードを掛け合わせて最近 3 年間の国内文献を検索した結果，375 件が該当し，事例を除く原著論文は 15 件であった。リンパ浮腫に関する研究が 4 件[7〜10]，症状のセルフマネジメントに関する研究が 2 件[11,12]，ストーマに関する研究が 2 件であった。また，同じく医中誌 Web で「がんリハビリテーション」と「看護」のワードを掛け合わせて最近 10 年間の国内文献を検索した結果，27 件が該当した。そのうち，原著論文で表題やキーワードに「がんリハビリテーション」が入った，がんサバイバーシップの概念にもとづいた研究論文は次の 3 件であった。

早川ら[13]は，術後の外来通院中である老年期の頭頸部がん体験者夫妻に，Newman の健康の理論（以下，Newman 理論）のガイドラインに沿った看護介入を実践し，自己洞察から夫婦のパターンを認識し，家族間・他者へのケアリングやがんサバイバーとして生きる今後の道程を語るなど，新たな視点で生きるまでに変容した事例を報告している。

諸田[14]は，乳がん患者が自分らしさを再構築するプロセスの支援として，パートナーシップにもとづいた個別ケアと Newman の対話を組み込んだ「乳がんリハビリテーションケアプログラム」を開発し，窮地にある乳がん患者への看護実践を通して，その有用性を報告している。

池田ら[15]は，がんサバイバーシップの観点から，リハビリテーション看護の基礎となる肝臓がん患者の体験と看護師の支援内容を明らかにする目的で因子探索記述的研究を行い，患者体験カテゴリーと看護師支援カテゴリーを対応させて看護師の支援内容を抽出した。すなわち，〈がんへの移行と進行を予期して生きることへの支援〉〈自己擁護者となることへの支援〉〈意味を見出すことへの支援〉〈より良い生を創造することへの支援〉の 4 つの支援内容であり，これらは，がんサバイバーシップの観点から肝臓がん患者へのリハビリテーション看護を構築するうえでの基礎となるとしている。

これらの文献に共通することは，がんサバイバーがその体験を通して，〈自分の人生の意味〉を洞察すること，そして，〈コントロール感を獲得〉し，〈新しい自分らしさをつくっていく〉ことへの支援の重要性が示唆されていることである。

病期にもとづくがんリハビリテーションの支援

がんの進行，もしくはその治療の過程で生じるさまざまな障害（認知障害，嚥下障害，発声障害，運動麻痺，筋力低下，拘縮，しびれや神経因性疼痛，四肢長管骨や脊椎の病的骨折，上下肢の浮腫など）によって，がん患者の移乗動作や歩行，日常生活動作（activities of daily living；ADL）に制限が生じ，QOL の低下をきたすことについて，辻[16]は，これらの問題による二次的障害を予防し，機能や生活機能の維持・改善を図るものががんリハビリテーションであると述べている。また，機能回復を目指して行うことががんリハビリテーションの基本方針であるが，原疾患の進行に伴う機能障害の増悪，二次的障害，生命予後をある程度予測できる点に特別な配慮が必要であるとしている。

さらに，がんリハビリテーションの内容を病期によって 4 つのステージに分け，それぞれの段階のがんリハビリテーションについて，以下のように述べている。

●予防的リハビリテーション

がんと診断された後，早期に開始されるもので，手術，放射線治療，化学療法前，もしくは化学療法後すぐに施行される。まだ生じていない機能障害の予防を目的とする。食道がんや肺がんの開胸手術前の呼吸機能訓練，乳がんや子宮がんのリンパ節郭清術後に生じうるリンパ浮腫の予防支援などである。

●回復的リハビリテーション

　治療後に残存する機能や能力をもった患者に対して，最大限の機能回復を目指した包括的訓練を意味する。機能障害，能力低下を生じている患者に対して最大限の機能回復を図る。頭頸部がん手術後の嚥下障害・構音障害に対する機能訓練と回復支援，発声の機能回復訓練，乳がん術後の肩関節可動域訓練などである。

●維持的リハビリテーション

　がんが増大しつつあり，機能障害，能力障害が進行している患者に対して，素早く効果的な手段により，セルフケアの能力や移動能力を増加させる。また，拘縮，筋萎縮，筋力低下，褥瘡のような廃用を予防することも含まれる。骨・軟部腫瘍患者の歩行練習と機能回復訓練，脳腫瘍患者の高次脳機能障害の機能回復訓練やADLの支援，化学療法・放射線治療による全身性の機能低下，廃用症候群に対する関節可動域訓練，筋力増強訓練などである。

●緩和的リハビリテーション

　終末期のがん患者に対して，そのニーズを尊重しながら，身体的，精神的，社会的にもQOLの高い生活が送れるようにすることを目的とし，温熱，低周波治療，ポジショニング，呼吸介助，リラクゼーション，各種自助具・装具の使用などにより，疼痛，呼吸困難，浮腫などの症状緩和や拘縮，褥瘡の予防などを図る。残存機能でできる範囲のADL拡大の支援，移動能力向上への支援なども含まれる。

　このように，がんとその治療過程における身体的，心理的なさまざまの制約に対し，患者が属する家庭や社会へ可能なかぎり早く復帰することができるよう，専門職によるチームを編成し，継続的なケアを提供することが求められる。

　看護師は，患者と家族を中心に置いたリハビリテーションチームの一員として，他の保健医療福祉専門職との連携と相互作用を図り，患者と家族の尊厳とQOLの維持向上を目指して貢献する。患者，家族とともに自分たちの強みと限界，リハビリテーションの可能性を確認しながら，置かれた状況のなかでも現実的で達成可能な目標を共有し，障害の軽減や，合併症の減少や解消，自立に向けたケア，身体と精神の安楽，情緒的な支援を行う。期待される成果には，患者と家族が意思決定とケアに参加することや，疾患と治療にともなう症状をマネジメントできること，役割と生活習慣，ボディイメージの変化に対処するための適切な支援を得ること，患者の機能を最大にするためのセルフケア行動（摂食，入浴や清潔，更衣，整容，排泄，移動動作など）を安全に行うこと，能力範囲の活動レベルを維持すること，在宅療養中に利用できる施設を明確にすることがあげられる[17]。大切なことは，それぞれの病期のみに焦点を当てた部分的な支援にとらわれることなく，患者と家族がたどる軌跡をプロセスとして全人的な見方でとらえること，そのうえで現状に即した柔軟で統合的なアプローチを提供することであると考える。

がんサバイバーシップにもとづくがんリハビリテーション看護

　ここからは，乳がん患者のリハビリテーションケアプログラムを通して，がんリハビリテーション看護について考えていきたい。がん体験者のなかでも，とりわけ乳がん患者は，治療だけでは解決できない個別的で複雑な問題や矛盾をかかえている象徴的な存在である。医療技術の進歩によって早期発見が可能になり，治療による高い治癒率を望める一方で，治療のプロセスにはさまざまな困難が伴うことも知られている。乳がんの罹患率のピークが30歳代から40歳代であることが示すように，乳がん患者は比較的若い年齢層であることが多く，家庭と社会において多様な役割を担っているために，治療をやり遂げるまでには患者も家族も大きな課題を背負うことになる。それらの課題をかかえながらがん体験者として生きることは，その人の生活の質や生きる意味が根本的に変化するということであり，たとえ治療が終了して日常の生活に復帰しても，それはもとの生活に戻るということではない。このような乳がん体験者と家族が求めている支援は，体験者本人が

その人らしく生きていくプロセスを支える看護実践であり、それはまさに、がんリハビリテーション看護である。

筆者は、乳がん患者が現実に即した新しい自分らしさと生き方を獲得するプロセスの支援を目指し、「がん体験者として主体的に人生を生き抜いていく」がんサバイバーシップの概念を基盤に据え、Newman理論に導かれた乳がん患者リハビリテーション看護ケアプログラム[14] (以下、ケアプログラム) を作成した。Newman[18]は、「窮地に陥っている時こそ成長のチャンスであり、人は自己のパターン、すなわち環境との相互作用のありようを認識したならば、それまでの古い価値観やルールから解き放たれ、自分のもつ可能性や力に自ら気づき、新しく生きるルールを見出すプロセスをたどることができる」と述べている。さらにそのためには、「良き環境としてのパートナーが必要であり、それこそが看護師の役割である」とも述べている。このケアプログラムはNewman理論の枠組みをもとに、乳がんと診断された患者とその環境である看護師がパートナーとなり、患者がサバイバーとして新しい自分らしさと生き方を自ら獲得するプロセスをともにたどることを目指し、以下の点について工夫をした。

● 乳がん手術クリティカルパスの流れをいかし、個別的な看護を組み込む

乳がん手術クリティカルパスを実践枠組みにすることで、患者が体験する治療の流れに沿い、タイミングを外すことなく、標準的な看護ケアに加えて個別的な支援を組み込むことができる。具体的には、変化した身体や状況に向き合うことを支援するケア、家族や周囲の人を主体的に巻き込んで違いをつくり出していくことを支援するケア、患者が知識や情報を自ら収集して生活の工夫や創造を支援するケア[19]などである。これらのケアを通して、患者との面談の内容が患者の日常的な行為とつながることを目指し意識的に働きかけていく。

● パートナーシップによる面談を転機となる時期を意識して組み込む

先行研究[19]にもとづき、手術を選択した乳がん患者がたどるがん体験のプロセスのなかで、患者にとって転機となりうる5つの時期にNewman理論のプロトコルに沿った面談を組み込んだ。転機となる5つの時期とは、次のとおりである。

① がんであることに直面し、治療に臨む意思決定を行う時期
② 乳房にメスが入ることへの不安と恐怖を乗り越えて、手術に臨む準備を整える時期
③ 術後、創部の傷を見る機会を得る時期
④ 退院を間近に控えた時期、すなわち術後のボディイメージの変化に直面し、新しい自分らしさを受け入れ、これからの自分の生活をどのようにコントロールしていくかを創出していく時期
⑤ いまの自分のありようと現実を見つめ直し、自分らしさを再構築していく時期、または転移・再発の不安と向き合い、それらを克服してどのように生きてゆくかを意思決定し、コントロール感をつかんでいく時期

これらは、自己の価値観や環境とのかかわり方を含むいままでの生き方を見つめ、新しい生き方をつかんでいく成長のチャンスとなりうる重要なポイントである。さらに、自己の成長を確認する時期として、第6の時期の「面談（卒業の面談）」を置いた。この面談は、これまでのプロセスを患者とともに振り返り、患者が自己の成長をあらためて認識し、喜びを表現し勇気を得る場として意義がある。

ケアプログラムの実践にあたっては、面談だけを切り離すことなく治療体験をともにたどりながら、患者の心理状態や身体、治療の状況に合わせて支援することが必要である。また、患者が新しい自分を獲得していくプロセスにおいて、良き環境としてのパートナーである看護師のありようは大変重要である。

パートナーとなる看護師は、たとえ患者が窮地にあっても、そのもてる力と必ず成長を遂げることを信じ、患者を支え、力になりたいという核心に立って、患者が自己の内面を見つめ気づきを得られるよう、根気強く支えていくことが求められる。そして、患者が自己のありように気づいたとき、看護師はそ

の変化に敏感な感受性をもつことが重要である。さらには、その気づきが新しい自分らしさや生き方を獲得することに結びつくよう支援することが求められる。

事例　乳がん患者リハビリテーション看護ケアプログラムに参加したVさんの事例

ケアプログラムに参加したVさんが、私（筆者）とパートナーシップをともに歩むプロセスにおいて、自らのありように気づきを得て、乳がんの体験から新しい自分のあり方やこれからの生き方を見出す変化のプロセス、すなわちリハビリテーションを遂げるプロセスを紹介する。

[事例紹介]

Vさんは40歳代半ばの女性、介護付き有料老人ホームの看護主任兼副支配人であった。11歳の娘と二人暮らしで、数年前に地方都市から首都近郊都市に越してきたため頼れる親族はなく、仕事を通じた人間関係のみであった。職場では責任のある立場で、施設の立ち上げから、がむしゃらになって働いてきた。乳房のしこりに自分で気づき、近医を経てがん専門病院を紹介され、私と出会った。

ケアプログラムへの参加

Vさんと最初に出会ったのは、病院の乳腺外科外来の初診時であった。きりっと引き締まった雰囲気は、通勤途中にひとりで受診に寄ったようにも見え、他の患者とは異なる印象を受けた。診察時の治療に関する医師の説明に対して、緊張した表情で静かに話を聞いていた。その様子は、Vさんが医師の説明に冷静に対応しながらも、肩肘を張って困難を乗り越えようとひとりで奮闘しているようにみえた。その様子から、Vさんはまさに"窮地"にあり、支援が必要なのではないかと思えた。

診察後、ケアプログラムについて案内したところ、即座に希望し、Vさんと私のパートナーシップが始まった。

1回目面談　人生の重要な出来事や人びとについての語り

初回受診から約10日後、術前検査のために来院したVさんと最初の面談を行った。「いままでの人生における意味ある出来事や人びと」について、Vさんは誠実に、しかし淡々と、困難に満ちた自分の半生をまるでふつうのことのように、感情を交えず話した。そして笑いながら、「やっぱり仕事は力を緩めたくないし、どうしても頑張りすぎてしまう」と言った。その様子からは、ひとりで頑張って困難を切り抜けてきたことを当然と受け止め、仕事に全力を注いでいるVさんのあり様がうかがわれた。

ひととおり語り終えた後、手術とその後の療養期間の休職について、職場の仲間やホーム入居者にどのように伝えるか悩んでいると話した。さらに、持病が悪化する心配、職場復帰への不安、娘の将来に対する懸念など、次々と話題にあげ、早口に2時間近く話をした。その様子は、手術に向かって次々と展開する事態への不安から来る不安定な気持ちを、言葉にして表現し確認しながら、何とかひとりで対処していこうとしているように感じられた。

2回目面談　拡散する関心事

2回目の面談は、外来検査の待ち時間に行った。翌日の入院と4日後の手術予定が決定したことを話し、「入院ぎりぎりまで目一杯いまの仕事をしている」と、はきはきした口調で語った。

1回目の面談で語った内容をもとに、私が準備したVさんのいままでの人生の軌跡（表象図）を提示し、気づきを問うと、「いま世間で話題になっているたいへんな問題、離婚やDVなどを自分は全部

経験しているので，何が起こってもびっくりしない」と淡々と述べた。さらに，「昔の自分は現実から逃げていたと思う。いまの自分が昔の自分に何か言えるとしたら，叱咤激励するであろう」ときっぱりとした表情で話した。また，他人のことを話すように淡々と，仕事を頑張る自分がいること，しかし，「これからは仕事も生活も無理しないよう改善しなければと思う」と述べ，自分のありように少しずつ気づきはじめている様子であった。

しかし面談後半になると，前回の面談と同様に，他の患者から聞いた具体的な治療の様子，転移の可能性，治療の種類，がんになった知人の近況など，関心と話題が次々と移り変わり，関心が自己の内面に向かうというよりは外部に拡散するようであった。その様子から，頭では自分のことを冷静に振り返ろうとしながらも，治療のさなかにあって不安に揺れ動くVさんの状況が伝わってくるようであった。

3回目面談
自分のあり様の気づきとがん体験の意味の創造

手術が無事終了し，術後の回復も順調に進んでいる術後4日目，退院を翌日に控えて3回目の面談を行った。Vさんはすっきりした軽やかな表情をしていた。私があらためて気づきを問いかけたところ，「いままでの自分は仕事中心で生きてきた。娘のことや生活や大切なものを後回しにして，エネルギーを全部外に向けて出してばかりだった」と苦笑しながら話した。そして，退院後の仕事はゆとりをもって始めること，今後の娘との向き合い方，仕事を優先するあまり便利さ重視に偏っていた食生活を見直すことなど，新しい生き方と生活の立て直しについて語った。

さらに，乳房の傷についてどのように娘に伝えるかに関して，「娘と正直に向き合い，乳がんの体験を娘と分かち合いたい。死なずにすんだことをいっしょに喜びたい」と語った。私はその思いに心打たれる一方，娘にはストレスとなる可能性のあることをどのように話すつもりかが気になり，そのことを問うと，Vさんは「乳房の傷は，私にとっての勲章です」と答えた。「いままで頑張って生きてきた証と，手術ができて死なずにすんだ，これから娘と幸せに生きていくという意味の勲章よ」と話した。晴れ晴れとした表情で話すVさんに私は圧倒されながら深く感動し，祝福する気持ちでいっぱいになった。

4回目面談
広がっていく認識と行動

退院して1カ月後，放射線療法後に4回目の面談を行った。Vさんは終始にこにことしてリラックスした様子であった。放射線療法もすでに10回の照射が終了し，倦怠感があると言いながらも表情は明るかった。

対話のなかでVさんは，いきいきと生活や仕事を楽しんでいる様子を語った。職場の仲間や近所の母親たちとの関係が，いままでになく広がりはじめたと話した。また，入浴時に娘と乳がんの体験を分かち合った時のことを話してくれた。娘について話す表情は，輝くばかりの母親の愛情にあふれており，私もあたたかい気持ちでいっぱいになった。この時のVさんは，内側から輝くようなエネルギーにあふれており，朗らかで見違えるようで，そのパワーと行動力に筆者は心から感動した。

この時期のVさんは，外来通院で放射線療法を受けながら仕事再開に備えて自宅で療養を続けていた。自分のあり様とがん体験の意味に気づきを得てから，自分の足で大きく一歩を踏み出し，生活の仕方や仕事に対する考え方の変化，職場の仲間や近所の人たちとの関係の広がり，娘との関係の深まり，ものの見方や認識の変化について具体的に語り，新しい自分らしさと生き方をもって歩きはじめている様子がはっきりとうかがえた。

5回目面談
さらに広がる意識，将来の展望と感謝の思い

5回目の面談は退院して1カ月半，放射線療法の終了間近で，半月後にはホルモン療法を開始する時期であった。Vさんは少し前から仕事に復帰し，そ

の日も午前中の仕事を終えて病院に直行してきた。まず，生活のペースや職場の人間関係について，またものの見方について寛容さやゆとりがもてるように変化したこと，新しく取り組みはじめた計画のことについて具体的に話してくれた。Vさんの声のトーンや話すテンポが落ち着いていることに気づいた私がそのことを伝えると，「前から自分でも気をつけなきゃと思っていたんです。いまは自然と落ち着いた話し方になった」と笑い，さらに，将来への展望と周囲への感謝の思いを述べた。その語り口と雰囲気は，落ち着いた静かなパワーがみなぎっており，Vさんからも「大丈夫。もうやっていける」という言葉が返され，次は卒業の面談をすることで合意して終了した。

> **フォローアップ面談**
> **成長を振り返り卒業を祝う**

最後の面談は，退院して3カ月半が経ち，ホルモン療法開始後1カ月の頃であった。面談では，いままでの面談ごとのVさん自身の気づきや変化について，私が一連の表象図に表した資料を見ながら，このケアプログラムを通してVさんが乳がん体験をどのように乗り越え，新しい自分らしさと生き方を獲得してきたかをVさん自身が確認し，さらに発展させていくことを目指した。

Vさんは表象図を見ながら，私が読み上げる内容に，にこやかに頷きながら聞き入った。「こうやって振り返ってみてどうですか？」と問うと，自分の意識や生活の変化，周囲の人たちとの交流の広がり，娘の成長などについて語った。さらに，がんの体験を肯定的に振り返り，周囲への感謝を述べた。にこやかな表情で穏やかに話す様子は喜びにあふれており，互いに祝福をしてケアプログラムを終了した。

がんリハビリテーションとは，全存在としての人間という意味でのその人らしさの回復を意味する[2]。それは，がん体験という窮地の状況に意味を見出し，がんの"犠牲者"から"生存者"へと変容していくプロセスである。

がんサバイバーシップの観点に立ったがんリハビリテーション看護とは，サバイバー自身が新しい自分らしさと生き方を獲得し，自分の力でリハビリテーションを遂げていくプロセスを支援することと考えることができる。

患者のパートナーである看護師もまた，自己のケアパターンやありようを見つめ，一方的な情報提供やコントロールにこだわることなく，それを手放し，サバイバーとともに成長する豊かな環境でありたい。

（諸田直実）

文献

1) 厚生労働省：がん対策推進基本計画（第2期）．2016.
2) 遠藤恵美子：がんと共に生きることの支援．「新しいがん看護」．大場正巳，他編，pp194-206，ブレーン出版，1999.
3) 上田　敏：リハビリテーションを考える．pp6-12，青木書店，1983.
4) Susan L：Cancer Survivorship-A Personal, Professional, and American Perspective．第15回日本がん看護学会学術集会サテライト講演資料，2001.
5) Association of Rehabilitation Nurses（ARN）& Oncology Nursing Society（ONS）：Rehabilitation of People with cancer：ARN & ONS position statement. Oncol Nurs Soc, 2003.
6) 那須明美，松本啓子：がんリハビリテーションにおける看護師とセラピストの協働に関する思い　看護師の思いに着目して．日本家族看護学会学術集会抄録集，2015.
7) 大西ゆかり，藤田佐和：がんサバイバーためのリンパ浮腫セルフマネジメントプログラムの開発と短期的評価．日本がん看護学会誌，30（1）：82-92，2016.
8) 中森美季，荒尾春惠：がん術後の続発性リンパ浮腫をもつ患者による症状の気づき（awareness）に関する概念分析．日本がん看護学会誌，30（1）：14-22，2016.
9) 有永洋子，他：乳がん治療関連リンパ浮腫セルフケアプログラムによる患側上肢体積減少と患者特性との関連．日本がん看護学会誌，29（3）：67-72，2015.
10) 日下裕也，他：婦人科がん手術後患者がリンパ浮腫予防教室後に抱く思い　リンパ浮腫発症の可能性に直面して．日本がん看護学会誌，29（1）：5-13，2015.
11) 田村紀子，小松浩子：外来でカペシタビン治療を受ける再発・進行乳がん患者の手足症候群のセルフマネジメントの

12) 北村佳子：外来化学療法を受ける消化器がん術後患者の症状体験，セルフマネジメント，自己効力感，QOLの実態および関連．日本がん看護学会誌，28（3）：13-23，2014.
13) 早川満利子，嶺岸秀子：術後外来通院中の老年期頭頸部がん体験者・家族へのがんリハビリテーション看護．日本看護科学会誌，32（2）：24-33，2012.
14) 諸田直実：乳がん患者におけるリハビリテーションケアプログラムの開発．横浜看護学雑誌，3（1）：16-23，2010.
15) 池田 牧，稲吉光子：肝臓がん患者の体験と看護師の支援．日本がん看護学会誌，24（1）：61-68，2010.
16) 辻 哲也編：がんのリハビリテーションマニュアル．医学書院，2011.
17) 小島操子，佐藤禮子監訳：日本がん看護学会教育研究活動委員会コアカリキュラムグループ委員訳：支持的ケア：リハビリテーションと資源．pp103-111，医学書院，2007.
18) Newman MA（手島 恵訳）：マーガレット・ニューマン看護理論 拡張する意識としての健康．第2版，医学書院，1995.
19) 諸田直実，遠藤恵美子：乳がん患者リハビリテーション看護の概念分析と看護実践内容の明確化 診断を受けてから退院して家庭生活を始める過程に焦点をあてて．日本がん看護学会誌，14（2）：28-41，2000.

BOOK III

がんサバイバーシップにもとづく支援

病気を診断し治療することに多くの関心を寄せていたがん医療のあり方に対し，がんサバイバーシップ概念を提唱したFitzhugh Mullan医師は，自らのがん闘病から得た体験から，「患者は病気や治療によって様々な心理社会的な困難を長期に渡って抱えていること，それは患者だけではなく周りの家族や知人にまで及んでいること，この課題に医療や社会は向き合っていくべきであること」を伝えている[1]。それから30年以上経った現在，多くの国でがんサバイバーシップの潮流が起こった。

　「2013年がん体験者の悩みや負担等に関する実態調査報告書」[2]では，第1次調査を行った10年前と今回の調査を比較し，治療法の多様化などに伴う自己選択を求められる場面が増加したことによる"診療の悩み"の増加と，医療スタッフの説明や相談支援センターの整備，カウンセリングの実施などで対話が進んだことによる"心の苦痛"の減少が報告されている。がんサバイバーの体験はその時代の医療やケアのありようと深く関係しており，つねに変化している。BOOK IIIでは，がんサバイバーシップを臨床の目線から見つめ，とくに看護職に求められる支援について述べる。

がんサバイバーシップケアにおける主要な3つのフェーズ

　がんサバイバーシップの体験は4つの時期で表されている。体験をプロセスでとらえるこの見方は，その時期特有の体験を理解し，変化をとらえ，今後を予測するうえで大切な視点となる。とくに近年の看護現場の特徴として，医療の複雑化や高度化，入院期間の短縮化やがん治療の外来化，現場の多忙化，労働環境の変化や勤務体制の多様化などがあり，サバイバーの状況をプロセスでとらえることが困難となっている。外来，入院，在宅の場の相違にかかわらず，がんサバイバーシップのプロセス全体に目を向け，ケアがつながっていくことが重要である。ただ，Mullan医師[1]も述べているように，〈時期〉の考え方は個人の経験がたどる直線的なロードマップとして見るべきではない。サバイバーの体験は行きつ戻りつすることもあれば，ある時期を越えることもあり，とどまることもある。

　がんサバイバーの体験をプロセスでとらえると3つの主要なフェーズが浮かび上がる（❶）。すなわち，①診断がつく最初の時期に自分の病気や治療を知り，必要な意思決定を行い，自己の課題へ対応する時期，②初期治療が終了し，社会生活へ向けて新たな自分らしい生活を構築していく時期，③再発・転移後でも，自分の価値観や人生の信念を大事にしながら，今後を見据えて自分らしく生きる時期，である。これらの時期は，新たな状況に向けて自分の生き方を再構築していくターニングポイントであり，とくに看護のかかわりが重要となる時期である。

診断がつく最初の時期に自分の病気や治療を知り，必要な意思決定を行い，自己の課題へ対応する時期

　この時期のがんサバイバーは，がんの診断に衝撃を受け今後の人生や生活に大きな不安をかかえるなかで，自分に何が起こっているかを知り今後の生活や治療について考える。病気について曖昧に説明するという時代は過ぎ，ほとんどのサバイバーは自分の病状に関する説明を受け，治療によって心身の状況やこれまでの生活がどのように変化するのかを知る。最初の時期にその人にとって大事な情報を得ることは，重要な意思決定につながる。

　たとえば，仕事や育児，介護をしている人にとって，診断がつく最初の時期は，いまの仕事（介護）をどうするか悩む場面である。2013年の調査によると，この時期に仕事を依願退職，もしくは解雇になった人の割合は34.7％であり，10年前とほとんど変化していない[2]。早まって辞める前に仕事と治療について考える機会をもつことで，辞めるかどうかの意思決定も変わる可能性がある。この時に必要な情報は，今後の治療の内容，スケジュール，有害事象や後遺症，労働賃金や労働時間，労働条件などが記載されている就業規則，公的保障制度などがある。これらの情報を得て今後の生活をイメージする

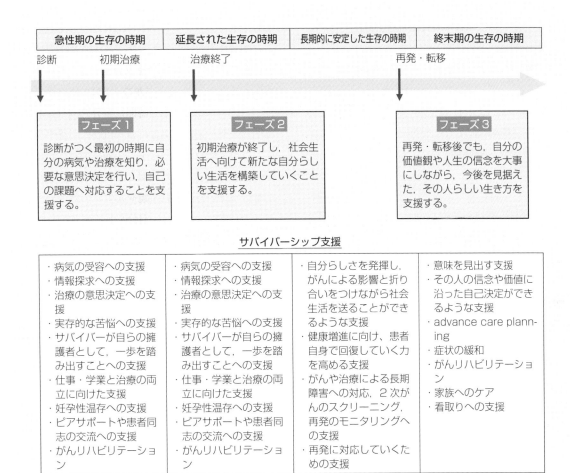

❶ がんサバイバーシップにもとづくケアの主要な3つのフェーズと支援

ことで，仕事と治療の両立を考えることができる。

就労だけでなく，この時期のサバイバーに必要な情報は，治療選択のための病気や治療の情報，セカンドオピニオンに関すること，利用できる社会資源や公的制度，がん治療前に妊孕性について考える機会が得られること，がんサロンや患者会の情報など多様である。これらの情報を必要としている人に，タイミング良く届くしくみが求められる。

近年はがんの治療法も複数提示され，サバイバー自身が選択する状況も増えている。治療選択においては，その人の価値観や信念，就学・就労，経済面，家族の状況など，多くの事柄が影響して意思決定が行われる。慣れない医療情報を理解し，生命にかか わる重要な意思決定においては，ともに考えるパートナーの存在が重要となる。

診断を受けた最初の時期に，必要な情報を自分で調べ理解していく姿勢をつくることは，病気と向き合う気持ちを整え，その後の苦悩に向き合う時の力となり，生き方そのものに影響を与える。病気がわかるこの時期は，病気の受容という課題に関心を寄せがちであるが，それだけではなくサバイバーが自分の病気や治療について知ることを支援することも必要である。

がんのおもな治療は，手術療法，薬物療法，放射線療法などの集学的治療であり，多くは外来で行われている。近年は免疫療法やがんゲノム医療など新

しい検査や治療も始まり，がん医療はますます複雑化している。治療による身体心理社会的問題への対処においては，その人がもつセルフアドボカシーの力を発揮できるようなかかわりが求められる。

初期治療が終了し，社会生活へ向けて新たな自分らしい生活を構築していく時期

この時期は，初期治療が終了し，社会生活へ本格的に戻る時期である。身体機能やボディイメージの変化によってこれまでと同じような生活ができないように感じ，否認の感覚や無力感をもつことがある[3]。分子標的治療薬やホルモン療法など，長い期間にわたって治療が継続される場合や，治療は終了しても再発への不安は続くなど，がんから開放された感覚はなかなかもてない。

手術療法や放射線療法，薬物療法による身体的な合併症や後遺症は，長期にわたってがんサバイバーの課題となる。がんの種類や治療によって症状は違うが，心疾患，末梢神経障害，痛み，倦怠感，睡眠障害，認知機能障害（ケモブレイン），リンパ浮腫，消化管障害，排泄障害，眼障害，聴覚障害，肝・腎障害など多岐にわたる。米国のがんサバイバーシップクリニックでは，これらの症状のモニタリングや生活支援，2次がんのスクリーニングなどを行っているが，日本では，治療を受けた病院での経過観察が終了した後のフォローアップが十分ではないという課題がある。今後はがんサバイバーの長期支援への取り組みが求められるとともに，がんサバイバーシップに関するガイドラインが整えられることも期待される。

がんサバイバーは，治療による有害事象や後遺症，再発への不安をかかえながら症状への対処に取り組み，本格的な社会復帰へ向けて新たな自分らしい生活を構築していく。たとえば，治療による末梢神経障害や下痢症状への工夫や，外見を整え自分らしく生きていくためのアピアランスケア，仕事と治療の両立など，新たな生活スタイルの獲得や拡大に向けて取り組んでいく。この時期のサバイバーへの支援には，病気や治療による有害事象や後遺症への対応と，新たな生活へ向けた支援に焦点を当てた介入が必要であり，ケア提供体制のしくみとして行われることが望まれる。日本では第2期がん対策基本計画において，がん診療連携拠点病院にがん看護外来の設置が求められたこと，また，2014年にがん患者指導管理料が新設されたことなどから，がん看護の専門看護師や認定看護師による「がん看護外来」が行われるようになった。多くの施設では，さまざまな療養上の心配や不安に対してよろず相談として対応を行っている。それに加えて，この時期のサバイバーが体験する事柄にフォーカスし，がんサバイバーシップの専門性をもって積極的に介入していく場の増加を期待したい。がん体験は，その人の価値観や人生観を変えてしまうような大きな体験である。がんの診断や治療を受けたことによって，これまでの人生やキャリアをあらためて考え直し，自分の生き方や将来プランについて再考し，これからの生き方をともに考える場は重要である。

さらに，この時期の生活上の工夫については，がん体験者どうしのピアサポートによる情報交換も貴重な機会となる。近年増加している患者会やがんサロンなどのセルフヘルプグループを積極的に活用することも工夫のひとつである。

再発・転移後でも，価値観や人生の信念を大事にしながら，今後を見据えて自分らしく生きる時期

この時期は死が免れない状況にあっても，自らの人生を自分らしく生きていく時期である。がん治療の発展はめざましく，がんが再発・転移しても，手術療法や薬物療法，放射線療法などを受けることによって長い生存期間が得られるようになった。この時期のがん治療は根治を目指す治療から延命や症状緩和を目的とした治療となるため，治療の目標や内容もその人の意向や身体状況などを確認しながら行われるようになる。

最近では，今後についてがんサバイバーと家族，医療者が話し合うAdvance Care Planning（ACP）が注目されている。ACPとは「深刻な病状の進行を見据えて，今後の治療・ケア・療養生活に関する

ことについて，患者，家族，医療者やケア提供者等がともに話し合い，その人らしさを大切にした生き方を考えるプロセス」である[4]。ACPはサバイバーや家族が意思決定を行うための柱となる価値観や目標を明確にし，単なる医学的意思決定よりも広範な領域の生活と健康について考える。サバイバーや家族の生き方や価値観に寄り添い，その人らしさを反映した意思決定を支援していく。

その人のありようを尊重しプロセスでとらえる見方は，がんサバイバーシップとACPに共通の要素のように感じられる。また，その人が大事にしている何かを顕在化させていくかかわりには対話と継続が必要であり，看護が担う役割のひとつである。

がんサバイバーの情報探求とその支援

情報は「判断を下したり行動を起こしたりするために必要な，種々の媒体を介しての知識」（広辞苑.第六版）とされ，また，Shannon[5]は「情報とは（意思決定において）不確実性を減ずるもの」と定義している。がんサバイバーにとって情報とは，不安の要因と成りうる漠然さや不確実さを減少させ，向き合う対象を明確にする一助となるものである。そして，向き合う対象が明確になることで，自分自身で物事を統制することができるという感覚，すなわち自己のコントロール感を得る一助となる。さらに，必要な情報を得ることは選択や意思決定，課題解決のためにも重要であり，その後に起こることを予測し対処する力を高めることにつながる。

医療従事者はサバイバーや家族に対して病気や治療，生活に役立つ情報などを提供する役割をもつが，それとともにその人が情報を探求していくことを支援する役割もある。サバイバーのセルフアドボカシーの力を高めるためには，サバイバーが自分に必要な情報を得ていくことをどう支援していくかが重要となる。

ヘルスリテラシー

WHOは，ヘルスリテラシーとは「健康を高めたり，維持するのに必要な情報にアクセスし，理解し，利用していくための，個人の意欲や能力を決定する，認知・社会的なスキル」としている。ヘルスリテラシーに関するシステマティックレビュー[6]では，ヘルスリテラシーについて12の概念と17の定義があげられており，ヘルスリテラシーのコンセプトモデルが示され，その中核にはヘルスリテラシーのプロセスが示されている。

ヘルスリテラシーのプロセスには必要とされる4つのコンピテンシーがある。健康情報を探し求め入手する能力（入手），アクセスされた健康情報を理解する能力（理解），アクセスされた健康情報を解釈し，フィルタリングし，判断し，評価する能力（評価），情報を伝達して使用し，健康を維持し，改善する決定を下す能力（活用）である（❷）[7]。ヘルスリテラシーの力は個人差があり，プロセスのどの過程で課題をかかえているかも異なるため，対象を理解し丁寧なかかわりが求められる。

対象者のヘルスリテラシーを理解してかかわる

画一的な情報提供ではなく，相手に合わせた情報支援を行うためには，その人のヘルスリテラシーの特徴を理解することが必要である。情報源や情報の入手は適切か，入手した情報をどう理解しているか，自己の考えをふまえ情報をどう評価しているか，どのように情報を適用し行動しようとしているかというヘルスリテラシーのプロセスとコンピテンシーの観点から，対象者のヘルスリテラシーを理解することができる。サバイバーとの対話におけるヘルスリテラシーのアセスメントの視点を❸にまとめている。かかわりにおいては，求める情報の広さや深さ，情報を理解し評価する力など，対象者に合わせた支援を行う。

国立国語研究所の2004年の調査[8]によると，8割を越える国民が医師の説明のなかにわかりやすく言い換え説明を加えてほしい言葉があると回答している。わかりにくさの原因は，〈患者に言葉が知ら

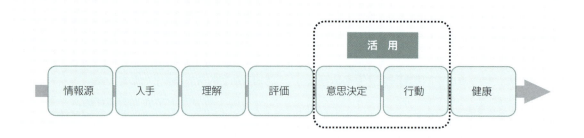

❷ ヘルスリテラシーのプロセス
（福田　洋, 江口泰正編, 中山和弘著：ヘルスリテラシー：健康教育の新しいキーワード. p5, 大修館書店, 2016.）

❸ ヘルスリテラシーを理解するための視点

対話のなかで，どこに視点を置くか	何をアセスメントするのか
情報の入手	情報探求への関心度　環境　情報探求力
収集している情報の範囲や深さ 情報の理解の状況	情報の理解力，評価力，活用力 求めている情報の内容と深さ
話の組み立て方	論理的・知性的な思考力の程度
相談者が大事にしていること 話のなかでポイントとなる表現（言葉）	気になっていること，関心の所在，大切にしていること その人らしさ，価値観，信念
何を知っていて，何を知らないか	情報の偏り，理解力 病気への姿勢（積極的，防衛的など） 気持ちの状況
標準的な医療の考え方との相違の有無	情報に関する誤解や偏りの有無

れていない〉〈患者の理解が不確かである（意味がわかっていない，知識が不十分，別の意味を混同）〉〈不安定な心理状態〉であった。サバイバーとのコミュニケーションにおいては，より理解が深まる対話の工夫も必要とされる。

対象者の情報探求の特徴を理解してかかわる

　治療の発展に伴いがんの生存率は年々向上しているが，死を連想させる病気のイメージは根強く残っているため，「真実を知ることが怖い」と感じている人は少なくない。病気や治療について知ることの背景には情緒を揺さぶられる体験があり，涌き上がる怖さをコントロールしながら自己の状況に向き合っている。つらい情報から離れ情緒の安定を図ろうとすることがある一方で，自分の状況を知り前に進もうとすることもあり，その人の情報探求の特徴を理解してかかわることが重要である。

　情報探求にはパソコンを使用できる環境や家族や知人などの人的資源などの存在，これまでの病気の経験や情報探求への関心度，病気の受容状態など，多くの事柄が影響している。この影響する要素と具体的なサバイバーの言動の例を❹にまとめているので，対象理解の参考にしてほしい。

　情報探求においては知りたいことが最初から明確ではない場合や，何を知ることが必要かわからない場合もある。ひとつ例を提示する。診察時に医師が原発部位とは離れた頸部を触診していたため，なぜそこを触るのか聞いたところ「肺がんは頸部のリンパ節に転移することがある」と説明受けたサバイバーは，他にどのような場所に転移する可能性があるのか知りたくなったという。医療者や周りの人びととのかかわりを通して自分が知りたいことに気づ

❹ 情報探求に影響する要素（近藤・久保作成）

影響する要素	内容（対象者の言動）
情報探究へのニーズ	自分の状態を知りたい，理由を知りたい 何が必要かわからない，発信したい
情報を受け取る能力	自分で収集する，自分に役立つものを探す 情報を理解する 自分では収集できない，専門的なことはわからない
情報探究へのサポート	自分のためにやってくれる 自分から助けを借りる
他者との信頼関係	専門性への信頼，専門家にまかせる 自分への愛情を感じる
今回の病気に影響する過去の体験	状況の理解に役立つ 関心ごとを左右する
自分にとっての意味	自分にとっての必要性を探る，自分の信念がある 脅威を感じる，〜に気がついた
自分との共通点	共通点はものさしになるため役立つ，仲間の存在 自分の状況に近い，共通点を知りたくない
がんの受容過程	情報を受け取る準備がある 病気について知るのが怖い

くこともあり，対話の重要性はここにもある。

がんサバイバーの意思決定とその支援

がんサバイバーは病気が診断される時期から看取りの時期まで，数多くの選択や決定の場面を体験する。受診する病院，複数提示される治療，仕事や家庭など社会における役割の遂行，治療の継続や中止，療養の場などは，がんサバイバーシップの全プロセスにおいて，サバイバーが直面することが多い意思決定場面である。これらの意思決定には，その人の考えや価値観，周りの人びとの意向も関連している。

意思決定とは，ある目的を達成するために複数のなかからひとつを選択することである。川崎[9]は，がん患者の意思決定のプロセスには，意思決定を促進する要因と阻害する要因があり，何が影響しているのかを見極めてかかわる必要性を述べている。意思決定において大事な要因は，医療従事者との信頼感をベースとしたかかわりと，必要な情報を理解し意思決定に積極的であるサバイバーの姿勢，また，不安やつらさがコントロールされていることなどがある。

病気や治療に関する意思決定は生命にかかわることも少なくないことから，家族も意思決定に参加することが多い。とくに病状が進行し症状のつらさが増してくる時期は，代理意思決定として家族が中心になって決めることもある。サバイバーと家族，医療従事者が話し合い，合意を形成していくプロセスが重要である。

選択した結果にもとづいて行動し，その結果「これでよかったのか」と悩む場合があるが，選択した結果だけでなく，そこへたどり着いたプロセスが重要である。何が自分にとってより良いかがわからないから悩み考えるのであり，選択の結果選ばれた"内容"ではなく，自分自身が選択し意思決定したというプロセスそのものの"質"を大切にしていきたい。

価値の明確化

何を選択するかを考えるうえで重要となるのがその人の価値観である。そもそも，私たちは日常のなかで自分が大切にしていることを意識していることは少なく，それは生活行動の判断基準として現れている。価値観はその人のありようの根底にあるため言葉にすることが難しく，本人でも気づきにくい。

西村[10]は，価値の明確化は，行動の結果よりも流れゆくプロセス，つまりその人が何かを感じたり，考えたり，話し合ったり，実行したりするプロセスそのものに着眼し，それを重視すると述べており，主体的な自己探索や自己発見のプロセスであるとしている。価値の明確化は，自分の生きる意味や目的，生き方を考えるうえで重要な取り組みであり，それを支援するパートナーがいることで気づきが促進される。対話のなかでは，日常生活における些細な出来事や行動にもフォーカスし，その行動の背景にあるその人の判断と，なぜそのように判断し行動したのかを問いかけてみる。サバイバーのナラティブな語りのなかに，その人のありようを示す表現が語られることも少なくない。

治療の選択における意思決定支援

ここでは筆者が行っている「前立腺がん看護外来」を一例にして，治療法の選択における意思決定支援について述べる。

この外来が始まった背景には，前立腺がんサバイバーの増加と高齢者が多い疾患であること，前立腺がんは治療の選択肢が多く，施設によって治療戦略に多少の相違があること，治療によって有害事象や後遺症，生活への影響に違いが出ることなどから，治療法の選択に迷うサバイバーが増加したことがある。対象は初期治療が始まる前の診断期にあるサバイバーと家族であり，治療選択に困難さを感じている人や多くの情報を希望する人，病気や治療の理解に支援が必要な人などが多い。

外来では，サバイバーや家族が最初に語る話の内容から，病気や治療に関する情報量やその解釈と理解，選択への迷いの程度，病気への向き合い方，本人と家族の関係性や意思の相違などを把握する。そして，情報の誤解や不足がないかを確認し，選択肢としてあげられている治療法をともに確認する。時には主治医から提示されていない治療法を調べてくる人もいて，選択肢を増やすこともある。

対象の状況がある程度把握できた後は，その人に合わせた情報支援を行う。つまり，相手の理解度や探求の深さに合わせて，情報の量や説明の内容を変えていく。また，使用する言語や表現のかみ砕き方も工夫する。提供する情報の内容は，治療の内容，スケジュール，それぞれの治療の効果と有害事象や後遺症，治療成績，治療後の生活の状況，費用などである。病気については，前立腺がんの特徴や検査結果，悪性度，病期などを伝え，病状から治療を選択している医学的判断を説明する。「友人が小線源治療を受けて元気にしているから，自分もその治療を受けたい」と希望しても，その治療が選択肢にない場合は，病状と治療との関連を伝え，友人とは違う治療が提示されている根拠を説明する。紙面を使って情報を整理し，誤解があれば修正する。

看護の立場から大事にしていることは，治療後の生活の状況を伝えることである。いまの生活と変わる点，変わらない点を伝え，治療後の生活のイメージを描けるようかかわっている。サバイバーからの質問は，その人にとって大切なことは何かを知る手がかりとなるため丁寧に対応する。

ここまで対話を重ねると，その人の価値観が徐々に浮かびあがってくる。「効果が高い治療を受けたい」「後遺症が少ない治療がいい」「仕事が継続できる治療なら何でも」「できるだけ費用を抑えたい」「延命よりいまの生活を維持したい」など，さまざまである。2つの価値の間で揺れているときはさらに対話を重ね，気持ちの傾きを感じ取って顕在化させ，それをフィードバックすることで気づきを促進することもある。また，一度で決まらないときは少し考える時間をもち，後日再検討することもある。全体を通して大事にしていることは，共感的姿勢と相手を大切に思う気持ちをもち，意思決定の力を見極めつつ相手を信じて向き合うことである。

事例　「違う病院に転院したい」と願うWさんへの情報探求と意思決定支援

　大腸がんの術後に肝臓転移が見つかったWさんは60代前半の女性である。抗がん剤治療を主治医から勧められたが、「抗がん剤は身体に負担が大きいし、友人もつらい治療の末に亡くなった。姉もやめたほうがいいと言っている」「抗がん剤ではなく手術を受けたい」と希望した。しかし、主治医は「手術はできない」と言うばかりで自分の気持ちは理解してくれないとWさんは落胆し、看護師へ相談に来た。外来の面談室では席に着くなり自分の思いを一気に話し、少し興奮している様子であった。

　Wさんは手術から1年後に見かった肝臓への転移について主治医から説明を受けた後、「自分でもいろいろと調べたんです」という。何をどのように調べたのかと聞くと、インターネットの検索エンジンに〈大腸がん　肝臓転移　手術〉と入力し、「手術は早いほうがよい」という記述や有名人の肝臓手術の成功体験記があったため、できるだけ早く違う病院を探したいということであった。また、〈大腸がん　抗がん剤　副作用〉で調べると、有害事象の説明や個人ブログのつらい体験の記述があり怖くなったことや、身近な相談者である姉や友人から「がんは切って治療したほうがいい」と言われたこともWさんの思いに影響していた。

　病気や再発、生活への思いについてWさんに尋ねてみると、再発しないよう食事には気をつけていたこと、手術で治ると思っていたのに無念であること、それでも諦めたくないのでできる治療は受けたいと思っていることを語り、「後悔しないよう一生懸命頑張る」と何度も話した。現在は、転倒骨折後の後遺症をかかえる夫と90歳を超える義母との3人暮らしであり、介護をしている自分が寝込むわけにはいかないと語り、生活費のためにパートを始めようと思っていた矢先であった。ひととおり話を終えるとWさんは少し落ち着いた様子を取り戻しているように見えた。Wさんが家族の生活の基盤を支える役目をひとりでかかえ、そこに再発と治療という状況も加わって、Wさんにとって難しい意思決定の場面を迎えていることがわかった。

　Wさんは情報探索にインターネットを使い、周りの人びとから情報や意見をもらうなど、情報を入手するための人的物的環境があった。検索ワードも間違ってはいなかったが、多くの情報のなかから自分が得たいと思っている内容を中心に選択して入手していた。すなわち、「手術を受けたい」という希望を叶えてくれるような情報や、「抗がん剤治療は受けたくない」という思いの理由となる情報を選択していたと考えられた。また、Wさんの手術や抗がん剤に対する知識や理解は浅く偏っており、系統立った知識になってはいなかった。

　そこで、いまは大事な意思決定の時であることをWさんと共有し、今後の治療や生活を考えていくうえで正確な情報を収集し理解することは大変重要であることを伝えた。Wさんは情報を得て自分の状況を理解したいニーズや、自分にとって最適な治療を受けたい思いがあり、また家族のこともひとりで対応できない不安をかかえていたため、「一緒に考えましょう」という看護師の言葉に安堵の思いを語った。Wさんには了解をとって主治医にも相談し、現在の病気の状態と今後の予測、病状に合わせた治療の理解、治療の内容やスケジュール、副作用症状とその対策について、患者向け診療ガイドラインやがん情報専門サイトなどを用いて説明した。また、Wさんが希望する肝臓専門の外科医の診察も受けた。そして、介護と治療の両立の可能性について家族も含めて考える機会をもった。

　その結果、肝臓専門外科医から手術が困難である根拠について説明を受け、家族とも話し合って抗がん剤治療を受けることを選択した。家族の介護は経済的に利用可能な社会資源を活用していくことになった。当初Wさんは手術を受け元気になる姿を

思い描いていたが，正確な情報を得ることによって自分が向き合う課題に気がつき，「あのまま病院を変わっていたら，後のち後悔するところだった」と話した。これまで家族のためにつらいことに取り組んできたWさんだからこそ，治療のつらさも乗り越えられるという夫の言葉に背中を押され，意思決定できたと語った。

（近藤まゆみ）

文献

1) Fitzhugh Mullan（1983）／改田明子訳：がんサバイバー ある若手医師のがん闘病記．ちとせプレス，2017．
2) 「がんの社会学」に関する研究グループ：2013 がん体験者の悩みや負担等に関する実態調査報告書 がんと向き合った4,054人の声．2016．
3) Maher EL：Anomic aspects of recovery from cancer. Soc Sci Med, 16（8）：907-912，1982．
4) 近藤まゆみ：その人らしい生き方を支援するために〜アドバンス・ケア・プランニングの実践〜 その人らしさを支えるアドバンス・ケア・プランニング（Advance Care Planning）．がん看護，22（7）：667-670，2017．
5) Shannon CE：A mathematical theory of communication. Bell Syst Technic J, 27：379-423，1948．
6) Sorensen K, et al：Health literacy and public health：a systematic review and integration of definitions and models. BMC Public Health. 2012 Jan 25.
7) 福田 洋，江口泰正編，中山和弘著：ヘルスリテラシー：健康教育の新しいキーワード．大修館書店，2016．
8) 国立国語研究所：病院の言葉をわかりやすくする提案．http://www2.ninjal.ac.jp/byoin/iinkai/（2018/12/1閲覧）
9) 川崎優子：がん患者の意思決定支援の実際．「緩和ケア教育テキスト」，田村恵子編，日本看護協会編集協力，pp35-47，メディカ出版，2017．
10) 西村正登：価値の明確化論を基盤にした道徳授業の研究．山口大学教育学部附属教育実践総合センター研究紀要．34：17-27，2012．

BOOK IV

がんサバイバーの特徴に応じた支援

1 がんの種類からみたサバイバーの体験

胃がん・食道がん体験者

　わが国では，1989年まで胃がんが最も死亡率の高いがんであったが，限局性の場合の5年相対生存率は95％，10年生存率も96％と，早期であればほぼ完治できる病気になってきている。しかし，罹患数は，男女合わせて年間128,859人と，死亡順位第1位の肺がん112,618人と比べてもはるかに多くなっている（2014年）[1]。食道がんでは，限局性の場合の5年相対生存率は74％，10年生存率は男性51％，女性61％と，胃がんに比べると低く，いまだ難治性の病であるといえる[2]。しかし，胃がん・食道がんのいずれにおいてもがんとともに生きる人びとは増加している。

　治療法をみると，手術では腹腔鏡下手術が増え，早期であれば内視鏡が用いられている。また，化学療法の開発も進み，食道がんの場合は化学放射線療法と手術療法の生存率の差が縮まるなど，治療選択の幅がさらに広がっている。高齢の患者が多いことも胃がん・食道がんの特徴であるが，40歳以下や，病状が進行した状態で発見される患者も少なくない。そのため，検診率向上による早期発見や，胃がんの原因となるピロリ菌除菌，生活習慣（喫煙・飲酒・塩分過剰・肥満など）の見直しへの啓発活動や教育支援が求められている。

胃がん・食道がんサバイバーに関する文献レビュー（研究の動向）

　研究の動向をみるため，海外文献はPubMedとCINAL，国内文献は医中誌Webで「胃がん」「食道がん」「看護」をキーワードに2007～2017年の文献を検索し，その後，がんサバイバーシップの観点から，がん体験者とその看護に関する研究であるか筆者によるハンドサーチを行った。

海外研究の動向

　海外文献は33件が該当した。家族を含むサバイバーの実態を明らかにした研究が20件（QOLやコーピング方略，自己効力感，抑鬱状態などの実際を明らかにした研究が18件と多く，サバイバーの体験を明らかにしたもの2件）であった。介入研究は11件（心理学的介入2件，栄養や運動に焦点を当てた介入7件，症状マネジメントを中心とした生活支援プログラム2件）であった。

　QOLに関する研究では，身体的QOLは社会的支援の有無による有意差があり，食の問題は家族の親密性や友人など社会的サポートの程度と相関することが示されていた[3]。Missel ら[4]は，食道がんと診断されたサバイバーの体験を現象学的に明らかにした研究で，食道がんサバイバーが，自分自身の死を意識することで生の重要性を再認識していることを明らかにした。また，それまで意識してこなかった自分の身体との"コミュニケーション"をサバイバーらがより強く意識するという体験から，その人が認識する以前に，身体は，起こっていることや予備力の状況を把握し対応する力を有しており，単なる物体以上の意味をもつことを示していた。Malmstrom ら[5]は，食道がんで手術療法を受けた患者への電話での6カ月間にわたるサポートプログラムの効果を，ランダム比較検査の手法を用いて報告した。食道がんサバイバーらは，必要な情報を適切に受けていたが，コントロール群と比較してQOLに有意差はなかった。化学療法中の上部消化

管がんサバイバーに対して，看護が主導となって行う在宅でのフォローアップの効果を，通常の外来でフォローアップを受けるグループと比較したUtidehaagら[6]の研究があった。これは2週間から1カ月の間に1回，自宅を訪問してサバイバーらの症状や問題状況をアセスメントし，必要なケアの提供や医師への依頼を行うものである。訪問時以外にも電話での問い合わせに対応しフォローしていた。満足度や健康関連QOLは，通常ケアを受けるグループと比較して有意に高い得点となった。全過程でとらえれば症状コントロールも良好となりコストも安くなるが，最初の4カ月間は訪問に関するコストが高いという点が課題であった。また，Bliginら[7]も，化学療法中の胃がんサバイバーへの訪問看護を実施し，サバイバーと家族のQOL得点が高くなることを明らかにした。これらのプログラムの成果から，がんとともに生きる過程を支援するうえで，情報提供やセルフケア方略への教育支援は必要不可欠ではあるが，看護師が直接かかわり，サバイバーに寄り添う関係性が基盤となることが読み取れた。その他，栄養や運動などに焦点を当てた介入研究も報告されており[8,9]，食欲低下に伴う痩せや体力低下という消化器がん特有の問題状況解決に向けた介入が取り組まれていた。

国内研究の動向

国内文献は100件が該当した。サバイバーの実態に関する文献は61件，事例を通した実践報告が27件，介入研究は12件だった。対象となる時期やテーマは，おもに手術後の機能障害の予防と回復促進，食の再構築に向けたものだった。

● 胃がんサバイバー

実態に関する胃がんサバイバーの研究では，胃全摘術後のQOLに関する研究があり，術後1カ月後の生活満足度は，健康な人びとと有意差がないことが示されていた[10]。一方，胃切除後退院2カ月経過してもQOLが低下し続けているという報告もあり，治療後の時間の長さだけではサバイバーの体験のすべてを語りきれない現状がうかがわれた。

QOLの低下に影響を与える要因には，食事摂取状況や身体の不快症状の存在が大きく[11]，それらは，身体的・精神的・対人関係的・社会的自己概念に大きなダメージを与えていた[12]。

● 食道がんサバイバー

食道がんサバイバーも同様に，不快な症状の出現と予測の困難さ，食がもたらす生活基盤の混乱，食の喜びの喪失[13]，がん発生部位による失声に伴う言語を用いた意思疎通が困難ななかを生きる姿も示されていた[14]。食の機能障害が生命維持の問題を超え，生活の豊かさ，ひいては自己概念までをも変えてしまうほどの影響をもつことが示されていた。

● サバイバーの体験 ──身体との対話

しかし，胃がん・食道がんサバイバーは，その苦悩に怯えるだけではなく，そのなかで生きるためにさまざまな知恵を生み出し，新たな生活をつくり上げていくことも報告されていた。食道切除術に加え，術後補助療法を受けたサバイバーらの生活再構築過程を明らかにした研究[15]では，命と引きかえと自分自身に言い聞かせて試行錯誤を繰り返しながら，単にいままでどおりを求めるのではなく，自分流の暮らし方を探す生活へと転換していく過程が明らかにされていた。外来化学療法を受けている胃がんサバイバーの柔軟な対処構造を明らかにした研究[16]では，手術や化学療法の必要性と向き合い，身体の変化や治療による負担や不快症状を減らすための工夫を凝らし，状況理解と対処の体験を重ねるなかで，その時々の状況に見合う対処方法を自分自身で選択していく過程が示されていた。

これらの研究結果から，胃がん・食道がんサバイバーが試行錯誤のなかで，単に"元どおり"や"いままでどおり"を求めることから，"自分流の暮らし"や"その時の状況に見合う対処をする"ことへと転換するターニングポイントの存在が示されていた。

このがんサバイバーのターニングポイントに着目した研究[17]があった。それは，化学放射線療法を受ける食道がんサバイバーらの体験を明らかにした研究で，食道がんの脅威にさらされ怯えながら生きるサバイバーらが，その脅威に囚われている自分自

身の有り様に気づき，自らの力で生き抜くために動き出すターニングポイントを超えて，新しい自分のペースをつくり出し進化していく過程が表されていた。また，ターニングポイントを超えたサバイバーらは，自分自身への誇りを取り戻し，がんであることを超えて自分の人生を生きる姿へと成長し続けていたことも示されていた。

この転換を促したのが"身体との対話"だった。"身体との対話"とは，苦痛としか感じていない症状の一つひとつが身体の声であり，その声に耳を傾け，いまの自分自身に引きつけて振り返り，その意味に応じて生き，再び身体からの声に耳を傾けるというものである。"身体との対話"を通して，食道がんサバイバーは，がんの脅威から逃れることだけに囚われ，食べることに縛られていた自分自身の有り様に気づき，がんに支配されて生きるのではなく，自分の人生を生きることへとその意味への洞察を深め，自分自身の力で歩みはじめていった。

先の研究と重ねてみると，"身体の反応を感じ取り，自分の状況を把握する" "体重と体力の変化から回復力を実感する" "自分の身体の変化を客観視する"など，サバイバー自身が自分の身体を通して自分の有り様に気づき，その意味を理解することが転換を促し，自らの力を発揮できていたと考えられる。Missel らが示した身体との"コミュニケーション"と同じ意味をもつ体験であると考えられる。"身体との対話"は，サバイバーとしてのターニングポイントを超える重要な鍵であり，がんとともに生きることにとどまらず，サバイバーとして，がんであることをも超えた自分らしく生きる知恵をつくり出していると考えられよう。

● 看護介入に関する研究

看護介入に関する研究を概観すると，実践を通した事例研究が数多く報告されていた。周手術期における合併症予防[18]や栄養管理[19]への看護，終末期の意思決定支援[20]などがあった。いずれも個別の状況に合わせて，効果的にその問題が解決または軽減されていた。個々の課題や問題を的確にアセスメントし，エビデンスにもとづく実践がさらに積み重ねられることが期待される。

その他，「身体の変化に気づき状況理解が深まる」ためのかかわりを通して，外来化学療法を受けている胃がん術後サバイバーの柔軟な対処を高める看護介入の効果を明らかにした研究[21]が報告されていた。一般的な知識やデータにもとづく正しい対処法に囚われるのではなく，いまの自分の身体に引きつけてありのままの姿を理解し，いまの身体に合った適切な対処行動の選択への転換を促すうえで"身体との対話"が重要であることが示されていた。

▽

がんサバイバーシップを宣言した NCCS（National Coalition for Cancer Survivorship）は，がんを体験した人びとが自己の賢い擁護者となり，がんの犠牲者として生きるのではなく，がんサバイバーとして自分らしく自分の人生を生きることへの転換を呼びかけた。NCCS 創始者のひとりであり，代表者でもある Leigh の著書「Defining our destiny（自分たちの運命は自分たちで決める，筆者訳）」[22]には，その意志が著されていると筆者は考えている。がんとともに，がんを通して，がんを超えて生きる体験であるがんサバイバーシップへの支援は，がんの犠牲者として生きるのではなく，自らの力でサバイバーとして生き抜くことへのターニングポイントに焦点を当てた介入が今後求められると考えられる。とくに胃がん・食道がんサバイバーに対しては，"身体との対話"を促すことが重要な観点になるであろう。

胃がん・食道がんサバイバーと家族の体験と支援

急性期の生存の時期

がんの診断は早期であっても死を隠喩し，胃がん・食道がんは食べることに困難を伴うことが多い。食べることは生きることであり，胃がん・食道がんの診断は，サバイバーと家族にとって，死と食べられなくなることへの脅威にさらされる体験とな

り，その脅威に向き合ううえで，治療選択は重要な意味をもつ。しかし，多くの選択肢を前に，医師が勧める治療法で本当によいのかと迷うことも多い。

　がんの脅威にさらされるまっただなかで，今後の人生にかかわる重要な選択の岐路に立つサバイバーと家族が，自分たちの願いに沿った選択を自らの意志で選択できるように寄り添う支援が，看護師には求められる。しかし，「これからどうしたいのか」という問いだけを投げかけられても，すぐにその答えを導き出せる人はそう多くはないであろう。むしろ，その問いに戸惑い，さらに混乱を生むことにもなりかねない。

　現在の有り様は，過去のその人と家族のすべてを巻き込み開示されている[23]。ならば，過去を振り返り，いまの自分自身の有り様への気づきを得ることで，今後どのように歩みたいのか，歩むべき方向を見出すことができるだろう。そのためには，サバイバーと家族に寄り添い，家族の歴史をともに辿り，家族としての有り様への気づきが得られるような対話の機会をもつことが看護として有効であろう[24]。そして，サバイバーと家族の願いが明らかになれば，その願いに沿った治療を選択していけるように，情報提供や必要な部門・職種との連携によって支援をする。また，意思決定後も，その選択への迷いが生じ揺らぐこともあるだろう。その時々の揺らぎのなかで，より良い選択となるよう寄り添う看護が重要になるであろう。

　さらに，急性期の生存の時期では，治療に伴う有害事象を予防し，セルフケア能力を高めるための支援が重要となる。これらの具体的な看護に関する知見は，数多く発行されている書籍に譲りたい。本項では，その苦悩のなかをサバイバーとして生き抜くための体験者の側からの支援について論じる。

　胃がん・食道がんサバイバーは，がんの進行や治療に伴う有害事象によって，十分に食べることが難しい状況が続くことも多い。手術療法後の体重減少が10 kg以上となるなど栄養状態の低下は珍しくはなく[25]，容貌が変化し，やつれたようにみえることも多い。食べることは生きることであるからこそ，しっかりと食べて，治療を乗り切らなければならないという必死の思いに囚われやすい。家族も少しでも食べさせようと必死になるあまり，病状によっては食べたくても食べることができないサバイバーの姿に苛立ちを覚えることもある。しかし，食べることに伴う問題は，病状や治療後の時間の経過だけの問題として一直線に解決できるものではなく，1日の生活が食べることだけに縛られ，生きるために食べるのか，食べるために生きているのか，その意味を見失いそうになるサバイバーも存在する。

　このようなときにこそ"身体との対話"を促す支援が有効であろう。がんとその治療によって傷んだ身体からの声に耳を傾け，その意味を自分自身に問い，洞察を深める対話へと誘うのである。看護師は，対話を通し，胃がん・食道がんサバイバーが，変化し続ける身体の状態を自分自身の感覚を通して感じ取り，自分のこれまでの身体との付き合い方を通して自分自身の生活やそれまでの生き方を振り返り，そのサインの意味への洞察を深めるように寄り添うことが支援となるであろう。

　この"身体との対話"を通し，それまでの古い価値観やこだわりへの気づきを得て，自分らしい新たな生活や生き方に向けてその一歩を踏み出すことができるであろう。そしてこの時が，彼らのターニングポイントとなると考えられる。

延長された生存の時期～長期的に安定した生存の時期～終末期の生存の時期

　がんの脅威や食への囚われなどの古い価値観やこだわりから自己を解放し，自分らしい生き方への一歩を踏み出すというターニングポイントを超えた胃がん・食道がんサバイバーにとって，次なる課題は，自分のペースをつくり出し，がんを超えた自分の人生を歩むこととなるであろう。

　そのための最大の課題は食の再構築である。この時期のサバイバーは，食べることに最大限の関心とエネルギーを注ぐこととなる。ここで大切なことは，正しい方法や元どおりの生活を目指すのではなく，新たな自分の身体に合った食べ方や生活，つまり自

分の新しいペースをつくり出すことである。とくに食べ方は，その人が幼い頃から培い，いまに至る習慣でもある。食事は1日に3回，特別な意識を注ぐことなく行われる生活行動でもあろう。その毎回の食事を，自分の身体の状態に合わせ，何をどのように食べるのか，毎日，毎回，そしてそのひと口ひと口に意識的に臨むことには，計り知れない苦労が伴うであろう。

サバイバーにとって，医療者から指導された一般的なやり方を自分の生活に当てはめるのではなく，自分なりのやり方やペースをつくり出すために，ここでも"身体との対話"を促す支援が重要となる。その瞬間の身体からの声に耳を傾け，その意味をその時の自分自身に引きつけて問うことで，いまどうあるべきかを導き出すことができると考える。部分は全体を反映し，全体は部分を反映する[26]といわれるように，自分の身体はがん体験とともにある自分自身の有り様を反映しているといえる。自分の身体に正直に向き合い生きることは，自分自身を大切に生きることでもある。さらには，がんを超えて自分らしい人生を大切にすることへ，そして，自分の力で歩み出すことへとつながるであろう。看護師には，サバイバーが"身体との対話"を深められるように身体からの声への気づきを促し，彼らの有り様をフィードバックするなどのかかわりが求められる。そのためには，サバイバーと家族の生き方を学ぶ姿勢で臨むことが役立つと考える。

身体の声に正直に向き合い，歩むべき道が開かれたならば，それに応じた知識と情報を獲得するための支援が必要となる。一般的な知識とともに，同じサバイバーとしてのがんを生き抜く知恵を分かち合える患者会やサポートグループへの参加を促す[27]ことも有効であろう。また，再発を予防するための生活習慣を立て直す[28]学びの場を得ることも，がんを超えた自分らしい人生を生きる支援へとつながるであろう。

事例　食に縛られた生き方を解放し，自分の人生を生きる第一歩を踏み出したAさんへのかかわり

ここでは，看護理論家であるマーガレット・ニューマン（Newman AM）の「健康の理論」[23]をもとに，サバイバーと看護師とのケアリングパートナーシップにもとづく"身体との対話"を促すケアを紹介する。ニューマンは，その人が窮地にあるとき，自分自身の有り様への気づきを得てその意味を洞察することを通して，その人はその窮地を超えて新たな一歩を踏み出すことができると述べている。

食道がん・胃がんサバイバーと家族が，"身体との対話"を通して，それまでの古いルールに囚われた自らの有り様に気づき，その意味を洞察することを通して，自分の力で新たなルールを踏み出すよう支援したい。

［事例紹介］

Aさんは70歳の男性。公認会計士として活躍し，定年退職後も嘱託として働き続けていた。家族との会食時に食べ物をのどに詰まらせたことをきっかけに受診し，食道がんステージⅡと診断された。手術療法の適応範囲ではあったが，長年の喫煙から呼吸機能が低下しており手術療法が受けられず，化学放射線療法を受けることになった。

食道がんの脅威のなかを生きるために，食べることにこだわり続ける

食道がんの診断を受けた瞬間，Aさんは3年前に食道がんで死んでいった友人を思い出していた。長年，親交を深めていた友人は，手術後に別人のようにやせ衰え，たちまち亡くなってしまったのだった。自分も同じ道を歩むことになるという恐怖を感じ，1日も早く手術をしてがんを取り除いてほしいと願った。しかし，医師から手術療法を受けることは難しいとの説明を受け，一時は死を覚悟したほど

に落ち込んだ。家族の支えもあり，Aさんは，いまはできる治療にかけるしかないと意を決し，化学放射線療法を受けることを決めた。

放射線療法が開始され，続いて化学療法も開始された。初回の化学療法は，軽い吐き気と食欲の減退だけで乗り越えることができた。病人になりたくない…　その一心で治療の期間以外は仕事に行き，いつもどおりの生活を続けようとしていた。私（筆者）は，必死の様相で治療に臨み，翌日には仕事に行くと語るAさんの姿に，食道がんとともに生きることへの苦悩をひとりで抱え込んでいるように感じられた。

Aさんは，2回目の化学療法の時，激しい嘔気・嘔吐を体験した。さらに，放射線療法による粘膜炎のため嚥下困難感が強くなっていた。食事摂取量が低下したため，輸液や栄養補助食品の活用を外来で提案されたが，同病だった友人が食べられなくなったとたんに病状が悪化し亡くなった体験から，口から食べることにこだわり続けた。いつのどに詰まるかわからないため，Aさんは食事の間じゅう，水の入ったコップを片手に握りしめ，小さなひと口を口の中で何度も嚙み続け，おそるおそる飲み込み，次のひと口を口に運んでいた。次第に体重が減少し，歩き方に力がなくなっていった。

"身体との対話"を通して，自分自身の力で歩み出す

私には，Aさんの姿は，食べることだけに縛られて生きているかのようにみえた。そのため，"身体との対話"を通した気づきを得られることが助けになるのではないかと考え，Aさんに「これまでの人生における身体との付き合い方について教えてください」と対話に誘った。

Aさんは，最初，何を問われているのかわからない様子であったが，必死に食べているいまの生活とその苦痛，それにもかかわらず体力が落ち続けていることを一気に語りだした。そして，公認会計士として多くの顧客を抱えて第一線で活躍し，決められたことを正確に処理し，仕事に取り組んできた人生についても語りはじめた。身体を気づかったことなどまったくなく，つねに正確に仕事が進むことを優先し，多少の身体の不調を感じても，決して仕事を休むことなく働き続けてきた自分の身体との付き合い方を振り返った。「決められたとおりにミスなくやり遂げるために，嫌なことやつらいことはすべて飲み込んできた。だから，こんな病気になってしまったのかもしれない」と気づきを語った。そして，「いままでのように，決められたことを成し遂げるために，なんとかして食べ物を飲み込もうと頑張ってきたけど，身体が悲鳴を上げているのかもしれない」と，飲み込むこと，食べることだけに縛られている自己の有り様への気づきを語った。「何でも決められたとおりに進まないと気が済まないたちなんだよね。先生からも，『食べないと予定どおりに治療ができない』と言われていた。死んだ友人のようにはなりたくなかった。なんとしても自力でちゃんと食べなければ，と思い込んでいた。でも，自分なりのやり方をしたほうが，この病気とはうまく付き合っていけるのかもしれないな」とつぶやいた。自力で口から食べることだけにこだわるのではなく，その時々の状況に応じて医療を上手に受け入れること，食道がんとともに生きる自分なりの生き方を見出すことが必要なのだと気づいたようだった。

がんを超えて，自分の人生を生きる

それからのAさんは，自分の身体からの声に耳を傾けながら，自分なりのペースをつくり上げていった。職場とも調整して，治療の後は，状態によって仕事に行くか，ゆっくりと休息をとるのかを決めるようになった。そして，食べられないときは，その時に食べられそうなものを食べ，時には輸液を受けるなどして，苦しい時期を上手に乗り越えていった。

予定された治療を終了する頃，私は外来でAさんに再会した。Aさんは，「本当は手術を受けたかったが，手術ができなかったのは，妻にあれほど止められたタバコをやめなかったからだ。そんな自分の

生き方を後悔していた．だから，自分でなんとかしてこの病気に勝たなければならないと思っていた．でも，タバコを吸って酒を飲んだ時代は，自分が仕事を頑張り抜いた時代でもあったんだよ．いまの自分があるのは，その時代を生き抜いてきたからだ．だから，後悔するのではなく，その生き方に誇りをもって，でも，身体の声にも耳を傾けながら自分の人生を生きるようにするよ」と誇らしげに語った．

（今泉郷子）

文献

1) 国立がん研究センター：がん情報サービス　最新がん統計．https://ganjoho.jp/reg_stat/statistics/stat/summary.html（2018/12/1 閲覧）
2) がんの統計編集委員会編：がんの統計 2016 年版．がん研究振興財団，2017．
3) Wang Y, et al：The Relationship between social support and quality of life：evidence from a prospective study in Chinese patients with esophageal carcinoma. Iran J Public Health, 44（12）：1603-1612, 2015.
4) Missel M, Birkelund R：Living with incurable oesophageal cancer. A phenomenological hermeneutical interpretation of patient stories. Eur J Oncol Nurs, 15（4）：296-301, 2011.
5) Malmstrom M, et al：The effect of a nurse led telephone supportive care programme on patients' quality of life, receive information and health care contacts after oesophageal cancer surgery – A six month RCT-follow-up study. Int J Nurs Stud, 64：86-95, 2016.
6) Utidehaag MJ, et al：Nurse-led follow-up at home vs. conventional medical outpatient clinic follow-up in patients with incurable upper gastrointestinal cancer：A randomized study. J Pain Symptom Manage, 47（3）：518-530, 2014.
7) Bilgin S, Gozum S：Effect of nursing care given at home on the quality of life of patients with stomach cancer and their family caregivers' nursing care. Eur J Cancer Care, 27：e12567, 2016.
8) Sun V, et al：Dietary alterations and restrictions following surgery for upper gastrointestinal cancers：Key components of a health-related quality of life intervention. Eur J Oncol Nurs, 19：343-348, 2015.
9) Valkenet K, et al：Feasibility of exercise training in cancer patients scheduled for elective gastrointestinal surgery. Dig Surg, 33（5）：439-447, 2016.
10) 鈴木明美，他：胃切除術後患者の食の変化と生活満足感への影響．獨協医科大学看護学部紀要，3：23-34，2009．
11) 高島尚美，村田洋章：胃がんで手術を受けた患者の術 2 ヵ月後までの Quality of Life の量的・質的評価に関する研究．東京慈恵会医科大学雑誌，128（1）：25-34，2013．
12) 近藤恵子，鈴木志津枝：地域で生活する胃全摘術後がん患者の自己概念．高知女子大学看護学会誌，33（1）：28-38，2008．
13) 三浦美奈子，井上智子：3 領域リンパ節郭清を伴う食道切除再建術を受けた食道がん患者の食の再獲得の困難と看護支援の検討．日本がん看護学会誌，21（2）：14-22，2007．
14) 森　恵子：食道切除術に加え喉頭合併切除術を受けた食道がん患者の体験．日本がん看護学会誌，21（2）：23-31，2007．
15) 森　恵子，秋元典子：食道切除術後の回復過程において補助療法を受けた患者の術後生活再構築過程．日本がん看護学会誌，26（1）：22-31，2012．
16) 小坂美智代，眞嶋朋子：外来化学療法を受けている胃がん術後患者の柔軟な対処の構造．千葉看護学会誌，16（2）：67-74，2011．
17) 今泉郷子：進行食道がんのために化学放射線療法を受けた初老男性患者のがんを生き抜くプロセス　食道がんを超えて生きる知恵を生み出す．日本がん看護学会誌，27（3）：5-13，2013．
18) 足立忠文，他：食道癌周術期における術後肺炎に対する口腔ケアの効用について．日本摂食・嚥下リハビリテーション学会雑誌，12（1）：40-48，2008．
19) 茂木慶子，他：在宅での経腸栄養管理自立に向けたパンフレット活用による関わり．由利組合総合病院医報，22：14-19，2012．
20) 福田裕子：外来における終末期がん患者の意思決定を支えるケア．看護実践学会誌，20（1）：107-112，2008．
21) 小坂美智代，眞嶋朋子：外来化学療法を受けている胃がん術後患者の柔軟な対処を高める看護介入．千葉看護学会誌，21（2）：9-16，2016．
22) Leigh S：Defining our destiny. "A cancer survivor's almanac：charting the journey". Hoffman B, pp261-271, Minneapolis, Chronimed. 1996.
23) Newman AM（1992）／手島恵訳：マーガレット・ニューマン看護論　拡張する意識としての健康．医学書院，1995．
24) 田中知花，今泉郷子：真の思いを語ることがないがん患者夫婦と看護師とのパートナーシップの過程．武蔵野大学看護学部紀要，10：9-18，2016．
25) 北村佳子：外来化学療法を受ける消化器がん術後患者の症状体験，セルフマネジメント力，自己効力感，QOL の実態および関連．日本がん看護学会誌，28（3）：13-23，2014．
26) Newman AM（2008）／遠藤恵美子訳：マーガレット・ニューマン変容を生みだすナースの寄り添い　看護が創りだすちがい．医学書院，2009．
27) 髙橋育代，他：がん体験者の QOL に対する自助グループの情緒的サポート効果．日本がん看護学会誌，18（1）：14-24，2004．
28) 国立がん研究センター：がん情報サービス　科学的根拠に基づくがん予防．http://ganjoho.jp/public/pre_scr/prevention/evidence_based.html（2017/8/30 閲覧）

2 がんの種類からみたサバイバーの体験

乳がん体験者

わが国では，年間8万人を超える患者が乳がんと診断され[1]，女性の11人に1人が乳がんに罹患すると計算されている[2]。また，乳がんが原因で死亡した人は14,285人と年々増加している（2017年）[1]。40歳代後半に年齢別罹患率のピークがあり[1]，高齢者にピークがある他のがんとは異なる。男性乳がんの罹患率は女性乳がんの1%程度で，女性に比べ5～10歳高い年齢層に発症する。

乳がんの5年相対生存率は92.9%，10年相対生存率は82.8%で[2]，他のがんに比べ生存率が高い。5年相対生存率は，Ⅰ期の場合99.9%，Ⅱ期95.2%，Ⅲ期79.5%，Ⅳ期32.6%である。10年相対生存率は，Ⅰ期93.5%，Ⅱ期85.5%，Ⅲ期53.8%，Ⅳ期15.6%である[2]。乳がんは決して予後の悪いがんではなく，早期発見・早期治療により治癒が期待できる。予防は難しく，検診による早期発見が乳がんによる死亡を減少させる最良の方法と考えられている。

乳がんの治療は，局所治療と全身治療に大別でき，局所治療には手術療法と放射線療法があり，全身治療には化学療法と内分泌療法がある。乳がん治療は，病理学的所見にもとづき治療方針を決定する個別化治療の時代になっている。

乳がんの好発年齢は，家庭や社会における役割が大きい時期と重なる。また，近年では20歳代，30歳代の乳がんサバイバーが増加しており，結婚や妊娠・出産への不安が大きい。さらに，乳がんは他のがんに比べて治療期間が長く，10年以上の長期間にわたり経過をみることになるため，サバイバーは再発・転移への不安が長期間続くことが特徴である。

乳がんサバイバーに関する文献レビュー（研究の動向）

海外研究の動向

PubMedで「breast cancer」「survivor」「nursing」をキーワードに2007～2017年の文献を検索した結果，683件が該当した。さらに，この3つのキーワードに「experience」をかけ合わせると164件，同様に「QOL」をかけ合わせると68件，「meaning」をかけ合わせると39件となり，計271件となった。そのなかから，重複文献や看護師を対象とした文献，乳がん以外のがん種のサバイバーが対象者に含まれる文献を除外した結果，最終的に計238件となった。また，2007年の文献は12件であったのに対し，2016年には120件と10倍となっている。年々増加しており，乳がん看護への関心の高さがうかがえる。

海外文献の特徴のひとつに，乳がんの治療によって起こる症状への関心の高さがある。とくに，化学療法による副作用症状，内分泌療法による更年期症状（ホットフラッシュ，抑うつ，不眠）の体験や対処に関する研究が多い。また，リンパ浮腫も関心が高く，リンパ浮腫のリスク，予防，教育に関する研究が報告されている。さらに近年では，乳がん治療や治療による症状をかかえながら仕事を継続している，あるいは離職せざるをえなかったサバイバーに焦点を当てた研究もみられる。

Sunら[3]は，2004～2014年に報告された乳がんサバイバーの就労問題に関する25の論文を対象に文献レビューを行った。これらの論文の焦点は，

乳がん初期治療から就労復帰までの期間，就労能力，勤務成績の3つであった。サバイバーの職場復帰支援への効果的な介入と，政府および企業による取り組みが重要課題であることが示唆された。初期治療中の乳がんサバイバー35人を対象とするSunら[4]の報告によると，彼女らが直面する障壁には，治療に伴う症状，感情的苦痛，外見の変化，時間的制約，仕事の特徴，理解のない上司および同僚，家族問題および他の病気が含まれた。それらの障壁に対する支援としては，仕事の肯定的側面，家族や友人のサポート，上司と同僚のサポートが含まれていた。就労の継続を希望するサバイバーは，初期治療中にさまざまな障壁に遭遇し，彼女らが生産的な作業活動を維持するためには，いくつかの支援と労働条件の変更などの戦略が必要であることが示唆された。

乳がんサバイバーに対する介入研究や看護実践の評価に関する研究は，エアロビクスなどのエクササイズやヨガ，太極拳などの効果，サポートグループへの参加の効果が明らかにされている。

国内研究の動向

医中誌Webで「乳がん/乳房腫瘍」「がん患者/がん体験者」をキーワードに2006〜2016年の文献を検索した結果，200件の原著論文が該当した。そのなかから，看護師を対象とした文献，乳がん以外のがん種の患者が対象に含まれる文献を除外した結果，最終的に原著論文147件，レビュー論文7件の計154件の論文が報告されていた。2000〜2005年の原著論文は48件であり[5]，その後の10年間に発表された文献が急増しているといえる。

原著論文の内訳は，診断時から入院中の乳がん患者を対象とした急性期の研究が52件，再発予防の治療（術後補助療法）が開始され，終了するまでの延長された生存の時期の研究が38件，長期に安定した生存の時期に関する研究が15件，終末期の生存の時期に関する研究が11件，時期が限定されていない研究が31件であった。急性期に焦点を当てた研究で特筆すべき点は，希少ではあるが，乳がん告知後における妊孕性温存や受精卵凍結などの生殖医療における意思決定に関する報告があること，家族へ病気を伝えることに迷いや苦悩を感じている体験に焦点を当てた報告があることである。また，時期が限定されていない研究のなかでは，男性乳がんサバイバーを対象とした報告や，ピアサポートの有効性に焦点を当てた報告，遺伝に関する問題に焦点を当てた報告が散見された。

研究の焦点は，心理的変化とストレスコーピングを明らかにした研究が39件と最も多く，次いで，看護介入プログラムの開発や看護ケアの実践に対する評価に焦点を当てた研究が17件，乳がんサバイバーの配偶者の体験や，子ども・親などの家族に対する思いに焦点を当てた研究が16件，乳がんサバイバーのQOLに焦点を当てた研究が15件，治療に伴う副作用症状と日常生活への影響に焦点を当てた研究が12件，治療選択に伴う意思決定支援に焦点を当てた研究が11件，ソーシャルサポートの有効性に焦点を当てた研究が10件，その他が34件と多岐にわたっている。

このことからは，乳がんサバイバーに対する心理的支援や，ストレスコーピングの理解に対する関心の高さがうかがえる。そして，乳がんと診断され，手術後に補助療法を継続しながら生活を再構築していく過程において，がん告知による衝撃を受け，医療者の何気ない言動に翻弄されたり，勇気づけられたりしながら情報を整理し，治療選択に困難を感じながらも意思決定を行い，治療による副作用症状に対処している乳がんサバイバーの様相が浮き彫りになった。また，医療者や家族，同病者からのサポートを受けながら，乳がんを受け入れ，適応していくことが示唆された。

乳がんサバイバーの配偶者は，乳がん罹患や治療に伴う妻の変化に戸惑いを感じながら見守り，刺激しないよう努力し，夫として妻をサポートする役割を果たす方法を模索している[6]。さらに，子どもをもつ乳がんサバイバーは，子どものために頑張ろうと思い，子どもが生活を明るく楽しんでいる姿に励まされ，闘病意欲を高めるなど，乳がんを乗り越えるための原動力として子どもの存在が大きく影響す

ることが示された[7]。配偶者や子どもによるサポートが重要である一方で、彼らもまた看護の対象であり、配偶者や子どもを看護の対象とするケアの実践評価や介入研究の増加が必要である。

また、壮年期の乳がん罹患者が多い状況を考慮すると、サバイバーの就労問題が予測されるが、乳がんサバイバーのみを対象とした研究は見当たらず、他のがん種も含まれる研究での報告にとどまっていた。労働は、自己表現や自己実現、自己成長、社会貢献、生きることの充実につながるものであり、生活や人生の重要な部分をかたちづくるものである[8]。今後は、乳がんサバイバーが体験している就労問題の特徴を明らかにし、乳がんサバイバーへの就労支援のあり方を提案する研究が望まれる。

乳がんの多くは遺伝するものではないが、なかには遺伝性乳がん・卵巣がん症候群(hereditary breast and ovarian cancer；HBOC)とよばれる遺伝性の乳がんの場合がある。HBOC自体の研究は進んでいるが、実際にHBOCと診断された乳がんサバイバーを対象とした研究は少ない。遺伝は、本人のみならず子どもや孫へ影響するため、当事者がかかえる苦悩は計り知れない。HBOCと診断された乳がんサバイバーの体験や、看護支援の有効性に関する研究成果が期待される。

乳がんサバイバーと家族の体験と支援

急性期の生存の時期

乳がん検診受診の啓発運動が盛んに行われるとともに、マンモグラフィの精度が向上し、乳がんは早期発見できる疾患になった。前述のとおり、早期乳がんで発見された場合の生存率は高く、乳がんは早期に発見し、適切な治療を受けることで治癒を見込める疾患といえるようになった。乳がんサバイバーの多くは、しこりを自覚して「乳がんかもしれない」という思いを抱きながら医療機関を受診する。また、自覚症状はないが、乳がん検診で石灰化を指摘されて受診する場合は、「本当に乳がんなのか」「間違いであってほしい」という思いを抱いている。

一方、乳房にしこりなどの自覚症状がありながら、または、乳がん検診で精密検査をすすめられたにもかかわらず、受診行動が遅れて重症化に至るサバイバーがいる。その要因についてサバイバーから、「がんと診断されるのが怖かった」「家庭の事情で受診できなかった(子どもの世話や受験、介護など)」「経済的な不安」「痛みがないのでがんとは思わなかった(知識不足)」などと聞くことがある。そのようなサバイバーが受診に至るには、自分で制御できない出血がある場合や、家族や友人に説得される場合がある。いずれにしても確定診断のためには、乳房を露出する検査や、痛みを伴う検査を受けなければならない。

看護師は、サバイバーが受診に至るまでの経過を把握し、不安な気持ちを理解するとともに、サバイバーの背景に関する情報を収集する。その情報をもとに、乳がん診断後の術式選択や初期治療選択の意思決定支援にいかすことが重要である。そして、そのかかわりを通して、サバイバー自身が乳がん罹患を受け止めていくプロセスをともに辿ることは、サバイバーとの信頼関係を構築することにつながる。

乳がん治療においては、手術療法、薬物療法、放射線療法を併せた集学的治療が行われる。その中心となるのは手術療法であり、サバイバーは、乳房温存か全摘か、乳房再建術を受けるか、乳房再建術を受けるとしたら一期再建にするか二期再建にするか、術前化学療法を受けるかなどの術式や治療の選択をできる場合がある。さらに、治療開始前に将来の妊娠・出産への望みにつなげるために、受精卵凍結や卵子凍結保存を希望できる場合もある。このように、初期治療のあり方や選択肢が多様化しており、サバイバーは乳がん告知の衝撃を受けたまま、意思決定を迫られることになる。

看護師は、サバイバーの体験や価値観がさまざまであることを理解し、ニーズに沿った情報を提供し、サバイバーが情報を整理し、病状を正しく理解したうえで、納得して治療選択ができるよう支援することが重要である。また、家族も術式や治療の選択に戸惑い、悩む。時にはサバイバーと家族の意見に乖

離が生じることがある。しかし、サバイバー自身が納得できる治療を選択することは、がんの受容を促進し、治療に伴う苦痛や病状変化への適応に効果がある[9]といわれている。そのため、サバイバーの意思を尊重しながら、サバイバーと家族の中立的な立場でかかわることが重要である。

　手術を受けるために入院したサバイバーは、手術や麻酔、術後の痛み、乳房喪失や変形に対する不安を抱いている。一方、「悪いものを早く体から取り除いて欲しい」と、不安よりも期待を口にするサバイバーもいる。術後は、手術が無事に終わったことに安堵する一方で、乳房喪失や変形の現実に直面する。術前に抱いていたイメージと、実際の術後の変化がかけ離れたものであるほど、サバイバーの落胆は大きい。サバイバーが創を見る心の準備ができていないと判断した場合は、無理に促す必要はない。乳房喪失を受容するプロセスは、おおむねフィンクの危機モデルの4段階に共通しているため、それぞれの段階に応じたケアを行う[10]。乳房喪失はセクシュアリティに関連するため、夫（パートナー）の言動はサバイバーの受容に影響する。術後の変化した身体に対するパートナーからの肯定的な言葉が重要である。しかし、パートナーもどのように声をかけるとよいのか迷っていることがある。パートナーの思いを確認し、サバイバーの存在自体を認める言葉は、術後の身体の変化を受容するのに有効な場合があることを伝えることもある。

延長された生存の時期

　術後は、再発予防を目的とする術後補助療法が行われるが、その根拠となるのが病理診断である。サバイバーにとって、病理診断の結果は"第2の告知"といわれるほど緊張が増すものである[11]。

　サバイバーは、「がんは取りきれたのか」「リンパ節転移はなかったのか」「病期（Stage）はどれくらいか」「補助療法は何をすすめられるのか」などの多くの不安をかかえた状態で病理診断の結果を聞くことになる。この際、術前の生検による組織診の結果と異なり、Stageが変更される場合がある。これは、生検では病変の一部を採取して良性か悪性かを判断するのに対し、術後の病理検査では腫瘍径やリンパ節転移の有無と個数が確定されるためである。Stageが進行していれば当然予後が悪くなるため、サバイバーは大きく落胆したり、術前の診断へ不信感を抱いたりする。サバイバーには画像診断の限界を説明し、術後病理検査の結果が最終診断であると理解できるようにかかわることが必要である。

　さらに、病理検査の結果、エストロゲン受容体、プロゲステロン受容体、HER2の3つの要素と関係せずに発症し、増殖するトリプルネガティブ乳がんと診断されるサバイバーがいる。乳がんサバイバー全体の10～15％程度といわれている。ホルモン受容体をもつタイプに適する内分泌療法や、HER2受容体をもつタイプに適するハーセプチンなどの抗HER2療法が使えないため、トリプルネガティブ乳がんの治療は化学療法に限定され、他のタイプの乳がんと比べて再発率が高いという特徴があるが、化学療法に高い効果を示すという特徴もある。トリプルネガティブ乳がんの認知度は低く、情報量が少ないが、最近では、トリプルネガティブ乳がんサバイバーのみを対象とした患者会も結成されている。

　術後補助療法を決定するにあたっては、サバイバーの価値観や希望が十分に反映されるべきである。可能なかぎり治療をして、数％でも再発リスクを減少させたいと考えるサバイバーもいれば、再発リスクの減少が数％であるなら、将来よりも現在の生活を大切にしたいと考えるサバイバーもいる。

　現在の標準治療で推奨されている治療期間は、乳房温存術後の放射線療法は5週間、化学療法は半年から1年、内分泌療法は5年間である[12]。そのため、サバイバーは、乳がん治療では手術が終わりではなく、新たな始まりであることを自覚する。また、これらの治療はサバイバーの心身に大きな影響を及ぼす。放射線療法では、放射線皮膚炎、照射部位の色素沈着、全身倦怠感などの有害事象がある。化学療法では、嘔気、脱毛、しびれや浮腫などの有害事象があり、なかには治療終了後数年経っても症状が改善しないものもある。また、化学療法薬のなかに

は，卵巣機能に影響を及ぼし不妊の原因になるものがある。内分泌療法では，ホットフラッシュに代表される更年期症状をはじめ，抑うつや不眠，体重増加，腟の乾燥などが有害事象として現れることがある。これらの症状のなかには，外見の変化としてわかりにくいため，他者につらさを理解されないものがある。さらに，更年期症状の場合には「年のせい」というひと言で片づけられることがあり，その言葉に傷つくこともある[13]。術後補助療法はおもに外来で行われるため，サバイバー自身が適切なセルフケアを行い，出現した有害事象の悪化を防ぎ，早期に回復することが大切である。看護師は，それぞれの治療に起こりうる有害事象や出現時期を理解し，サバイバーの理解に応じた情報を提供し，対処法をあらかじめ指導することが大切である。

また，近年は，若年の乳がんサバイバーが増加している。彼らは収入が不安定となり，子どもがいる場合は子どもの教育費の問題などをかかえているため，閉経後の乳がんサバイバーより経済的な不安があり，年齢が若いほど家族へ迷惑をかけていると感じている[14]。さらに，外来通院するサバイバーは，再発のおそれに対処しながら，生活の変化に適応していく課題を背負っており，医療者からの支援を望んでいる。看護師は，この時期のサバイバーが医療者の支援を受けながら術後補助療法を完遂させようと取り組んでいる過程にあることを理解し，かかわることが重要である。

長期に安定した生存の時期

他のがんでは5年生存率を算出するのに対し，乳がんでは10年生存率を算出することからもわかるように，乳がんには緩徐に進行する。そのため，補助療法を終えた後も定期的な外来通院が必要となる。

この時期のサバイバーは，一見何の不安も心配もないようにみえるが，治療終了後も再発・転移への不安をかかえながら生活していることが少なくない。再発・転移への不安は，病期や診断からの期間，術式などと関係しない[15]。また，この時期は，化学療法後の認知機能障害や性機能障害，術後のリンパ浮腫など，治療による後遺症が残っている場合があり，たとえ再発していなくてもサバイバーはがんであることを忘れられない日々が続く。しかし，定期受診の間隔が長くなり，医療者からの支援を受ける機会が少なくなる。風邪などで呼吸器症状が長引くと肺転移を疑い不安になったり，筋肉痛を骨への転移と思い悩んだりするサバイバーもいる。そのようななかでも，積極的に患者会へ参加したり，他のサバイバーの役に立ちたいとピアサポートを行ったりすることで，自己の存在価値や乳がん罹患の体験に意味を見出していくサバイバーがいる。

再発・転移をした場合，最初の乳がん告知よりもショックが大きく，再発乳がん患者の42％が精神科医による治療を必要とする適応障害，あるいは，うつ病と診断されている[16]。サバイバーと家族が厳しい現実を受け止め，より良い生活を過ごすための支援が必要である。

再発・転移乳がんに対する治療は，化学療法，内分泌療法，放射線療法など多岐にわたり，がんの進行を遅らせて生存期間を延長させるだけでなく，症状緩和によってQOLを維持・向上することを目指す。治療効果が得られた場合は，再発・転移をしながらも長期に生存でき，再発・転移から10年以上生存できる場合がある。年々，乳がんに使用できる薬剤が新規に認可されているため，再発・転移後に長期に生存するサバイバーと家族にとっては期待が大きい。一方で，治療による有害事象や長期にわたる治療による経済的負担が大きくなり，いつまで治療を続けるのかという意思決定がサバイバーと家族に求められることがある。また，再発・転移をして治療を継続しながら仕事を継続したり，趣味や社会活動を積極的に楽しんだりするサバイバーもいる。

看護においては，さまざまな困難をかかえながらも懸命に生きようとするサバイバー個々の体験を理解し，支える支援が重要である。また，骨転移病変による脊髄圧迫症状や，脳転移による頭蓋内圧亢進症状など，いわゆるオンコロジーエマージェンシーが起こりうることを理解し，緊急時に対応できるような準備が必要である。

終末期の生存の時期

乳がんサバイバーの終末期には，さまざまな症状が出現し，身体的苦痛が増強する。骨転移による疼痛の増強，肺転移による呼吸困難感や胸水貯留，肝転移による腹水貯留や腹部膨満感，脳転移による四肢麻痺や意識障害などがある。看護師は，サバイバーの苦痛症状をアセスメントし，あらゆるリソースを活用しながら症状コントロールを図れるよう援助することが重要である。

乳がんサバイバーのなかには，病状が進行し症状が悪化していても日常生活を営み，ぎりぎりまで仕事を継続しながらひとりで外来通院する人もいる。そのため，がん体験をともに歩んできた家族であっても，病状の進行が急激であると感じ，気づいてあげられなかった無力感を抱くことがある。また，「こんなに悪化していると思わなかった。もっと早くに知らせてほしかった」と訴える家族もいる。サバイバーも家族も全人的苦痛をかかえている存在であることを理解し，支援することが重要である。

乳がんの場合，発症から死に至るまでが長期間であることが多いため，そのプロセスのなかでサバイバーが自らの最期のあり方を考えている場合がある。近年では，アドバンス・ケア・プランニング（advance care planning；ACP）という概念が浸透してきた。ACP は，将来の意思決定能力の低下に備えて，治療や療養について患者・家族と医療者があらかじめ話し合う自発的なプロセスである[17]。看護師には，ACP を開始するタイミングを見極め，サバイバーと家族の意向を引き出すコミュニケーション能力が必要である。また，そのプロセスにおいて，看護師がサバイバーと家族の苦悩に直面しながら，サバイバーのがん体験や価値観，人生観に関心を寄せ，サバイバーや家族と分かち合うことは，それ自体が終末期における重要なケアとなる。

事例　受診行動が遅れたが，治療開始後は意思を周囲に伝え，最期まで自分らしく生き抜いた B さんへのかかわり

［事例紹介］

B さんは 60 歳代の未婚女性。5 年前に左乳房の皮膚の一部が潰瘍化し，時折出血するようになって，姉に付き添われて受診した。医師から「乳がんの診断で，腋窩リンパ節転移を認めるが，遠隔転移は認めなかった」と告知されて，化学療法が開始された。その後，乳房全切除術と腋窩リンパ節郭清術を受け，治療を継続しながら趣味の水泳や旅行を楽しむ生活を送っていた。

しかし，2 年前に骨転移，半年前に肝転移と，再発を繰り返した。終末期にはさまざまな苦痛症状が出現しながら，療養先の選択や医療者への希望を表明し，自分が亡くなった後の準備をして旅立った。

急性期の時期

B さんは姉に付き添われて受診したが，緊張した表情で，待合室では姉と会話することなくじっと待っていた。私（筆者）は，B さんと姉に挨拶したが，姉は「どうしてこんなになるまで放っておいたのかしら」と嘆いていた。B さんは困ったような表情だったので，私は「きっと B さんなりの理由があったのだと思います。今日は勇気をもって受診されたのだと思います。これから一緒に前を向いて歩んでいきましょう」と声をかけた。

数日後，B さんと姉に，乳がんであるという検査結果が告げられ，化学療法を開始し，その効果をみてタイミングの良い時期に手術を検討するという治療方針が示された。B さんと姉は「こんなになるま

で放っていたので治療の手立てがないと思っていました。でも，治療できると聞いて安心しました」と話し，化学療法が開始された。

　Bさんが治療のために来院するとき，私はBさんと話ができるように時間を調整するようにした。Bさんは，乳房の腫瘤を自覚したのは数年前のことで，「乳がんかもしれない」と思いながらも，がんと診断されるのが怖くて受診を後回しにしてきたこと，そのうち父親の介護を手伝うようになり，ますます受診の機会を逃してきたことを話した。今年になって皮膚の一部が破れてガーゼを当てていたが，最近になって血液が滲むようになっていた。姉から温泉旅行に誘われたが，この乳房の状態では温泉に行けないと考え，やっとの思いで姉に告白したことを話した。そして，乳がんの診断が現実となったときに「やっと隠しごとがなくなって気持ちが楽になった」という思いであったことを話した。

　私は，Bさんが「乳がんかもしれない」と思いながらも受診行動ができず，不安な毎日を送っていたことに理解を示し，治療に対して前向きになっていると考え，「これからサポートさせていただくので一緒に頑張りましょう」と伝えた。Bさんは「よろしくお願いします」と深々と頭を下げた。化学療法による有害事象はあったが，Bさんはセルフケアができ，症状が悪化することなく治療を継続できた。

　化学療法の効果が得られ，乳房からの出血がなくなり，腋窩リンパ節にあった腫瘤が触診では触れにくくなった。医師から根治目的ではないが，いずれ化学療法が効かなくなることを想定して手術を行うことが提案された。Bさんは「毎日この胸を見て生活するのはつらかった。その生活から解放されるなら手術を受けたい。もうこの歳だし，乳房があるとかないとかにはこだわらない」と話し，乳房全切除術と腋窩リンパ節郭清術を受けた。

延長された生存の時期

　術後に病棟看護師は，Bさんの乳房喪失に対する反応を確認した。Bさんは「創を見ましたよ。以前の乳房を思うとすっきりしました。創も思っていたよりきれいですね」と，乳房喪失体験による悲観的な言動はなかった。術後の外来受診時にBさんは私に「手術をして創が落ち着いたらプールに通いたいと思っていたの。水泳が趣味だったけど，以前の乳房だったらプールに行けなくて。水着やパッドはどうしたらいいかしら」と話した。私は，乳がん術後用の水着やパッドのカタログを紹介した。その後，Bさんは水着を購入し，乳がん罹患前と同じようにプールに通う生活ができるようになった。

　Bさんは，内分泌療法を継続しながら安定した時期を過ごした。その間，趣味の水泳を続けながら，年に1回は姉たちと温泉旅行を楽しむ生活ができた。時々，「いつまでこの生活ができるのかと思うと不安になるけど，先生の治療のおかげでここまで生きられた。この先，何があっても自分のことは自分で決めていきたい」と，再発・転移への不安と担当医への感謝，将来の病状悪化に備えた覚悟を述べた。私は，Bさんの思いや不安を受け止め，その都度誠実に対応するようにした。

長期に安定した生存の時期

　3年後の定期検査で骨転移が見つかった時には「恐れていたことが起きた」と言い，2週間ほど不眠や食欲低下を訴え，その様子をみて心配した姉から相談の電話があるようになった。私は，再発・転移時の衝撃が大きいことを伝え，ともに見守り支えることを伝えた。1カ月ほどすると，Bさんは食欲や睡眠がもとに戻り，外来受診時には笑顔がみられるようになった。その後，「可能なかぎり治療を受けて生きていきたい」と，内分泌療法から化学療法へ変更した。Bさんは，以前のように化学療法による有害事象に対処しながら穏やかな日々を過ごした。

終末期の生存の時期

　骨転移から1年半後に肝転移が見つかった。Bさ

んは,「姉や他の兄弟に迷惑をかけずに逝きたい」と言い,予後について担当医へ尋ねるようになった。そして,「どんなにつらい情報であっても自分に伝えてほしい。自分のことは自分で決めたい」と口にするようになった。

徐々に腹水貯留による苦痛症状が増強し,頻繁に外来受診をするようになったある日,Bさんは「あのね,いい写真がないのよ。父親が亡くなった時に遺影の写真を選ぶのに苦労したから,私の葬儀では自分が気に入った写真を飾ってほしいの」と話した。私は,一般論として最近では生前に遺影を選び,準備する人がいることを伝えた。そして,Bさんが自らの命の期限が迫っていることを自覚していると判断し,他に希望や伝えたいことはないか尋ねた。すると,「もう少しやりたいことがあるから家で過ごしていたい。でも,最期の1週間かそれくらいはこの病院でお世話になって,先生(担当医)に看取ってもらいたい」と担当医と私に話した。Bさんは,望んだとおりに最期の10日間を病院で過ごし,担当医に看取られて旅立った。

後日,Bさんの姉が私のもとへ挨拶に来た。Bさんは,最後の入院前に葬儀社の担当者を自宅へ招き,自分の葬儀一切を決め,支払いまで済ませていた。葬儀では,Bさんから残された姉弟へ宛てた手紙が読まれ,遺影はBさんが姉弟と出かけた温泉旅行の際に撮った笑顔の写真が事前に準備され,使われたことを聞いた。私は,姉の清々しい表情から,Bさんが自分の信念を貫き,最期までBさんらしく生き抜いたことを姉は誇りに思っていると感じた。

Bさんにかかわるなかで,サバイバーは,Bさんのようにたとえ受診行動が遅れたとしても,治療開始後は自分の意思を周囲の人へはっきりと伝え,最期まで自分らしく生き抜こうとする力をもっていることが理解できた。看護師は,サバイバーのありのままを受け入れ,時には寄り添い,時には背中を押しながら,サバイバーが生き抜く力を発揮できるよう支援することが大切であると実感した。そして,その過程のなかで培った信頼関係をもとに行った支援は,同時にACPの過程となることを学んだ。

(荒堀有子)

文献

1) 国立がん研究センター:がん情報サービス 最新がん統計. https://ganjoho.jp/reg_stat/statistics/stat/summary.html (2018/12/1閲覧)
2) がんの統計編集委員会編:がんの統計2017年版. がん研究振興財団, 2018.
3) Sun Y, et al:Return to work among breast cancer survivors:A literature review. Support Care Cancer, 25(3):709-718, 2016.
4) Sun W, et al:Work-related barriers, facilitators and strategies of breast cancer survivors working during curative treatment. Work, 55(4):783-795, 2016.
5) 児玉美由紀, 近藤まゆみ:BOOK Ⅲ がん体験者を理解する 2―乳がん体験者.「がんサバイバーシップ がんとともに生きる人びとへの看護ケア」. 近藤まゆみ, 嶺岸秀子編著, p96, 医歯薬出版, 2006.
6) 菅原よしえ, 森 一恵:乳がん患者の診断から初回治療終了までの配偶者の認識と対処行動. 日本がん看護学会誌, 26(3):34-43, 2012.
7) 宇津千晴, 国府浩子:乳がん患者がもつ母親としての子どもへの思いと関連する要因. がん看護, 17(4):511-517, 2012.
8) 橘木俊詔:働くことの意味. ミネルヴァ書房, 2009.
9) Ashcroft JJ, et al:Breast cancer - patient choice of treatment:preliminary communication. JR Soc Med, 78(1):43-46, 1985.
10) 佐藤まゆみ:ボディイメージの変化についての理解とケア. 月刊ナーシング, 24(2):44-47, 2004.
11) 近藤久美子:第2の告知を受けた乳がん患者の不安を知る. 市立三沢病院医誌, 18(1):23-27, 2010.
12) 日本乳癌学会編:科学的根拠に基づく乳癌診療ガイドライン1 治療編 2015年版. 金原出版, 2015.
13) Anderson DJ, et al:Younger and older women's concerns about menopause after breast cancer. Eur J Cancer, 20(6):785-794, 2011.
14) 城丸瑞恵, 他:ホルモン療法を受けている乳癌患者のQuality of Life(QOL)に関する基礎的研究. 昭和医会誌, 65(4):345-355, 2005.
15) Yarbro CH, et al:Cancer Nursing:Principles and practice. pp1665-1675, Jones and Bartlett, 2005.
16) Okamura M, et al:Psychiatric disorders following first breast cancer recurrence:Prevalence, associated factors and relationship to quality of life. Jpn J Clin Oncol, 35(6):302-309, 2005.
17) 二井矢ひとみ:アドバンス・ケア・プランニング ～患者の意向を尊重したケアの実践～. がん看護, 18(1):23-26, 2013.

3 肺がん体験者

がんの種類からみたサバイバーの体験

　肺がんの罹患数は40歳代後半から増えはじめ，高齢になるほど増加しており，男性のほうが女性より約2倍多い。さらに，日本において肺がんは死亡率トップであり，死亡数は，男性53,002人，女性22,118人である（2017年）[1]。75歳以上の高齢者の肺がん死亡率が高く，年々増加傾向にある。

　肺がんの発症リスクは喫煙であり，その他に，受動喫煙，環境，食生活，放射線，薬品などがあげられる。肺がんは進行するまで症状が出にくいことから早期発見が難しく，進行した状態で診断されることが多い。さらに，肺内，脳，骨などへ遠隔転移しやすいことも予後が悪い理由とされている。しかし，近年，手術療法の技術の進歩，化学療法における新薬の開発（分子標的薬，免疫チェックポイント阻害剤など）が進み，治療効果は上がっており，肺がん患者の5年生存率も伸びつつある。

　肺がんは，小細胞がんと非小細胞がん（腺がん，大細胞がん，扁平上皮がん）に大別され，それぞれ性質や経過，治療やその効果が異なるのが特徴といえる（❶）。小細胞がんは肺がんの約15〜20％を占め，増殖が速く，脳などに転移しやすい悪性度の高いがんである。しかし，非小細胞がんと比べ，抗がん剤や放射線治療が比較的効きやすいタイプである。非小細胞がんのなかでは腺がんが最も多い。また，扁平上皮がんは喫煙との関係が濃厚であり，男性の肺がんの40％を占めている。

❶　肺がんの種類とタイプ・特徴

肺がんの種類	組織型		特徴	発生しやすい部位
非小細胞肺がん	非扁平上皮がん	腺がん	●日本人の肺がんのなかで最も多い（男性約40％，女性約70％以上） ●女性患者の多くは非喫煙者 ●早期では症状が出にくい ●進行や転移の速さに個人差が大きい	末梢型（肺野型）
		大細胞がん	●比較的まれ ●男性に多くみられる ●進行や転移が早い場合がある	
	扁平上皮がん		●男性の肺がんの約40％，女性の肺がん約15％ ●男性に多くみられる ●患者のほとんどが喫煙者	中心型（肺門型）
小細胞肺がん	小細胞がん		●肺がん全体の約15％ ●男性に多くみられる ●患者のほとんどが喫煙者 ●進行や転移が非常に早い ●薬物療法や放射線療法が効きやすい	

（中川和彦監修：2017年版　もっと知ってほしい肺がんのこと．p4，認定NPO法人キャンサーネットジャパン．）

肺がんサバイバーに関する文献レビュー（研究の動向）

海外研究の動向

　サバイバーシップの観点から肺がん体験者・家族をとらえた看護研究を概観するため，PubMed，CINAHLで「lung cancer」「survivor」「nursing」をキーワードに文献を検索した結果，15件が該当した。その内訳は，観察研究8件，介入研究6件，システマティックレビュー1件である。このうち14件は，治療後の"延長された生存の時期"に焦点を当てた研究であり，対象を"非小細胞肺がん体験者"に限定した研究が6件，治療別では"手術療法"が4件であった。テーマは多岐にわたるものの，研究の多くが，"身体症状や機能障害""健康関連QOL（HR-QOL）"の変化を長期的に探索し，その変化に関連する要因を報告している。

　HR-QOLに関する研究のひとつはシステマティックレビューである。Poghosyanら[2]は，2012年以前に報告されたHR-QOLに関する研究337件のうち19の論文を分析対象とした。非小細胞肺がん体験者には，手術後2年間は身体機能の低下が認められ，とくに痛み，倦怠感，呼吸困難，咳嗽の症状が一般的であった。また，喫煙，併存疾患の存在，広範囲の外科切除，補助療法の実施は，HR-QOLスコアの低下と関連することも報告されている。その後，2015年には術後肺がん体験者231人を対象とした調査[3]が行われ，HR-QOLの関連要因として，性別，婚姻，宗教，うつ，家族サポートなど心理・社会的要因の存在が明らかとなった。

　治療後の身体症状や機能障害に着目した縦断的研究も行われている。治療を終えた肺がん体験者185名を対象とした6カ月間の追跡調査[4]において最も頻度の高い症状は睡眠障害であった。症状の重症度はがん体験者の運動量と関連しており，中等度の運動をしている人は，運動をしていない人よりも倦怠感，眠気，睡眠障害の症状が明らかに軽度であった。術後の運動量低下が身体症状や機能障害をもたらすことが判明し，運動プログラムによる介入の必要性が強調された。

　介入研究は6件であった。ウォーキングの効果に関するランダム化比較試験（RCT）[5]はそのひとつである。適度な速度のウォーキングを1日40分，週3日，12週間にわたって行うプログラムであり，参加者は，ウォーキング群と，通常のケアを受ける対照群に無作為に割り当てられた。ウォーキング群は，3カ月，6カ月と時間が経過するとともに，対照群に比べて不安やうつ状態に明らかな改善が認められた。運動や日常生活を通して身体活動量を増やすことは，治療後の症状緩和，機能回復だけでなく，心理面でも肯定的な効果につながることが示された。しかし，運動そのものが身体への過重な負担となり，悪化することも懸念される。そこでFouladbakhshら[6]は，ヨガプログラムの導入に先立って，ヨガが呼吸に与える影響を明らかにするためのパイロットスタディを行った。実施後3カ月と6カ月の時期に，呼吸困難感，酸素飽和度，呼吸機能を反復測定した結果，運動中の血中酸素飽和度は高値で維持され，明らかな呼吸困難感の増強は認められなかった。一秒量（FEV_1）はむしろ増加しており，呼吸機能が低下した肺がん体験者であっても安全に実施できるプロトコールであることが確認された。同じプロトコールで実施した介入研究[7]では，気分，睡眠効率，QOLに大幅な改善が認められた。さらに，唾液中コルチゾール値は経時的な減少を示し，ヨガプログラムによるストレス緩和の効果も期待される。

　家族介護者を対象とした介入研究[8]も1件含まれていた。この研究は，ほとんどの介護者が家族間のコミュニケーションに課題をかかえている現状を背景とし，電話によるコーチングでコミュニケーションスキルの向上を意図したものである。介護者20人のうち80%が電話によるコーチングの効果を認め，とくに保健医療提供者とのコミュニケーションの改善が報告された。がん体験者のケアにおいて，家族はリソースとみなされがちである。今後，家族

自身がかかえる問題の探索と介入方法の開発が期待される。

国内研究の動向

医中誌 Web で「肺がん/肺癌」「がん患者/がんサバイバー/がん体験者」をキーワードに 2008〜2017 年の文献を検索した結果，25 件の原著論文と 1 件のレビュー論文が該当した。原著論文の内訳は，入院中あるいは外来加療中の肺がん患者を対象とした急性期の研究が 21 件，延長された生存の時期 2 件，時期を限定していないもの 2 件であった。がんサバイバーシップのなかでも，急性期への関心の高さが浮き彫りとなった。対象の属性は，進行肺がん患者が 12 件で半数を占めていた。肺がんは進行した状態で発見されることが多いため，再発率も高く，転移もしやすい。5 年生存率が低いがんのひとつである。急性期の進行肺がん患者を対象とした研究の多さは，肺がんの特徴を反映しているといえる。

治療法別にみると，化学療法 8 件，手術療法 3 件，放射線療法 2 件，化学放射線療法 2 件，治療法を限定していないもの 10 件であった。テーマは，治療を受けながら生きる体験，治療に伴う身体的・心理社会的苦痛と対処，日常生活上の困難と対処，治療や療養の場に関する意思決定と多岐にわたっている。一方，研究デザインに関しては，半構成的面接による質的記述的研究が 20 件と大半を占め，他は，術後の身体症状に関する量的記述研究が 1 件，生活調整に関する尺度開発の研究が 1 件，病気体験への介入研究が 2 件であった。わが国において，肺がん体験者に関する看護研究は，治療期の進行がん患者を対象とし，直面している問題や対処の実態を記述する研究が多く，看護の質を高めるための基礎的データを集積している段階といえる。

他に，国内外の肺がん患者の倦怠感に対する運動介入研究のレビュー論文[9]が 1 件報告されていたが，レビュー対象となった論文 9 件はすべて海外研究であった。国内の介入研究が 2 件に限られていることからも，今後の発展が求められる。

肺がんサバイバーと家族の体験と支援

急性期の生存の時期

肺がんが疑われるのは，集団検診や健康診断で撮影した胸部レントゲン写真で異常がみられた場合のみならず，咳や痰，血痰，呼吸困難，嗄声など呼吸器症状がみられる場合や，頭痛や手足の麻痺，痛みなど，肺がんによる転移症状がみられる場合などである。肺がんは，喀痰検査，胸部単純 X 線，胸部 CT，腫瘍マーカーなどの精査を行い，気管支鏡や CT ガイド化生検，胸腔鏡や試験開胸手術で組織を採取し，確定診断をつけ，治療方針を決定する。この期間は 1 カ月程度を要し，苦痛症状が出現している場合には，症状マネジメントを積極的に行う必要がある。サバイバーは確定診断がつくまでの間，「こうしている間にも，がんが進行しているのではないか」「肺がん＝死」などのイメージが拭えず，不安や恐怖に駆られながら生活している。また，インターネットなどで得た情報から先行きを案じ，この時期から仕事を休職もしくは退職するサバイバーも少なくない。肺がんは喫煙者に多いことから，「喫煙していないのに，なぜ肺がんに？」という思いを抱くサバイバーも多い。

確定診断後には治療方針が決定する。肺がんは，手術療法，放射線療法，薬物療法がおもな治療法であり，サバイバーの病期分類，年齢，全身状態，サバイバーの希望を取り入れて方針が決定される。罹患年齢やサバイバー自身の人生体験，価値観によって治療選択がなされていくため，医療者はサバイバーが病気や治療について十分に理解したうえで意思決定できるよう支援していくことが求められる。肺がんは組織別・病期別に治療法が異なる。

以下，手術療法，放射線療法，化学療法を受けるサバイバーの体験について述べる。

● 初期治療として手術療法を受けるサバイバーの体験

手術は根治を目指した治療方法であり，非小細胞肺がんの場合は，Stage Ⅰ期，Ⅱ期，ⅢA 期の一部

が手術可能である[10]。早期から転移しやすい小細胞肺がんでは，限局型のⅠ期の場合のみ手術がすすめられる[10]。手術療法には，肺全摘出術，肺葉切除術，胸腔鏡下部分切除術などがあり，併せて周囲のリンパ節郭清を行う。そのため，術式によっては，創部痛だけでなく，肋骨に沿った痛みや前胸部痛が慢性的に持続する場合がある。

術後肺炎などの合併症を予防するためには，肺がんの診断がついた時点で「手術のために禁煙するように」と告げられ，苦労するサバイバーも少なくない。また，高齢者の場合，他疾患との兼ね合いや健康寿命を案じて「後遺症をかかえながら生活するくらいなら，このまま手術をせずに生を全うしたい」と考えるサバイバーもいる。よって看護師は，患者の考えや価値観を聴き，納得して治療選択ができるよう支援することが大切である。サバイバーが根治を目指して手術に臨んでいても，術中診断で病巣の拡がりが確認され，試験開胸だけで手術を終える場合もある。その際，サバイバーはがん告知以上の衝撃を受け，落胆し，抑うつ症状を呈する場合があるため，精神的なサポートが必要な時期ともいえるだろう。

● 初期治療として放射線療法を受けるサバイバーの体験

放射線治療の適応は，非小細胞肺がんⅠ期やⅡ期で手術が難しい場合（根治放射線治療）[10]と，Ⅲ期で化学療法と放射線治療の併用が難しい場合[10]であり，小細胞がんでは限局型が放射線治療の対象となる[14]。治療スケジュールは，非小細胞肺がんであれば1日2Gyの照射を週5回，合計6週間で60Gy照射するのが標準的[10]であり，小細胞がんでは細胞分裂の速さを考慮し，1日2回週5回照射し，合計3週間で45Gy照射する加速多分割照射が行われる場合[10]もある。

肺がんの原発巣に照射する場合，皮膚炎や食道粘膜炎の発症により食事を摂取できなくなるサバイバーが少なくない。また，放射線性肺臓炎を併発した場合には，咳や痰の増加，発熱，息切れなどが生じ，日常生活を送るうえで困難感を抱くことがある。放射線治療は外来通院で行われる場合が多く，サバイバーが体調変化にあわせて相談できる環境を整えていくこと，治療を完遂できるように支援することが大切である。

● 初期治療として化学療法を受けるサバイバーの体験

非小細胞肺がんの化学療法[10]は，StageⅢ期以降手術による根治が難しい段階，もしくは再発・転移を防ぐために放射線療法と併用して行われる。StageⅣ期の場合は，根治を望む治療は行えず，化学療法を中心に治療計画が立てられる。肺がん治療は細胞障害性抗がん剤のみならず，効果予測マーカー（EGFR遺伝子変異，ALK融合遺伝子）に応じて，分子標的治療や免疫チェックポイント阻害剤など，もっとも治療効果の高い薬剤を選択する「個別化治療」が行われるよう変化している。これらの薬剤はサバイバーの全身状態や要望を考慮しつつ，系統的な治療戦略が立てられるのが一般的である。

初期治療（1st line）により苦痛症状が緩和されたとき，もしくは効果判定の検査で効果が認められた場合，サバイバーは安堵し，治療と生活の両立に向けた一歩を踏み出すことが可能となる。分子標的治療は下痢，ざ瘡，爪囲炎などの副作用が起こりうるため，予防を含めたセルフケアが必要となることが多い。外観の変化によって他者との交流の妨げになり，抑うつ傾向となる場合があるため，サバイバーの悩みやつらさをよく理解しながら，セルフケアを促進していけるような支援を行う。化学療法に伴う副作用は薬の種類や個人の受けとめ方によっても，体験に大きな差異が生じる。経口投与の場合，外来通院で導入される場合が多く，医療者との接点は医師の診察のみというサバイバーも少なくない。副作用症状に伴う身体変化を，病状進行によるものではないかと不安になるサバイバーもいるため，看護師はこの時期のサバイバーの身体変化に着目し，生活と治療と折り合いをつけていけるよう，サバイバーが本来もっている対処能力を高める支援をすることが大切である。

術後，補助化学療法を行う場合には，術後の体力

低下や呼吸困難感，痛みなどの症状をかかえたまま治療導入となることも多い。そのため，治療による副作用を体験しているサバイバーは根治を目指した治療と理解しつつも，身体的なつらさから解放されず，「この治療はいつまで続くのだろう」「本当に回復するのだろうか？」などの気持ちを抱く。そのため，看護師はサバイバーを労いつつ，生活のなかで工夫し，対処力を高めていけるよう心身ともに支援する必要があるだろう。

いずれにしても，初期治療の過程で病気に伴う症状変化や副作用による身体の変化を受け入れ，新たに生活のペースを立て直していくのがこの時期の特徴といえるだろう。看護師は病期によって治療方針が大きくことなることを念頭に置き，働く世代のサバイバーであれば就労について積極的に話し合い，先行きを見通しながら治療と就労を両立できるか，休職する場合には復帰時期をどのように考えればよいか，など，治療の流れや起こりうる症状を絡めてサバイバーとともに考える。また，リソースとしてソーシャルワーカーや産業医，社会保険労務士を活用し，就労支援を行うことも重要である。同じ疾患の患者から情報を得たい，仲間を見つけたいと望むサバイバーも多いため，サバイバーのニーズに応じて患者会[11,12]などの情報を提供していくことも求められる。

延長された生存の時期

手術や放射線治療による晩期障害として，動作時の息切れや呼吸困難感が持続する場合がある。さらに，術後後遺症として慢性的に続く痛みをかかえているサバイバーも少なくない。そのため，病状が落ち着いていたとしてもそれをなかなか体感できず，再発・転移への不安を募らせることも多い。しかし，維持治療を継続しながら，社会復帰を具体的に考えるうえで体力の維持・向上は欠かせない。息切れや息苦しさの症状は，その人の呼吸機能や体力，合併症などによっても異なるため，無理せず，休憩をとりながら生活できるよう具体的な方法をともに考えていく。安静にしてばかりいると全身の筋肉が低下し，呼吸に関連する筋肉も低下するため，適度な運動が続けていけるよう支援していく。なかには，後遺症をかかえながらこれまでどおりの生活を送れず，趣味や仕事に十分に取り組めないなど，自己概念が揺らぐような体験をしているサバイバーも少なくない。この時期には，医療者や周囲の人びとからのサポートを受ける機会が減ってくることが特徴でもあり，サバイバーが望めば，医療者は継続的にかかわり，新たな自分らしい人生を具体的に考えていけるよう支援していく。

肺がんの5年生存率は伸びつつあるとはいえ，肺がん全体では27％程度である。外科的切除例がそのほとんどであり，非切除例では少数である。肺がんは再発率が高く，遠隔転移もしやすい。Stage Ⅳ期の非小細胞肺がんにおいて1年生存率は50％程度であり，治療の発展に伴い，無増悪生存期間はさらに延長している。Stage Ⅳ期＝末期がんという認識は払拭されつつあり，初期治療で効果を実感しているサバイバーは新たな治療に期待を抱き，病気を達観しながら過ごしていることもある。そのため，看護師はサバイバーの病気の転機をとらえ，経過のなかで，サバイバーや家族が病気や治療をどのように受け止めているか，また，大切にしたい暮らしを中心に据え，治療を選択できるよう支援していく必要があるだろう。

長期的に安定した生存の時期

外科切除症例，Stage Ⅳ期でも治療効果がみられた場合には，長期的に安定した生存の時期を迎える。採血やCT撮影などの定期検診で進行・再発の有無が確認され，結果を知らされる前後でサバイバーの緊張感は高まっていく。一方で，安定した生活を送っているサバイバーが多く，病気を忘れて生活しているサバイバーや家族も少なくない。再発・転移がありつつ，治療を変更しながら長期的に安定した生活を送っているサバイバーもおり，治療の副作用も日常生活のなかで対処できている場合が多く，「こんなに元気でいるのに本当にがんなのだろうか？」「治療が効いていないわけがないだろう」

という気持ちを抱いているサバイバーもいる。治療が長期化することで経済的な負担をかかえるサバイバーもいるため，サバイバー自らが相談できるような場（患者会，がん相談支援センターなど）に関する情報提供がなされることが望ましい。

また，再発・転移があるサバイバーとは，アドバンス・ケア・プランニング（advance care planning；ACP）を意識してかかわることが望まれる。ACPとは，「サバイバーと医療・福祉関係者，家族が患者の将来のケアについての意向や希望を話し合うプロセス」である[13]。つまり，今後の治療・療養について，サバイバーや家族と医療者が自発的に話し合い，将来起こりうる意思決定事項（治療の中止，急変時の対応，療養の場，代理意思決定者など）について，病状が安定している時期から話し合いを重ねていくことだといえる。

医療者は〈病状が悪化した場合〉に焦点を当てすぎず，サバイバーと家族の人生を中心に考えられるように促し，希望を語り合い，納得できる生き方を支える立場に立つことが重要であり，看護師には医療チームのなかでコーディネート役割を担うことが求められる。

終末期の生存の時期

積極的治療の成果がなくなり，さまざまな症状が強くなると，緩和医療中心へと移行していく。終末期にみられる症状として，骨転移・胸壁浸潤などによるがん性疼痛や，腫瘍の増大による無気肺，気管圧排からみられる呼吸困難などがあげられる。また，脳転移によって，体験者はさまざまな機能を失うこ

とも多い。

がんの軌跡に応じて，身体機能の低下がみられる少し前から，サバイバーだけでなく家族もいっしょに療養の場を含めた意向を確認していくことが重要である。結論を急ぐのではなく，サバイバーと家族，それぞれが何を大切にしたいのかを見つめ，表現できることを支えながら，安心して暮らせる環境をどのように提供できるか，具体的な情報提供をすることが求められる。

サバイバーは，自分ではどうにもできない身体のつらさ，家族をはじめとする他者に手を借りることへの申し訳なさ，社会的な役割を果たせない喪失感などを体感し，「こんな状況では生きている意味がない」など，全人的な苦悩をかかえている。そのため看護師は，身体的な苦痛が緩和されるように生活の仕方を工夫することや，ベッドサイドでの細やかなケアを通して，サバイバーが癒されるように全人的な視点と柔軟性をもってかかわることが大切である。さらに，自律している人として尊厳が守られ，サバイバーが生を全うできる支援をすることが大切である。

この時期になると，家族が代理意思決定を求められることも多く，大切な家族を失う悲嘆のプロセスで「自分の決定がサバイバーの死期を早めてしまうのではないか」と苦悩することがある。また，最期まで家族があきらめずにいることがサバイバーへのケアにつながると考えている家族も少なくない。看護師は，そのような家族の心情を理解し，ケアすることが求められている。

事例 終末期に家族・友人との温泉旅行を実現できたCさんへのかかわり

[事例紹介]

Cさんは，50歳代の女性で進行肺がん。家族背景は，夫をがんで看取った後，子ども（20歳代）と同居していた。肺がんと診断後に，放射線療法，化学療法を受けて外来通院をしていたが，胸部の皮膚と副腎への転移巣が増大して，動悸と発熱が出現したため緊急入院した。医師からは，胸部の腫瘍を切除できないことが説明されたにもかかわらず「何も治療をしてくれない」と，不満や不安言動が目立つようになり，感情失禁に至ることもあった。

混乱していたCさんと，新たなケアに取り組もうとする看護師のパートナーシップの開始

Cさんには「症状の悪化は治療のせいではないことや，腫瘍を切除できないことはわかっているが，自分でもどうしたらよいかわからない」という思いがあった。私（筆者）はがん体験に苦悩して混乱しているCさんを理解し，寄り添っていきたいと強く思った。そこで，Cさんにこれまでの人生体験を語ってもらえないかをたずね，体調を整えてから面接することを約束した。私は，Cさんが語ることに意欲的な印象を受け，次回を楽しみにした。

人生・家族背景から"家族とともにありたい"自分の思いと，今後の治療に望むことの明確化

Cさんは，何度も涙を流しながら「夫の闘病生活は支えることができたのに… 子どもといっしょにいてあげたいのに…」と，関心事を語られた。私は，Cさんの語りから「これまで家族に貢献したことに満足する思い」と「現在の病気の進行へのやりきれない思い」が，複雑に入り混じっているように感じた。また，終末期にある自分に直面し「遣り残したことがあるから予後を教えてほしい」，そして「夫と同じように安らかに逝かせてほしい」と，安らかな死への期待についての思いも語ることができた。

自分のことよりも家族を大切に思って生きてきた自分のパターンを認め，積極的に治療に臨む

Cさんが語ったことをストーリーにまとめたものを渡して読んでもらい，人生体験をともにたどった。Cさんは静かに涙を流しながら「そうなのよ，これだけたいへんな人生を送ってきたのだから，これからは楽しまないと… 家族のためにも治療に専念して良くなりたい」と，過去を整理して将来を指向した。私は，病状を知りたいというCさんの思いに添って，主治医と話せる場を設けた。医師と話し合った後，「あらためて治療への意欲がわいた」と語った。

"いまを生きる"ことを見出したCさんは，積極的に治療を継続することよりも，家族・友人と過ごす意思を表現して実現した

Cさんは，病状の進行に「くやしい」と感情を表出することもあったが，自分のできることをしようと懸命に生きる姿勢がみられた。その頃から，「治療をして治りたいが，無理かもしれない… いまのうちに息子や友人に手紙を残そうと思う」と言ったり，看護師に「寂しいからいっしょにいてほしい」と訴えたりした。しかし，「最期は，死んでもいいから温泉に行きたい」という希望を宣言したため，医療者と家族で早急に準備を進め，子どもや友人との1泊の温泉旅行を実現した。その2日後には，家族・友人が見守るなか，静かに永眠された。

▼

マーガレット・ニューマン（Newman MA）は「ナースの役割とは，患者が自分を語ることを通して自分のパターンに気づき，パターンに意味を見出して，これからの生き方の新しいルールを自分で見出すプロセス促進者になることである」[14]と述べている。

以前の私は看護師として，患者の言動の背景にある気持ちを理解することが難しかった。たとえば，言動だけをみて〈良くなりたい願望に固執している〉〈実現不可能な治癒への希望を表明している〉ととらえ〈身体症状をかかえる患者には，まず苦痛を緩和しなければ希望を支援することができない〉とも考えていた。しかし，今回，看護師がよい聴き手となり，サバイバーが語った人生体験を傾聴してフィードバックすることで，サバイバー自身が症状の進行に苦悩しながらも自己のパターンに気づき，新しいルール，つまり〈現実のなかでの希望〉を見出せる過程をともに体験できた。患者がサバイバーとして死の瞬間まで成長・成熟し変化する過程に，看護師として寄り添うには，全体性のパラダイム，すなわちサバイバーの生き方や価値観，家族も含め，

ひとりの人間として全体をとらえ，サバイバーの言動や願いの背景を理解してかかわること[14]が重要と考える。

(児玉美由紀，我妻孝則，久保五月)

文献

1) 国立がん研究センター：がん情報サービス 最新がん統計. http://ganjoho.jp/reg_stat/statistics/stat/summary.html（2018/12/1閲覧）
2) Poghosyan H, et al：Health-related quality of life after surgical treatment in patients with non-small cell lung cancer：a systematic review. Lung Cancer, 81（1）：11-26, 2013.
3) Chang NW, et al：The effect of gender on health-related quality of life and related factors in post-lobectomy lung-cancer patients. Eur J Onco Nurs, 19（3）：292-300, 2015.
4) Lin YY, et al：Longitudinal study on the impact of physical activity on the symptoms of lung cancer survivors. Support Care Cancer, 23（12）：3545-3553, 2015.
5) Chen HM, et al：Randomized controlled trial on the effectiveness of home-based walking exercise on anxiety, depression and cancer-related symptoms in patients with lung cancer. Br J Cancer, 112（3）：438-445, 2015.
6) Fouladbakhsh JM, et al：Using a standardized Viniyoga protocol for lung cancer survivors：a pilot study examining effects on breathing ease. J Complement Integr Med, 2013.
7) Wang CC, et al：Circulating endothelial-derived activated microparticle：a useful biomarker for predicting one-year mortality in patients with advanced non-small cell lung cancer. Biomed Res Int, 2014；2014：173401. doi：10.1155/2014/173401. Epub, 2014 Jun 29.
8) Wittenberg E, et al：Pilot Study of a Communication Coaching Telephone Intervention for Lung Cancer Caregivers. Cancer Nurs, 2017.
9) 樺澤三奈子：肺がん患者の倦怠感に焦点を当てた運動介入研究に関する文献レビュー：倦怠感のセルフマネジメントに対する看護支援への示唆. せいれい看護学会誌, 6（1）：14-20, 2015.
10) 日本肺癌学会編：EBMの手法による 肺癌診療ガイドライン 2016年版. 金原出版, 2016.
11) NPO法人肺がん患者の会運営ウェブサイト：ワンステップ. www.lung-onestep.jp（2018/12/1閲覧）
12) アストラゼネカ社運営ウェブサイト：肺がんとともに生きる 仲間と出会う ようこそ患者会へ. https://www.haigan-tomoni.jp（2018/12/1閲覧）
13) 阿部泰之：アドバンス・ケア・プランニング 現在までの知見とこれからの方向性. 緩和ケア, 25（3）：178-182, 2015.
14) 遠藤恵美子：希望としてのがん看護 マーガレット・ニューマン"健康の理論"がひらくもの. 医学書院, 2001.

がんの種類からみたサバイバーの体験

大腸がん体験者

　大腸がん死亡数は50,681人（2017年）にのぼり，罹患数（1年間に新たに大腸がんと診断された人数）も134,453人（2014年）と，増加の傾向にある[1]。

　しかし，大腸がんの治療は進歩しており，早期の段階で治療を行えば治癒率も高くなっている。外科的治療だけではなく，内視鏡的治療，化学療法，放射線療法などが病期や全身状態に応じて行われ，生存期間は延長している。一方で，これらの治療には，さまざまな有害事象や障害を伴うことが多い。それゆえ，看護師として大腸がんサバイバーがどのような体験をしているかを理解する必要がある。

大腸がんサバイバーに関する文献レビュー（研究の動向）

　大腸がんサバイバーに関する国内の文献は，過去10年間で漸増していた。論文の内容は，化学療法による有害事象，手術に伴う排便障害，進行・再発がんの症状緩和に関するものが多かった。

化学療法による有害事象

　化学療法による有害事象として，末梢神経障害，味覚変化，皮膚障害に焦点を当てた研究が散見された[2〜7]。

　末梢神経障害は，日常生活や社会生活における活動に制限をきたすことから，サバイバーは生活のなかでしびれの予防や軽減のための調整をしている[2,3]。

　また，味覚変化を体験したサバイバーは，食事の工夫として，酸味の利用，甘い食品の摂取，イモ類の摂取，匂いの回避，苦味の回避などを行っていたと報告されている[4]。

　その他，分子標的薬による皮膚症状の強さとQOLには相関があることから，継続的な症状マネジメントの重要性が言及されている[5]。在宅におけるインフューザーポンプの装着は，活動，運動，体位，清潔行動の制限，シートベルト装着時の違和感があることが明らかにされている[6]。

手術に伴う排泄障害

　術後の排便障害，ストーマ造設，術後の回復過程に関する報告があった[8〜13]。

　低位前方切除術で一時的ストーマを造設し退院したサバイバーは，周囲のサポートと元の自分に戻りたい望みを支えに，ストーマ保有の苦しみに耐え，ストーマのある生活の工夫にも取り組めるようになったことが明らかにされている[8]。また，ストーマ閉鎖術後に排便障害をきたしたサバイバーは，自己を奮起させる努力によって気持ちを立て直し，下痢に応じた生活の工夫に取り組んでいたと報告されている[9]。

　ストーマ保有者が体験する日常生活上の困難として，外出時のトイレの使いづらさ，排泄物の漏れ，入浴のしづらさ，衣服の選択の制限，外出の制限などがあり，排泄経路の変更による嫌悪感や負担感があると報告されている[10]。

進行・再発がんの症状緩和

　外来化学療法を受ける進行・再発大腸がんサバイバーは，悪心や下痢，倦怠感，皮膚障害，末梢神経障害などがあり，日常生活のなかで，手足の症状に

合わせ保護・保湿に努める，消化器症状が強くなる時期を予測しながらやり過ごす，末梢神経障害に伴う危険を避けるための行動をとるなどの調整をしていたと報告されている[3]。

がんサバイバーの配偶者が体験した困難への対処行動に関する報告もあった[14]。それは，問題解決に取り組む，夫婦で共闘する，他者の力を借りる，情緒の安定を図ることであった。具体的な対処行動として，専門家のアドバイスを参考にする，より多くの知識を得て自ら行動する，保険金を活用する，サバイバーとともに向き合う，治療について医師に任せる，他者のサポートを受ける，気持ちの折り合いをつける，先のことは考えないようにするなどがあげられていた[14]。

大腸がんサバイバーと家族の体験と支援

大腸がんと診断され，治療を受けていく過程で人はさまざまな体験をする。そして，治療によって生存が延長されたとしても再発や転移への不安を抱いているサバイバーは多い。ここでは，①急性期の生存の時期（がんと診断され初期治療を受ける時期），②延長された生存の時期（治療の継続および障害をもちながら在宅生活を送る時期），③長期的に安定した生存の時期（生存期間が延長されて療養生活を送る時期），④終末期の生存の時期（がんの進行，再発，転移をきたした時期）の4つの時期に分けて，その時期に特徴的な体験と大腸がんサバイバーへの看護について述べる。

急性期の生存の時期

●がんと告げられた時の思いに寄り添う

医師からはじめてがんと告げられた瞬間は，「一瞬，頭の中が真っ白になった」「まさか自分ががんになるなんて思ってもいなかった」という思いを抱き，非常に大きな衝撃を受けて混乱する人が多い。そして，告知を受けてから数日から数週間は，「何で自分ががんになってしまったのだろう」「これは何かの間違いではないか」という現実の否定や，がんによる身体的な苦痛，再発や転移の可能性，治療に対する心配，仕事や家族のこと，死んだらどうなるのかなど，現実的なことを真剣に考えるようになる。

同じような状況のなかでがんを告げられたとしても，受ける衝撃やその時に考えることには個人差がある。苦しみも悲しみも過去のさまざまな体験やその人の立場や環境によって異なる。がんの告知を受けて治療を決心し，治療を受けるというプロセスのなかで，サバイバーはさまざまな体験をし，周囲の人びととかかわるなかで考えや気持ちが変わってくることもある。それゆえ，大腸がんの告知や初めて治療を受け，悩み苦しむサバイバーを前にしたとき，何とかしてあげたいと方策を考える前にまず，サバイバーの思いに寄り添い，自己決定を尊重しながらセルフケアを高めていくことが重要である。

●セルフケアを高めるためのサポート❶

サバイバーのセルフケアを高めるために，自分にとって必要なケアを自ら判断しているかどうかアセスメントすること，サバイバーのセルフケア能力をアセスメントすること，サバイバーの潜在的な力を伸ばすようにかかわるとともに，必要なケアが修得できるようにともに考え，アドバイスすることである。また，自分と同じような体験をした人が頑張っている姿や苦労しながらもうまく行えている成果をみて，自分だけではない，自分も頑張ろう，自分にもやれそう，というやる気が湧いてくることがある[15]。このような自己効力感を高めるためにサバイバーが努力してできたことについてはともに喜ぶことも大切である。

たとえば，直腸がんでストーマを造設した場合のセルフケアとしては，第1にストーマという障害をもちながら生活するためのセルフケアがある。ストーマ装具の交換やスキンケア，入浴，旅行，外出，仕事などの面において，工夫をしたり，変更したりしなければならないことである。第2に医療者から助言を受けながら健康管理を行うセルフケアがある。禁煙や禁酒，肉食や高脂肪食などに偏った食生活を改善し，自分の健康を維持するために生活習慣

❶ セルフケアを高めるためのサポート
- サバイバーが自分に必要なケアを自ら判断しているかどうかアセスメントする。
- サバイバーのセルフケア能力をアセスメントする。
- サバイバーの潜在的な力を伸ばす。
- 必要なケアが修得できるようにともに考え，アドバイスする。
- 自己効力感を高めるためにサバイバーが努力してできたことについてはともに喜ぶ。

を見直すことである。また，ストーマがあっても趣味や楽しみをみつけ，心の健康を維持していくことである。第3に自分らしく生きていくための自己決定としてのセルフケアがある。ストーマを造設した後は，少なからずボディイメージの変化があるが，そのなかでこれからどう生きていくかを考え，希望や目標をもって自分自身や家族を大切にしていくことである。

必ずしもサバイバー自身がこれらのセルフケア不足を認知しているとは限らない。とくに，がんという病気，障害された機能への衝撃，不安，気力や体力の低下している時は，自分の状況が受け入れないことや，判断力が低下していることがある[16]。看護師はサバイバーにとって必要なセルフケアをアセスメントし，それを実践する知識や技術をもって援助していく必要がある。

延長された生存の時期
● 化学療法を継続しながら生活するサバイバーへの支援

大腸がんの化学療法は，手術や放射線療法との併用，新たな抗がん剤や分子標的薬の登場により，奏効率が高くなり生存期間が延長している。また，外来で日常生活を維持しながら治療を受けることができるようになってきた。しかし，下痢，末梢神経障害，皮膚症状，高血圧，出血傾向といった有害事象にも直面する。したがって，これらの症状を自ら予防・軽減できるように支援することが重要である。

化学療法を受ける大腸がんサバイバーは，他の治療，排泄にかかわる障害（ストーマ造設，排便障害など）を考慮して，症状マネジメントを行う。その

うえで個々の生活上で困難に感じていることを知るとともに，サバイバーが望む生活や価値観を把握し，QOLの低下を防ぐことが求められる。化学療法による有害事象の予防と対策については，「化学療法を受ける体験者」を参照されたい。

また，化学療法などの治療が長期にわたることにより，経済的な負担や就労への影響をきたすことがある。個別的な相談にのり，必要に応じて医療ソーシャルワーカーなどの専門職と連携を図る。

● 障害をもちながら生活するサバイバーへの支援

大腸がんサバイバーのなかには，障害を抱えながら在宅生活を送るケースもある。ここでは，直腸がん手術後に生じる排便，排尿，性機能障害を中心に述べる。これらは，デリケートな問題であることから，サバイバーの心理面やプライバシーに十分配慮し，専門職による継続的なサポートが必要である。

排便障害 Soling（便や粘液により下着が汚染される状態）や便失禁時には吸収パッドや下着の準備など，サバイバーの状態に合わせてアドバイスする。肛門部は，シャワーやウォシュレットなどでつねに清潔を保つこと，皮膚保護クリームや白色ワセリンを用いて皮膚を保護する。日常生活では，食事内容，ウォーキングやヨガなどの軽い身体運動の指導を行い，必要に応じて薬剤での排便調整を行う。

排尿障害 腹会陰式直腸切断術，低位前方切除術，超低位前方切除術では，リンパ節郭清により骨盤神経叢が障害され，排尿困難，尿閉，尿失禁などの排尿障害が生じる。退院後も清潔間欠自己導尿（clean intermittent catheterization；CIC）の継続が必要なこともある。CICにより，定期的に膀胱内を空虚にすることは，膀胱機能の早期回復につながる可能性があること，尿路感染，水腎症などの合併症の予防につながることを説明する。外来受診時には，排尿記録を持参してもらい，経過を振り返りながら，相談と情報提供を行う。

性機能障害 男性の場合，直腸がん手術時のリンパ節郭清による神経損傷で，射精障害と勃起不全が生じることがある。性機能障害があることで，男性としての性的な魅力や自信を失い，落ち込むことが

ある。性に対する問題はデリケートでプライベートな事柄であるため，他人には相談しにくいこともあるが，ひとりで悩まずに医療職に相談すること，泌尿器科を受診し適正な評価・治療を受けることを勧める。

ストーマ造設　ストーマ造設後は，ボディイメージの変容，心理的変化などが関連し，QOLの低下をきたしやすい。昨今ではストーマ管理技術の向上と多種多様な装具の開発により，局所管理が困難になるケースは減少しつつある。一方で，入院期間の短縮化が進み，入院中は局所管理指導に重点が置かれ，心理的な変化に見合った相談や支援の時間を確保することができず，不安を抱えたまま退院するケースもあるのが現状である。

退院後は，ストーマの専門外来を紹介するなど，局所管理のみならず日常生活における困難やトラブルの相談と情報提供を行う。

長期的に安定した生存の時期
●在宅で療養生活を送る時期

ひととおりの治療を終え，身体的には回復しても心のなかではいつも，ストーマのことが気になったり，ストーマに対する嫌悪感を抱いたりしていることがある。「ストーマを見ると自分が情けなくなる」と言い，ストーマを自分の身体の一部として感じることができずに外出中はいつも人目が気になるサバイバーや，「直腸がんであることよりもストーマになったことのほうがショック」と感じるサバイバーもいる。しかし，「なってしまったのだから仕方がない」というサバイバーや「ストーマになってもがんは全部取ったのでよかった」と，治療の結果として避けられないことと受け止め，新たな排泄習慣を修得しようと前向きにケアに取り組むサバイバーもいる。また，ストーマを造設したことによって，「肛門の痛みや排便が楽になってよかった」「ストーマになってから夫婦の関係が深まった」と，ストーマを造設したことでのプラス面を実感しているサバイバーもいる。

このようにストーマに対するとらえ方は人それぞれである。それゆえ看護師は，ストーマになって何もできなくなったと悩み考え込むサバイバーにこそ積極的に相談に乗り，正しい情報を伝え，ともに考えながらアドバイスし，リハビリテーションを促進していく必要がある。

●リハビリテーションを促進するためのサポート

リハビリテーション看護の目標は，対象の自立，すなわちセルフケアを高め，さらにはQOLを高めることである。これは，単にストーマの局所管理ができるようになることだけではない。看護師は，サバイバーのパートナーとしてともに歩むことを意識し，サバイバーの意欲や希望，自己決定したことを尊重し，その人が自分のもっている能力を最大限に発揮してサバイバー自身が目標を達成できるようにサポートすることが重要である。

リハビリテーションのサポートとしてとくに留意すべき点は，サバイバーがやろうとしていることやできそうなところまで手を出しすぎてはならないということである。また，リハビリテーションの過程にあるサバイバーは，自分の存在が，自分にとっても周囲の人びとにとっても意味があると自覚でき，希望をもてるようになることが大切である。これには，周囲の人びととのかかわりが重要であり，家族や友人のあたたかい言葉，励ましが大きな支えとなることも忘れてはならない。また，患者会に参加するなど，ピアサポートも有用である。

終末期の生存の時期
●サバイバー・家族のつらさを理解する

がんの再発や転移という悪い知らせは，サバイバーと家族に大きな衝撃を与える。そして，病状が悪化し，身体的にも精神的にも非常につらい時期は，死へのおそれや痛みへの不安など，さまざまなことを思い抱き，困惑することや，悩み落ち込むことがある。直腸がんが再発すると，会陰部に違和感や太い鉄パイプなどで押されているような鈍く重い痛みが生じる。痛みが強くなると，座っているのも立っているのもつらくなり，日常生活が困難になることさえある。また，局所再発に対して放射線療法が行

われることがあるが，その説明を聞いて「ついに放射線か，もう，自分は死ぬのかもしれない，手遅れだ」と落ち込むサバイバーもいる。

このような時期には，現在の状況や痛みの状態をアセスメントしながらサバイバーの心と身体の痛みを取り除くことを考慮する。看護師は，困惑しているサバイバーを前にしたとき，ひとりのパートナーとして寄り添いながら，サバイバーの気持ちを心から聴き，サバイバーが望む目標をできるかぎりサポートしていくことが大切である。

● **サバイバーへのナラティヴ・アプローチ**

人は，悩んだり落ち込んだりしているときに他人に話をすることで気持ちが楽になることがある。この「語り」は，心の内部にある情報を相手に伝えるだけではなく，語りながら自分を確認し，思考が構成されていくというナラティヴの概念に基づいている。ナラティヴは，自分の生きてきた体験のうち，どこかの側面をストーリーとして語り，そこに聴く相手が存在することによってはじめて自己の思考が構成される[17]。

ナラティヴ・アプローチを通して，サバイバーが自分自身の体験や思いを語るうちに，がんという病気に対する忌わしいイメージが変化したり，その体験のなかに意味を見出し，自分自身や環境に対する見方が広がり，思考が構成されたりする。また，サバイバーの語りを聴いた看護師は，いままで気づかなかったサバイバーのさまざまな側面がみえ，サバイバーをより深く理解することにもつながる[18]。ナラティヴ・アプローチを日常の看護実践に取り入れていくためには，サバイバーが自己を自由に語ることができる環境と十分な時間を意図的に設定し，サバイバーの語りに深い関心をもって耳を傾けることが大切である。❷に「ナラティヴ・アプローチの指針」をあげる。

❷　ナラティヴ・アプローチの指針

サバイバーのナラティヴのプロセスを促進する方法	●不安や悩みをもち，困惑しているときに面接を始める。 ●サバイバーが自分自身の思いを自由に語れるように，「いま困っている（悩んでいる）ことがあれば，お話しください」などと問いかける。 ●サバイバーが語ることによって自分の思考が発展していけるように，語りの途中で，「あなたは，その時，どう思っていましたか？」「あなたは，そのことをご自分ではどうしようと思っていますか？」などと問いかける。 ●看護師は，相づちや問いかけをするが，他の話題をもちかけたり，安易な質問をしたりせず，サバイバーの話の流れに沿いながら関心をもって積極的に傾聴する。 ●否定的な言葉や忠告はせず，共感したことは，はっきりと言葉に出して表現する。 ●サバイバーが語った後，体験のなかで新たな発見や思考の変化に気づくことをサポートするために，「あなたが自分自身について何か気づいたことがあればお話しください」などと促す。また，「こういうことがあなたにはっきりしたと思いますが，いかがですか？」などと問いかけ，意味を明らかにしたり，思い起こしたりできるようにする。
看護師の思考の発展を促進する方法	●サバイバーのプロフィール，サバイバーとの最初の出会い，話をするまでのお互いの関係などを記述する。 ●サバイバーの話を聴いた後，看護師自身の思いや新たに気づいたことを自己内省ジャーナルとして記録する。 ●面接内容を逐語記録に起こす。この時，双方の言語化されていない仕草や表情，その場の雰囲気などを含めてすべて記述する。 ●以上の記述は，その時に感じた思考が薄れてしまわないように面接の翌日までに行う。

（松原康美，遠藤恵美子：がんの再発・転移を告知され，永久的ストーマを造設した患者と看護師で行うナラティヴ・アプローチの効果．日本がん看護学会誌，19（1）：33-42，2005．）

事例　直腸がんの再発と化学療法の再開を告げられ，衝撃を受けたDさんへのかかわり

[事例紹介]

Dさんは50歳代女性。がん性腹膜炎による腸閉塞のためストーマを造設し，手術後は化学療法のため入退院を繰り返していた。Dさんは，はじめてストーマ外来に来た時，眉間にしわをよせてとても困った様子であった。医師からがんの再発と化学療法を再開する説明を聞いてショックを受け，目に涙をためていた。

私（筆者）は，いつも明るく振舞っていたDさんが困惑している状況に接し，Dさんのことをより深く理解しようと思い，ナラティヴ・アプローチを行った。以下に，Dさんの思考の変化がみられた4局面を示す。

現実逃避から死を考えた

Dさんは，5年前にはじめてがんを告げられた時のことから語り始めた。がんと告げられたことは，それほどショックではなかったが，今回の腸閉塞は，身体的にも精神的にもつらく，自殺を考えるほど自分が追い込まれていたと語った。そして，死ぬことによって，この苦しい状況から逃れられると思い，現実を逃避していた自分に気づいた。

「そう，つらかった。自殺まで考えるくらい。そこまで，落ち込んでいました」

「でも，死ぬことで現実から逃げようとしていたのかもしれない」

自分の気持ちとは裏腹に無理をして明るく振る舞う

Dさんは人前では自分の気持ちとは裏腹に無理をしていつも明るく振る舞っていたが，夜ひとりになると悲しくなり泣いていた。しかし，同病者の共感や周囲の人びとの励ましによって，落ち込み悲しんでいた気持ちを切り替えることができたと語った。

「夜ひとりでいると涙が出てくる。でも，昼間，人と話していると気が紛れるわ」

「つらいのは自分だけではないんだ。他の人も頑張っているのを見ると励まされる」

周囲の人びとへの感謝の気持ち

がんの治療を繰り返し行っても一向に改善しないことに落ち込んでいた時，夫とともに富士山を見に行った。地平線に果てしなく広がる富士山の裾野を見て感動を覚え，生きる意欲を思い出した。

「富士山に勇気をもらったんです。治療はいやになる時もあるけれど，やっぱりやらなきゃいけないと思いました。やらなきゃ，先に進まないと思いました」

いままで見えていなかった自分，かけがえのない家族の存在に気づく

最後に，苦しい時も，悲しく落ち込んでいる時も，いつも近くにいて，励ましてくれた夫のことを語り，感謝の気持ちを示した。そして，がんの体験を通して自分自身や周囲の人びとの存在に気づき，自分が生きることの意味を考えることまで発展した。

「病気はいやだけど，いろいろ優しい人たちに出会えたし，がんにならなければ主人の優しさにも気づかなかったかもしれない。だからいまは幸せだと思います」

Dさんは自分のことをありのままに語るうちに，現在の自分を肯定的に受け止め，幸せを感じたり，周囲の人の優しさの側面に気づいたりした。そして，がん体験との関連で生きていることへの喜びを実感し，過去の人生のさまざまな否定的な出来事も新しい側面から見直すようになっていった。

ナラティヴ・アプローチを通してDさんは，"がん"

と告知された瞬間の自分の気持ちから語り始め，自分の気持ちとは裏腹に無理をしていつも明るく振る舞っていたことや，いままで気づかなかった周囲の人びとへの感謝の気持ちを語った．そして，がんになってはじめていままで見えなかった自分自身が見え，当然のように存在していた家族が自分にとってかけがえのない存在であることに気づくという発展的なプロセスを辿った．横軸を面接中の時間経過，縦軸を思考の広がりとして，Dさんの思考の拡大のプロセスを表象的に図示した．

大腸がんサバイバーを支援するうえで大切なことを3つあげる．

第1に，サバイバーの生き方や考え方を尊重することである．サバイバーの身体状況がどう変化しても自己尊重が損なわれないように支援する．

第2に，サバイバーにそっと寄り添い，自立を支援することである．看護師は，サバイバーができそうなところまで手を出しすぎてはならない．サバイバーのセルフケア能力をアセスメントし，セルフケアを高めるためのアプローチをすることが大切である．それによってサバイバーが自分自身で行えたという達成感や達成感が得られる．

第3には，サバイバーの可能性を信じることである．サバイバーがどんなに困難な状況に陥ってもいつかは脱することができるということを信じ，近くで見守りながら良き相談者となることである．

（松原康美）

文献

1) 国立がん研究センター：がん情報サービス　最新がん統計．https://ganjoho.jp/reg_stat/statistics/stat/summary.html（2018/12/1 閲覧）
2) 武居明美，他：Oxaliplatin による末梢神経障害を体験したがん患者の生活における困難とその対処．The Kitakanto Medical Journal, 61（2）：145-152，2011.
3) 三木幸代，雄西智恵美：オキサリプラチンによる末梢神経障害をもつ進行再発大腸がん患者の体験．日本がん看護学会誌，28（1）：21-29，2014.
4) 狩野太郎，神田清子：化学療法患者が体験する味覚変化症状と対処法の分類．The Kitakanto Medical Journal, 61（3）：293-299，2011.
5) 成沢香織，他：外来で分子標的治療を受けるがん患者の症状体験とQOLの関連．日本がん看護学会誌，28（3）：5-12，2014.
6) 浅井美和，他：患者の日常生活を反映させたパンフレット改善への取り組み：インフューザーポンプ装着に関連したトラブル・日常生活の困難性の体験から．中国四国地区国立病院機構・国立療養所看護研究学会誌，9：173-176，2014.
7) 糸川紅子，他：外来化学療法を受ける進行・再発大腸がん患者の症状緩和・悪化防止のための生活調整．千葉看護学会会誌，20（1）：31-37，2014.
8) 吉永美佳，他：直腸癌患者の低位前方切除術に伴う一時的ストーマ保有に対する思いと対応の仕方．日本創傷・オストミー・失禁管理学会誌，19（4）：378-385，2015.
9) 竹原沙織，他：低位前方切除術後患者が一時的ストーマ閉鎖後に体験する排便障害への立ち向かい方．日本創傷・オストミー・失禁管理学会誌，19（4）：386-393，2015.
10) 田中寿江，他：地域で生活をしているストーマ保有者が体験する困難と否定的感情．大阪大学看護学雑誌，22（1）：23-31，2016.
11) 水越秋峰，白尾久美子：結腸がん患者の手術から初回外来までの回復過程における体験．日本看護研究学会雑誌，35（4）：1-11，2012.
12) 藤原尚子，他：大腸がん術後患者の排便に関する意識と行動の変容プロセス．米子医学雑誌，61（4/5）：111-121，2010.
13) 平塚陽子，永田暢子：ストーマ保有者の支えの体験．北日本看護学会誌，13（1）：13-20，2010.
14) 大久保仁司：がん患者の配偶者が患者の療養プロセスにおいて体験した困難への対処行動．ホスピスケアと在宅ケア，23（3）：373-377，2015.
15) 下村裕子：自立を支援する教育的かかわりの方法．「リハビリテーション看護とセルフケア」．石鍋圭子，他編，pp15-23，医歯薬出版，2002.
16) 石鍋圭子：セルフケア実践のプロセスと看護．「リハビリテーション看護とセルフケア」．石鍋圭子，他編，pp24-28，医歯薬出版，2002.
17) McNamee S，Gergen KJ（1992）／野口裕二，他訳：ナラティヴ・セラピー社会構成主義の実践．pp139-182，金剛出版，1997.

5 がんの種類からみたサバイバーの体験

頭頸部がん体験者

　頭頸部がんは，口腔，咽頭，喉頭，鼻腔，上顎，下顎，耳などのがんである。口腔・咽頭・喉頭がんの罹患数は24,027人（2014年）で，死亡数は8,333人（2017年）である[1]。がん全体に占める割合は約2％と少ないが，近年は増加傾向にある。

　発生部位により，要因や治療法，予後が異なるが，手術による病気の完全切除が重要とされている。一方，診断技術の進歩により早期発見が可能になり，内視鏡や経口切除などの機能温存も試みられている[2]。また，放射線療法（＋化学療法）は，根治，あるいは，再発転移がんの治療として重要な位置づけにあり，機能温存の観点で利点がある。

　頭頸部がんサバイバーは，その解剖的な特徴から，治療の過程で，失声や嚥下障害，味覚障害，顔貌の変化などの機能障害をきたすことが多く，治療選択がサバイバーのQOLに大きく影響する。とくに進行がんサバイバーは，それぞれの治療の効果と起こりうる機能障害を理解し，納得して治療を受けることが重要となる。

頭頸部がんサバイバーに関する文献レビュー（研究の動向）

海外研究の動向

　頭頸部がん体験者・家族に関する看護研究を概観するために，CHINAHL，MEDLINEのデータベースを用いて「head neck cancer」「survivor」「nursing」のキーワードで検索した。過去10年に報告された研究論文は14件であり，内訳は，観察研究6件，介入研究4件，メタ分析1件，システマティックレビュー3件であった。このうち12件は"延長された生存の時期"の研究であった。テーマは，治療後のコミュニケーションの変化や味覚障害，皮膚障害の体験などが多く，生活の質を改善するための介入研究もされており，機能障害が，その後のQOLへ大きく影響することを反映しているといえる。

　コミュニケーションに関する研究では，Swore FBら[3]が，サバイバーは"コミュニケーションの変化"を受け入れる過程を経て，他者の力を借りて"人生の深化"を体験したことを明らかにしている。味覚障害に関するものでは，McLaughlin Lら[4]が，治療を受ける頭頸部がんサバイバーの研究についてメタ分析を行い，とくに放射線療法を受けたサバイバーは，長期的に味覚障害，食生活の問題を抱えており，継続的な支援を必要としていると言及している。

　介入研究では，無作為対照試験（RCT）が行われており，テーラードヨガプログラムの有効性が示唆されている[5]。また，女性のサバイバーを対象にした研究では，皮膚障害をカバーするプログラムを用いて，心身の苦痛の改善につながったと結論づけている。さらに，Turner Jら[6]は，サバイバーの生活の質向上を目指して，H&N Self-management Care Plan（HNCP）を開発して予備的研究を行い，実現可能性があると言及しており，介入研究の積み重ねが頭頸部がんサバイバーのQOL向上に寄与すると考える。

　頭頸部がんサバイバーの家族に関する研究では，Maguireら[7]が，介護者のストレスについて調査し，孤独や経済的な負担が大きい者に不安が強いと言及しており，家族への介入研究の充実が求められる。

国内研究の動向

わが国における最近10年（2008～2017年）の頭頸部がんサバイバーの研究の動向を知るために，医中誌Webにて「頭頸部がん」「サバイバー」「看護」で検索したところ，研究報告が1件のみであり，「頭頸部がん」「看護」で検索すると，原著論文が7件，研究報告が6件であった。「喉頭全摘出術」「がん看護」で検索した原著論文4件を加えて，18件をレビュー対象とした。内訳は，観察研究12件，介入研究5件，カルテによる後ろ向き研究が1件含まれていた。時期別では，治療前のサバイバーの体験に関するものが1件，治療中のサバイバーを対象としたものが8件，延長した生存の時期に関する研究は8件，時期を限定しないものが2件であった。

● 手術を受けるサバイバー

喉頭全摘出術を受けるサバイバーを対象とした研究で西村[8]は，手術直前に失声という現実に直面しながらも生きることを選択し，手術を受け入れようとしていると結論づけている。また，術後のコミュニケーション方法の状況認識[9]やコミュニケーションの再構築の過程[10]を探求したものがあった。失声したサバイバーは，代用音声として電気喉頭や食道発声を習得することが多い。南川ら[11]は，食道発声の獲得を促すケアモデルを用い，発声頻度が向上することを明らかにしている。

手術を受けたサバイバーを対象にQOLに関して調査した原子ら[12]は，食やコミュニケーションなどの機能障害によりQOLやコーピングが低下するため，受容過程を支援することが大切であると結論付けている。

以上のことより，手術を受ける頭頸部がんサバイバーに対して看護師は，告知と機能障害の体験を乗り越えられるよう支援することが求められる。

また，安永[13]は，家族は手術による機能障害やボディイメージにつらさや悲しみを感じながらも回復していく姿に喜びを感じる体験をしていることを明らかにしており，手術を受けるサバイバーが厳しい現実を乗り越えるためには，家族の存在が不可欠である。

手術を受けたサバイバーと家族を対象とした介入研究[14]では，失声などの機能障害を抱えた退院早期の老年期のサバイバー・家族とパートナーシップを組み，がん体験に意味を見出していく過程[15]を明らかにしている。今後は，サバイバー・家族のネガティブな体験とポジティブな体験の双方をとらえ，人生を再構築する介入研究の充実が必要であると考える。

● 放射線療法（＋化学療法）を受けるサバイバー

放射線療法（＋化学療法）を受けるサバイバーの研究では，有害事象である放射線性皮膚炎の実態を調査したもの[16]，口腔粘膜炎，口内乾燥，味覚障害と食事摂取の関係を検討したもの[17]がみられた。介入研究では，急性期有害事象に関するプロトコルを導入し，観察の強化や早期対応につながったという成果を報告したもの[18]，放射線性皮膚炎に対するセラミド保湿剤の有用性を検討したもの[19]があった。頭頸部領域における放射線療法（＋化学療法）は約2カ月に及び，サバイバーは心身両面において大きな苦痛を体験する。治療を受けるサバイバーの心理的な体験に関する研究や介入研究の充実が必要である。

● 生活上の問題と生活習慣

頭頸部がんサバイバーは，病状の進行や治療の有害事象により，食事摂取や栄養状態に問題を抱えることが多く，味覚異常や嚥下困難に対して心身のサポートの必要性に言及した研究[20]があった。

また，頭頸部がんは，喫煙・飲酒などの生活リズムの乱れが罹患の要因となっていることが多い。大木ら[21]は，生活の見直しを支える看護実践上の指標を示し，主体的に治療に取り組むための支援を明らかにした。

● 終末期にあるサバイバー

終末期にあるサバイバーについての研究では，大嶋ら[22]が，疼痛や呼吸困難などにより症状緩和が難しい頭頸部がんの特徴をふまえて，効果的なオピオイドの使用方法について言及しているが，看護領域の研究はほとんどなく今後の課題である。

頭頸部がんサバイバーと家族の体験と支援

　サバイバーは，治療の過程で「息をする」「話す」「食べる」という基本的な欲求に障害を抱え，永久気切孔の造設や顔貌の変化などによるボディイメージの変化をきたす。そのため，病悩期間が長期化し，サバイバーのQOLに大きな影響を及ぼす。ここでは，喉頭がんサバイバー・家族の体験と看護について述べる。

急性期の生存の時期

●診断から治療方針の決定まで

　喉頭がんの治療法は病期にもとづいて決定され，がんの完治とともに，声を出す機能の温存が重要視されるようになっている[1]。しかしながら，進行がんとして発見されることも多い。そのような場合は喉頭全摘出術となるが，選択肢のひとつとして喉頭を温存できる放射線療法（＋化学療法）を提示されることが増えてきた。サバイバーは，告知のショックとともに，声を諦めて命をとるか，声を温存する希望をもち放射線療法を受けるかという選択を短時間で行うことを迫られる。

　治療方針の意思決定は外来で行われることが多い。外来看護師は，診断と治療方針のインフォームド・コンセントに同席したうえでサバイバー・家族の思いを傾聴し，適切な情報提供をすることで納得した意思決定支援を行う必要がある。また，入院は治療の前日となることが多いため，外来と病棟の継続看護が重要である。気道狭窄により，初期治療の前に緊急入院して気管切開を受けなければならない状況に直面することもある。その際は，時間が限られたなかでも，サバイバー・家族が気持ちを表出できるようにかかわっていく。

●初期治療から終了まで

　喉頭全摘手術から退院まで　永久気切孔を絵で示すなどしてイメージがつくように説明し，術後のコミュニケーションの方法を話し合っておく。また，代用発声に関する情報を提供し，心身の準備ができるように支援する。術直後は筆談でのコミュニケーションが主となるが，思うように気持ちが伝えられず，苛立つこともあるため，看護師は落ち着いた態度でかかわる必要がある。

　術後しばらくすると，日常生活の自立に向けた支援が必要となる。まずは創部の離開の有無を確認し，食事が再開となる。サバイバーによっては飲み込みにくさを感じることがあるため，流動食から徐々に通常の食事形態に戻せるように支援していく。

　身体状況が落ち着いてくると，失声という現実に直面し，気持ちの表出が少なくなるサバイバーが多い。時機をとらえて，手術を終えてのいまの気持ちを自由に語り，整理する機会をもつことが大切である。家族もまた，介護や再発への不安を抱えている。疾患の特徴上，サバイバーは壮年期・老年期の男性患者の割合が高く，とくに妻にとっては退院後の介護により仕事の継続が難しく，経済的に困窮することもある。そのため，看護師は，家族の心配事をとらえてソーシャルワーカーなどの窓口を紹介し，退院後の生活をふまえた体制づくりを行うなど，適切な情報提供と心理的支援を行っていく必要がある。

　放射線療法開始から終了まで　治療に入ると抜歯できなくなるため，治療前に歯科治療を行い，口腔内の清潔保持の重要性について説明する。

　治療中には，照射線量別に起こりやすい有害事象（❶）を予測し，対処法が理解できるようサバイバーに情報提供し，症状緩和が行えるように支援することが看護師の重要な役割となる。

　治療が始まると唾液分泌が低下し，サバイバーは口渇感の苦痛を訴える。また，唾液分泌の低下により口内の清潔を保ちにくい状態となるため，治療の後半では肺炎を併発するリスクも高まる。そのため，照射による炎症の進み具合により，柔らかい歯ブラシや含嗽水を用いて口腔ケアを継続できるように支援する。また，治療中期には味覚障害が顕著に現れ，食思の低下がみられる。治療を遂行するためには，栄養状態の維持が大切であるが，サバイバーにとっ

❶ 頭頸部がんの放射線療法に伴う急性期有害事象

部 位	照射線量	反 応
脳	10〜20 Gy	頭蓋内亢進症状，頭痛，嘔気・嘔吐
皮膚	20 Gy	発赤・熱感，脱毛
	40〜50 Gy	乾性落屑性皮膚炎
口腔粘膜・咽頭粘膜	20 Gy 頃に出現，30〜40 Gy で顕著	口腔内乾燥・味覚異常，皮膚炎による疼痛，偽粘膜反応，紅斑，浮腫，疼痛による摂食嚥下困難感
喉頭	20 Gy 頃に出現，30〜40 Gy で顕著	喉頭浮腫，嗄声，偽粘膜反応
上咽頭・鼻腔・副鼻腔	20 Gy 頃に出現，30〜40 Gy で顕著	喉頭・口腔粘膜炎による疼痛，鼻腔乾燥感，流涙，目やに
耳	50 Gy	耳鳴，耳閉塞感，耳痛，中耳炎症状

（丹生健一，他編：多職種チームで実戦する　頭頸部がんの化学放射線療法．p38，日本看護協会出版会，2015．）

て楽しみであったはずの食事が苦痛な時間になる。とくに治療後半になると，照射部の炎症が強くなり炎症を伴うため，経口で食事を摂ること自体が困難になることが多い。そのため，看護師は疼痛をコントロールし，できるだけ経口で食事を摂れるように支援する必要がある。それでも苦痛が強い場合には，経管栄養で栄養管理を行う。また，皮膚粘膜炎の進行が著明となるため，スキンケアもまた重要なケアのひとつとなる。さらに，治療期間が長期にわたることで心理面のストレスが増大するため，治療前よりサバイバーとの信頼関係を構築し，身体的な苦痛体験や「なんとか治療を乗り切りたい」という思いを理解したうえで，苦しいなかでも希望をもち続けられるよう支援することが重要である。

延長された生存の時期〜長期的に安定した時期
●永久気切孔となった自己と向き合う

術後，気切孔を見ることから始め，ボディイメージの変化を受け入れられるように支援する。そのうえで，吸引やシャワー浴を安全に行えるように自己管理指導を進める。家族もまた，術後のサバイバーの身体状況を受け入れられるよう，ともに指導を進められることが理想である。日本人は，入浴がいままでどおりにできなくなることで，「温泉に行けない」ことにショックを受けるサバイバーが多い印象がある。術前の生活状況をふまえ，新たな身体状況での生活に適応できるように支援する。

コミュニケーションに関しては，家族や友人などとのかかわりを再構築することが課題となる。入院中から，筆談やジェスチャーなどで積極的にサバイバーがコミュニケーションをとれるように支援することが大切であり，電気喉頭器や食道発声，シャント発声など，その人に合った代用発声のリハビリテーションを促進していくことが，その後の他者とのかかわりの充実や社会復帰に大きく影響する。

●放射線療法後の生活を考える

治療後の数週間は，徐々に軽快する過程を辿りながらも，疼痛や粘膜炎が進行するため，引き続き身体的な苦痛の緩和に努めていく。症状が回復してからも，唾液分泌の低下や味覚異常は長期的に続く。また，嚥下の回復に長期間を要することがあるため，食事摂取に関して問題を残すサバイバーは多い。看護師は，サバイバーの食事に関する問題をとらえて，適切な対処法について情報提供する必要がある。また，在宅での食事から楽しみや満足感が得られるように，サバイバーとともに考え続ける姿勢が大切である。退院後も嚥下しやすい食事が必要な場合が多いため，栄養士による栄養相談を家族同席のうえで設定し，安心して退院後の生活を送ることができるよう支援することも必要である。

終末期の生存の時期

再発〜終末期には，腫瘍が神経へ浸潤し，疼痛のコントロールに難渋することが多い。また，気道狭窄や肺転移によって呼吸困難が生じやすく，サバイバーのQOLを著しく低下させる。そのため，積極

的な苦痛の緩和が，その人らしく最期を迎えるために優先すべき事項である。また，呼吸経路の問題が生じ，終末期に気管切開を必要とすることも多いため，言語的なコミュニケーションが困難になるケースが多い。サバイバーは自身のニーズが伝えられず，苛立ちや落ち込みがみられることも多くある。看護師は，サバイバーが残された機能で意志表出できるように時間をかけてかかわる。

腫瘍の浸潤が頸動脈に達した場合には大出血を繰り返すことがある。サバイバーは最期まで意識が清明なことが多いため，出血時には不安が少しでも緩和されるように環境を整え，そばに付き添うことで精神的な支援を行っていく。また，出血は，家族にとっても衝撃が強く，急変の可能性も高いため，事前に説明しておくことが必要である。さらに，腫瘍の進展の仕方によっては，皮膚から腫瘍が突出し，臭気も伴う。ボディイメージ変化への支援や臭気への対応も大切なケアのひとつである。

頭頸部がんは，比較的終末期まで治療を行うことが可能とされているため，積極的治療からベスト・サポーティブ・ケア（BSC）への転換の見極めが難しい[22]。サバイバーが納得して治療を選択できるよう支援することが大切である。また，積極的な治療が困難になったとき，最期の時間を在宅で過ごすのか，療養型の病院やホスピスで過ごすのかを，サバイバー・家族とともに考えていく必要がある。疾患の特徴上，在宅で医療処置を必要とすることや療養先の選定が困難な場合が多いため，医師やソーシャルワーカーなどを含むチームで協働し，進めることが必要である。

事例　最期まで毅然として生きたいと願ったEさんへのかかわり

[事例紹介]

Eさんは80代の男性。20XX年に下咽頭がんと診断され，放射線療法＋化学療法を行い，一時退院した。家族は妻，長男がいて，関係は良好であった。20XX年＋6月に誤嚥性肺炎を発症し，再入院となる。再発にて化学療法を施行したが，気道狭窄にて気管切開を施行した。BSCの方針となり，数カ月後に永眠された。

副作用への不安をかかえながら前向きに治療に臨む

治療が始まってからの気持ちを問うとEさんは，几帳面に整理されたファイルをもとにいままでの経過や病状を詳細に説明してくれた。また，「副作用は気になりますが，まあ大丈夫でしょう」「私は，息子も自立して孫もいるし，人生での役割を十分に果たしてきたと自負しています」と自身の人生についても語った。私（筆者）はEさんの語りを傾聴し，フィードバックするとともに，一緒に治療を乗り越えていきたいと伝え，継続して面談の機会をもつことを提案すると，「よろしく頼むよ」と穏やかに話した。

苦痛への対処を受けられたことで人生を語る

疼痛や経管栄養へのストレスが思うように緩和せず混乱し，他者とのかかわりを遮断するEさんに，私は早期に対処する必要があると考え，苦痛緩和に関する薬剤の調整や看護ケアを積極的に働きかけた。すると，Eさんは看護師のかかわりを受け入れるようになり，自分からも積極的に苦痛緩和に取り組むようになった。そのようなかかわりのなかで「私は自分で納得しないとだめなんですよ。そうやって生きてきたから」と自身のパターンについて語った。混乱しながらも自分なりの対処法を見出したEさんは，治療を完遂することができた。

治療が終了した後，Eさんを対話に誘った。私のねぎらいの言葉に対して，「そうですよ。男たるもの頑張るのが当然ですよ。でも，最後の1週間は予想よりも痛くて大変でしたよ」と振り返った。そし

て,「これからは,戦争の体験を他者に伝えていくことを仕事として生きていきたい」と今後の生き方を表明するに至った。Eさんは,治療中に混乱の時期を迎えながらも,自身で対処して乗り越える力を得ていた。私は,Eさんとの治療期のかかわりを通して,人生の先輩として尊敬の念を抱き,語りに引き込まれていた。

再発により身体的な苦痛が増強し,混乱するなかで希望を語る

　Eさんと私の間には,信頼関係が構築されていた。また,Eさんがケアされている姿をみて,家族との関係性も深まっていた。気道狭窄により気管切開を行った際には,思うように意志が伝えられず,病状進行による疼痛や呼吸困難から,Eさんは苛立ちを表出することが増えていた。まずは医療者から症状を緩和する薬剤の調整や具体的なケアを積極的に働きかけた。また,コミュニケーションに時間をかけ,Eさんが筆談する内容を理解できるように支援した。

　このようなかかわりの結果,Eさんは,「今日の体調はみなさんのおかげです。でも,痰と息のことがあるので良くなることを願っています。早い対応をありがとう」と筆談し,自分から呼吸困難時の薬剤の使用を希望するように変化した。そして,今後の療養について,「家族のことを考えて,家に帰るのではなく病院で最期を迎えたい」と今後の療養の希望を表明するに至った。

苦痛の緩和が困難となり,眠りたいと希望する

　身体的な苦痛が緩和され,Eさんは気切孔を押さえて会話を楽しむことを希望に,家族とともに過ごすことができていた。しばらくして身体的な苦痛の緩和が困難になったとき,Eさんが筆談したものを妻が私に渡してくれた。「みなさんのお力添えを頂いていますが,体力の限界を感じております。ゆっくり休むことを含めて助けてください」と書いてあり,妻からも「毅然としたまま逝かせてあげたい」と意思表示があった。その後,Eさんと家族の同意のもと,持続の鎮静が開始となり穏やかに過ごすことができた。

　治療期から終末期まで継続したEさんとのパートナーシップの過程を辿った。治療期に苦痛の出現時期を予測して対話の機会をもち,Eさんが自身の体験を語り,人生を再構築ができるようにかかわった。マーガレット・ニューマンの健康の理論[23]では「がんと診断されて苦悩している人が,自分というものの意味がつかめたとき,新しい生き方を見出す」と述べられている。実際,Eさんは,対話の過程で"戦争の体験を後世に伝える"という新たな生き方を見出していった。加えて,看護師が身体的な苦痛に早期に対応できたことが治療を完遂することにつながったといえる。

　また,再発期から終末期にかけて,治療期に培ったEさんとの関係性をもって寄り添うことで,言語的なコミュニケーションが困難になったなかでも身体的な苦痛の体験や希望をとらえることにつながったのではないか。その結果,Eさん・家族の意思を尊重でき,残された過ごし方を一緒に考えることができたのではないかと振り返る。

（望月美穂）

文献

1) 国立がん研究センター：がん情報サービス　最新がん統計. https://ganjoho.jp/reg.stat/statistics/stat/summary.html （2018/12/1 閲覧）
2) 日本頭頸部癌学会：日本頭頸部癌診療ガイドライン 2018年版. 金原出版, 2017.
3) Swore Fletcher B, et al：A blessing and a curse：head and neck cancer survivors, experiences. Cancer Nurs, 35（2）：126-132, 2012.
4) McLaughlin L, Mahon S：A meta-analysis of the relationship among impaired taste and treatment, treatment type, and tumor site in head and neck cancer treatment survivors. Oncol Nurs Forum, 41（3）：194-202, 2014.

5) Adair M, et al：Feasibility and Preliminary Efficacy of Tailored Yoga in Survivors of Head and Neck Cancer：A Pilot Study. Integr Cancer Ther, Jan, 2018.
6) Turner J, et al：The ENHANCES study - Enhancing Head and Neck Cancer patients' Experiences of Survivorship：study protocol for a randomized controlled trial. Trials, 15：191, 2014.
7) Maguire R, et al：Worry in Head and Neck Cancer Caregivers：The Role of Survivor Factors, care-Relayed Stressors and Loneliness in Predicting Fear of Recurrence. Nurs Res, 66 (4)：295-303, 2017.
8) 西村歌織：喉頭全摘手術を受ける患者の状況認識. 日本がん看護学会誌, 23 (1)：44-52, 2009.
9) 長崎ひとみ, 中村美知子：喉頭全摘出術患者のコミュニケーション状態認識の特徴 術前後の変動・看護師の認識との相違. 山梨大学看護学会誌, 6 (2)：11-16, 2008.
10) 山内栄子, 秋元典子：喉頭全摘術を受ける頭頸部がん患者の術前から退院後1年間の他者とのコミュニケーションを通したコミュニケーション方法の再構築過程. 日本がん看護学会誌, 26 (1)：12-21, 2012.
11) 南川雅子, 他：喉頭全摘出術により失声した患者の食道発声法の習得を促すケアモデルの評価. 日本がん看護学会誌, 26 (3)：4-13, 2012.
12) 原子千鶴, 他：頭頸部がん患者のQOLに関する研究. 保健科学研究, 3：13-22, 2013.
13) 安永 梓：遊離組織移植による再建術を伴う頭頸部がん拡大根治術を受けた患者の家族の思い. 日本がん看護学会誌, 29 (2)：54-61, 2015.
14) 早川満利子, 嶺岸秀子：術後外来通院中の老年期頭頸部がん体験者・家族へのがんリハビリテーション看護. 日本看護科学会誌, 32 (2)：24-33, 2012.
15) 嘉戸怜子, 他：化学放射線療法を受ける頭頸部がん患者の皮膚障害の発生に関する調査. 大阪大学看護学雑誌, 20 (1)：41-46, 2014.
16) 大釜徳政, 他：頭頸部がん患者における放射線治療に伴う有害事象と食事摂取に関する検討. ヒューマンケア研究学会誌, 2 (1)：1-10, 2011.
17) 江橋真莉奈, 他：頸部の放射線治療による皮膚炎の悪化防止：放射線療法初回からの有効なスキンケア. 日本看護学会論文集, 47：90-93, 2016.
18) 野中雅人：頭頸部がん患者の放射線療法に伴う急性期有害事象に関するプロトコルの検討. 日本がん看護学会誌, 29 (2)：71-78, 2015.
19) 永尾京美, 他：頭頸部がん患者における放射線皮膚炎に対するセラミド含有保湿剤の有用性の検討. がん看護, 21 (5)：571-575, 2016.
20) 岡光京子：治療を終了した頭頸部がん患者の食に関する問題と対処. 人間と科学：県立広島大学保健福祉学部誌, 7 (1)：197-205, 2007.
21) 大木郁美, 他：治療期にある頭頸部がん患者の生活の組み立て直しを支える看護実践上の指針. 日本看護学会論文集 慢性期看護, 45：60-63, 2015.
22) 大嶋健三郎, 他：頭頸部がん患者におけるがん性疼痛に対するオピオイド製剤の適応に関する検討. 昭和医学会雑誌, 69 (1)：94-102, 2009.
23) 遠藤恵美子：希望としてのがん看護 マーガレット・ニューマン"健康の理論"がひらくもの. 医学書院, 2001.

6 がんの種類からみたサバイバーの体験
肝臓がん体験者

　肝臓がんは，全悪性新生物における死亡率が男性で4位，女性では7位であり，死亡数は27,114人に及ぶ（2017年）[1]。肝臓がんは大きく，肝細胞がん，胆管細胞がんに分類されている。日本では肝臓がんの約95％を肝細胞がんが占め，さらにその約80％はB型肝炎，C型肝炎というウイルス性肝炎由来の慢性肝炎，肝硬変などである[2]。なかでも，C型肝炎ウイルスの感染経路としては1990年以前の医療行為が大半と指摘されており，国民病として肝臓がん対策が進められ，現在ではC型肝炎治療薬によりウイルス排除が高率に得られるようになってきている。

　また，肝臓がんの治療は，手術，ラジオ波焼灼療法（radiofrequency ablation；RFA）や肝動脈塞栓療法（transcatheter arterial chemoembolization；TACE）などの局所療法に加え，分子標的薬などの化学療法といった選択肢もある。肝細胞がんは多発，再発しやすいという特徴があり，そのたびに治療を繰り返し行うことが多い。

　このようなサバイバーの体験は，肝炎ウイルスの罹患を含めた長いプロセスとなり，サバイバーと家族は医療者と密接な関係を築きながら終末期に至ることも多い。

肝臓がんサバイバーに関する文献レビュー（研究の動向）

海外研究の動向
　サバイバーシップの観点から肝臓がん体験者・家族をとらえた看護研究を概観するため，PubMedで「liver cancer」「hepatocellular carcinoma」「nursing」「survivor」「patient」をキーワードに2009～2018年の文献を検索した結果，11件の研究論文があった。肝臓がんがアジア・アフリカに多くみられる背景を反映して，10件がアジアからのものであった。また，研究デザインはすべて観察研究であり，その内訳は量的記述的研究10件，質的記述的研究1件であった。サバイバーシップの時期としては，延長された生存の時期が7件，終末期が1件，全期にわたるものが3件であった。また，テーマに関しては，健康関連QOL（health-related quality of life；HR-QOL），心身の症状とQOLなど，QOLに関するものが大半であった。

　QOLに関する研究のひとつとして，診断を受けたさまざまな時期にあるサバイバーのQOLと症状に関する横断的研究が行われていた。180人のサバイバーを対象とし，複数同時に体験する症状を，関連し合う症状クラスターとして分析した結果，〈痛みと食欲（痛み，吐き気，食欲不振など）〉〈倦怠感に関連する症状（倦怠感，背部痛，活動性の欠如）〉〈胃腸症状に関連する症状（黄疸，胃の痛みや不快感など）〉〈掻痒感と便秘〉という4つに分類された。そして，これら4つの症状クラスターの程度が高いサバイバーは，全般的にQOLスコアが低下し，不安や抑うつの程度は強かった。これらの結果より，医療者は，ひとつの症状のみでなく関連する症状クラスターに注意していく必要が示唆された[3]。

　全般的なQOLを調査する方法としては，欧州がん治療研究機構（European Organization for Research and Treatment of Cancer；EORTC）の健康関連QOL質問票（quality of life questionaire；QLQ-C30），および肝臓がんに特定した質問票

(hepatocellular carcinoma-specific quality of life questionnaire ; QLQ-HCC18) を用いた調査[4~6]もあった。そのなかのひとつとして，治療後のサバイバーの抑うつ症状を調査した横断的研究があった。その結果，治療後1年以上通院している128人のサバイバーの抑うつ症状の有病率は28.3％であり，抑うつ症状を体験するサバイバーは，そうでないサバイバーと比べてほぼすべての健康関連QOLが不良であると報告された[6]。

また，特定の治療に関するQOLを調査した研究がみられた。肝動脈塞栓療法を受けたサバイバーのQOLに関する報告として，治療後に睡眠障害を体験するサバイバーの症状，抑うつ，睡眠の質に関する縦断的調査[7]，さらに，肝動脈塞栓療法前後の症状および関連する症状クラスターに関する縦断的調査が行われていた[8]。また，近年使用が増えている分子標的薬治療中である進行肝臓がんサバイバーの健康関連QOLに関する縦断的研究もあった[9]。これらの報告より，治療とQOLとの関連について詳細が明らかとなってきている。

また，治療後の在宅移行に焦点を当てた研究もみられた。そのひとつとして，肝動脈塞栓療法を受けるサバイバーの心身の苦痛およびQOLの変化と退院に関連した要因に関する縦断的研究があった。89人の肝臓がんサバイバーに対し，退院前から退院後2カ月までのQOLおよび身体・精神的苦痛を調査した結果，退院後の不安・抑うつ症状の強い高齢男性サバイバーへとくに注意を払う必要があり，退院前の教育プログラムが有用と示唆された[10]。さらに，病院から在宅への移行期における肝臓がんサバイバーのケアニーズについて，年齢の違いに焦点を当てた研究もあった[11]。

また，サバイバーと家族介護者の症状評価に関するものもみられた。280組のサバイバーと家族介護者を調査した結果，サバイバーと家族介護者では，症状のとらえ方にかなりの一致がみられるものの，家族介護者の抑うつ状態は，サバイバーの倦怠感のとらえ方に影響していることが明らかとなった[12]。

質的記述的研究は1件のみであり，サバイバーのエンド・オブ・ライフの体験に焦点を当てたものであった。この報告によれば，エンド・オブ・ライフにおけるサバイバーの主要な3テーマは〈病の認識〉〈治療開始の決定〉〈幾度となく治療をナビゲートする〉であった[13]。

海外の研究動向をみると，肝臓がんサバイバーのQOLの状況が明らかとなりつつある。一方で，介入研究や質的にサバイバーの体験を明らかにしたものは少ないため，今後の研究が求められる。

国内研究の動向

医中誌Webで「肝臓がん／肝臓癌」「がん患者／がんサバイバー／がん体験者」をキーワードに2009～2018年の看護研究を検索した結果，11件が該当した。これらはすべて面接を質的に分析したものであり，グラウンデッドセオリーアプローチ，KJ法，Krippendorffの内容分析などが用いられていた。サバイバーシップの時期としては，急性期の生存の時期が1件，延長された生存の時期から再発の時期が6件，全期にわたるものが4件であった。テーマとしては，患者の体験や思いに関するものが中心であった。

肝臓がんサバイバーの体験全体に焦点を当てた研究として，肝臓がん患者の治療開始時からターミナル期までの期間をサバイバーシップの観点より明らかにしたもの[14]があった。そして，ウイルス性肝炎由来の慢性肝疾患を患う時期にがんサバイバーになることを予期していることが，肝臓がん患者に特有の体験であることも報告されていた[15]。

また，治療を受けるサバイバーの体験として，肝動脈塞栓術を受けたサバイバーの配偶者の思いを明らかにしたもの[16]，さらに，化学療法以外の治療選択肢がない進行肝臓がんサバイバーの受療体験を明らかにしたものがあった[17]。

そして，肝臓がんサバイバーに特徴的な体験として，再発治療後の時期に焦点を当てたものもいくつかみられた。テーマとしては，サバイバーの状況認識[18]，療養生活における思いと療養行動[19]，調和[20]であった。高山は，再発を繰り返すサバイ

バーが「よい面」と「あまりよくない面」の両方のバランスをとりながらがんとともに生活している現象を「調和」という概念を用いて明らかにし，「調和」「ゆれ」「不調和」という面から分析した[20]。

また，肝臓がん患者の家族に焦点を当てた研究もみられた[16,21,22]。そのなかで肝臓がん患者は，家族に対して身体的な支援とともに多くの精神的な支援を求めており，看護師は家族の関係性に早期から視点を置くことの重要性が示唆されていた[21]。

さらに，サバイバーへの看護に関するものもみられた。内容としては，看護師の語りから肝細胞がん患者へのケアの様相を明らかにしたもの[23]，看護相談内容から分析されたもの[24]があった。

国内研究の動向をみると，近年，肝臓がんサバイバーの体験を中心としたものが増えてきていることがわかる。一方，サバイバーの高齢化や，分子標的薬など，がん治療の多様化などにより，サバイバーの様相は変化しつつある。このような背景をふまえたサバイバーに関する研究も求められるであろう。

肝臓がんサバイバーと家族の体験と支援

肝臓がんの病期別の5年生存率は，病期Ⅰ期59.6％，Ⅱ期35.6％，Ⅲ期14.0％，Ⅳ期1.9％で，全症例では35.3％であり[25]，予後が悪い。罹患の年代は50歳代から上昇しはじめて80歳代にピークがあり，高齢者の罹患が多い[2]。日本では，肝臓がんのうち94.7％は肝細胞がんで，その約80％が肝炎ウイルス（C型，B型）の感染を背景にもっており，それによる肝硬変を合併していることが多い[2]。

肝臓がんを発症してからの経過は，治療後5年以内の再発率が約80％と高い[26]。肝切除後初回再発の90％以上は肝内再発，そのほとんどが肝単独再発である[26]。局所再発に対する治療戦略は，基本的に初回治療と同様であり，可能なかぎり根治を目指した治療を行う[26]。

このような疾患の特性から，肝臓がんサバイバーの体験には，がん発症前に肝炎の長い闘病期間があり，がん発症後には再発を繰り返し，生涯にわたって長い期間を病とともに生き，完治せず衰退期に至るという特徴がある[26]。他のがん種では，がんの診断を受けた時からサバイバーとしての体験が始まるが，肝臓がん患者は，肝炎の診断を受けた時から肝臓がんサバイバーとしての体験が始まるといえる。

急性期の生存の時期

肝臓がんの患者・家族は，がんの診断を受けて混乱した心理状態を体験するが，「がんの覚悟はしていた」と，比較的早期に疾病受容できることが特徴[27]といわれる。患者によっては，がんの発症が予想より早く，その動揺が大きいことや，肝炎を放置したまま経過した人が後悔をかかえることもある。

治療は，ガイドラインにより治療戦略を検討する[28]。肝臓がんは，他の消化器がんと異なり，腫瘍条件のみでは治療方針の決定が難しく，肝機能の評価をふまえて検討を進めることになる。

Child-Pugh分類による肝障害の程度がAまたはBで，肝外転移および脈管侵襲を認めない場合は，腫瘍数1〜3個，腫瘍径3cm以内ならば肝切除またはラジオ波焼灼療法（RFA）が選択される。個数が1個ならば腫瘍径にかかわらず第一選択として肝切除，第二選択として肝動脈塞栓療法（TACE／TAE）が推奨される。腫瘍数が4個以上ならば第一選択としてTACE，第二選択として肝動注化学療法または分子標的治療薬が推奨される。Child-Pugh分類Aで肝外転移がある場合は，分子標的治療薬が推奨され，肝外転移がなく脈管侵襲を伴う場合は，肝機能，腫瘍条件，脈管侵襲の程度に応じて，個別に治療戦略が立てられる。

以上のように，治療の選択肢は多くの場合複数あり，患者は複数の要因からの検討過程を理解し，その治療の予後，治療に伴って生じるメリットとデメリットを比較検討する体験をする。さらに，手術の方法には開腹手術，腹腔鏡手術があり，他に陽子線

や重粒子線による治療も選択できる場合がある。この時期は、患者・家族の診断による衝撃に対する心理的な支援を展開しつつ、情報提供を行い、意思決定を支援していくことが重要となる。

高齢者の治療は、肝機能障害や腫瘍条件の他に、基礎疾患や全身状態などを考えあわせて方針を検討することになり[29]、治療戦略の検討過程はさらに複雑になる。高齢になると、記憶力低下や実行機能障害も生じやすい。理解力に対応した説明、家族内の意向形成に配慮したかかわりが必要とされる。また高齢者は、入院による環境変化や手術の影響によりせん妄を生じることがあり、その予防や安全を守るためのケアが求められる。

壮年期では、責任ある立場や役割を担っている場合も多く、役割遂行への支援が、患者が病気や治療と向き合うことを助けることにつながる。

延長された生存の時期

初回治療が奏功すると、患者は経過観察の時期を迎える。1年以内から数年の間に再発することが多く、局所再発時の治療は、初発の際の治療戦略と基本的に変わらず、根治を目標とした治療をできるかぎり行う[26]。治療の際には、初回治療時と同様に意思決定支援が必要である。

切除や局所療法によっていったんがんが消失しても、肝臓がんは再発率が高く、サバイバー・家族は再発への不安をかかえた状態が続く。サバイバーは、状態悪化への不安と治る意欲の間で揺れ動く体験と、肝臓とともに生きる意識と身近に迫りくる死への意識の間で揺れ動く体験をする。サバイバーは、医療者、同病者、家族や親戚からさまざまな情報を得たり、民間薬や信仰をたよりにしたり、治療効果や開発を期待したりするなど、自身でさまざまに対処することにより、この揺れ動く体験を支えている[26]といわれる。医療者には、サバイバーが体験を語る機会を用意して、サバイバーがもつ情報を統合することを支援し、必要な情報提供を行うことが求められている。

一方、骨転移や肺転移などの遠隔転移が生じる場合もある。とくに脊椎転移によって脊髄神経障害が生じると、その後のQOLに大きな影響を与える。看護師は症状を把握するとともに医師と連携して、サバイバー自身がセルフモニタリングできるよう教育する必要がある。

長期に安定した生存の時期

再発率が高く難治性であることから、10年の無再発生存者は罹患者数全体の1.4%に満たない[28]。そのため、その体験は不明な部分が多い。

一方、前述したように、肝臓がんサバイバーは初回治療の後、1年以内から数年間を無治療で経過することが多い。再発したならば、そのたびに根治を目的とした局所治療を行い、長期間がん治療と共存し、やがて肝臓がんの治療が常態化する。サバイバー・家族は、延長された生存の時期と長期に安定した時期が大きな重なりをもって繰り返す体験をするといえる。

終末期の生存の時期

肝臓がんサバイバーは、がんの再発治療を繰り返していくが、最終的に肝不全となり終末期を迎える。肝不全による症状は、腹水や浮腫、黄疸、倦怠感などである。腹水により腹部膨満や痛みを感じ、食事摂取が減退し、下半身の強い浮腫により歩行や移動が障害され、ボディイメージの変化も体験する。身体的に苦痛であることのみならず、これらは社会的役割の喪失や自分らしさを失う体験となり、心理社会的、スピリチュアルな苦痛へと波及する。さらに、症状はサバイバーに死期が近いことを強く連想させる。

肝臓がんサバイバーは、長い闘病生活のなかで出会った同病者の情報により、比較的早期にがんや死を考える機会があり、今後の療養生活を考える特徴がある[28]といわれる。このことは、サバイバーが同病者とどのようにかかわっているかによって、情報の量も質も異なることを推測させる。サバイバーが得ている情報、描いている経過や療養のイメージに関心を寄せていくことが重要である。

また，この時点に至る体験の軌跡を知ることが，サバイバー・家族が大切にしたいことの意識化を助け，療養に関する意思決定を支え，QOLの維持向上とがんサバイバーとして生き抜くことを支えることにつながる。

身体的な苦痛への介入は，前述したケアに先立って必要である。さらに，多くのサバイバーは肝性脳症を発症する。病態から生じていることをサバイバー・家族に説明し，具体的な対応方法を伝え，サバイバーの尊厳が守れるように配慮することが重要になる。

事例　混沌とした状態から自身の意向を見出していったFさんへのかかわり

［事例紹介］

Fさんは60歳代の男性であり，妻と二人暮らしであった。3年前に肝臓がんの診断を受け，内科的な治療を繰り返してきたが，肝臓がんの多発再発を認め，肝不全症状としての腹水貯留や下肢浮腫がみられるようになった。Fさんと妻は，治療は困難な状態にあり，症状緩和が治療の中心となることを主治医から説明されている。また，症状の悪化で入院した際に，今回が最後の入院になるだろうと話されていた。

がん看護専門看護師である私（筆者）は，主治医・看護チームより依頼を受けて，Fさんの苦痛緩和と精神的サポートにかかわることとなった。

心を閉ざすFさん

Fさんは苦痛症状のため，ほぼ1日閉眼して臥床で過ごし，言葉少なく会話も途切れがちであった。看護チームは，Fさんの時間が限られるなかで妻とFさんが希望する療養を支援したいと願っていたが，Fさんの意向をとらえかねていた。妻も「夫の望むようにさせてあげたい」と話すのみで，方向性を見出せなかった。

妻は毎日，面会に来院するが，ベットサイドから少し離れたソファーに腰かけていることが多く，Fさんと会話している様子も見受けられないとのことであった。看護チームは，Fさんと妻へのかかわりに戸惑いを感じるとともに，Fさんが望む援助を見出せないでいることに焦りを感じていた。

妻の語り

はじめて訪室した私は，Fさんにあいさつし，病棟の看護師とともに苦痛を和らげるお手伝いをしたいと告げると，Fさんは臥床したまま私を一瞥し，その後は目を閉ざし，口元を固く結んだまま言葉はなかった。「体に触っていいですか」と声をかけながらFさんの下肢に触れると，強い浮腫で冷たく硬くなっており，大きな苦痛のひとつになっていることが感じられた。

「よろしければ，少しマッサージしましょう」と軽擦すると，いくぶん表情が和らいだように見えた。今後もマッサージの時間を設けることを提案すると，Fさんはうなずいた。

連日マッサージのために訪室した。その間Fさんは気持ち良さそうにうとうとすることもあり，場所を変えながら手を当てているだけのこともあった。妻に妻自身の体調を気づかう言葉をかけながらマッサージしていると，妻はベットサイドの椅子に腰かけて，これまでの体験を私に話しはじめた。肝炎から肝臓がんになったFさんが，これまで弱音を吐くこともなく頑張ってきたことを語り，「（本人が）治療についていろいろ調べてやってきた」「食事療法ってあるけれど，私は少しでも良くなるようにと思って栄養士さんに相談したり…　それしか力になれないから」などと話した。妻の話から，これまでFさんは自身で方針を決定し，妻がそれに従い支えてきた様子がうかがえた。

さらに妻は，Fさんのことを「面倒見が良く，さっぱりした性格で，みんなが頼りにする自慢の夫」と語り，家のこともFさんがすべて決めてきたこと，Fさんの希望で身近な人にも入院のことは伝えていないことを語った。

妻にとってFさんが大切な存在で，Fさんの希望を最大限尊重したいと考えていることを受け止め，そのことを言葉で返すと，妻はうなずいた。そして，「病院って安心だけれど，家だと気がねなく眠れるんじゃないかなと思ったりする。私が何かしてあげたいのかもしれないけど」と話した。Fさんは妻の話に反応することなく，目を閉じたままでいた。

[　　　　　Fさんの語り　　　　　]

数日後から，Fさんはマッサージ中に，ポツリポツリ自身の体験を話しはじめた。C型肝炎に罹患して以降，肝炎治療やさまざまな民間療法に取り組んできたこと，慢性肝炎から3年前に肝臓がんと診断された時には「ついにこの時がきた」と衝撃をもって受け止めたこと，治療を繰り返すなかで「今度の治療で，もしかして治るのでは」「このまま維持できるのでは」と期待しながら，新たな病巣に出会い続けたこと，妻が治療を支えてくれたこと，そして，妻といっしょに旅行した思い出の場所，行くはずだった場所など，対話のなかで間を置きながら，Fさんは思い起こすように語った。

私は，Fさんの戸惑い，落胆，苦悩に触れた思いがした。また，Fさんの体験は妻とともに乗り越えてきた体験であり，妻のために頑張ってきたということでもあったのだろうと感じた。そのように伝えると，Fさんは目元を赤くして少し微笑んだ。妻はうつむいてそっと目頭を抑えていた。

[　　　　　Fさんの意向の表出　　　　　]

私は，妻やFさんの語りを情報として看護チームに届け，Fさんの沈黙そのものが，苦悩の表出であることを共有した。看護チームのかかわりは，戸惑いや焦りから，Fさんと妻を気づかうように変化し，時間の融通がつくと，病棟の看護師が下肢のマッサージをするようになっていった。一方，Fさんの苦痛は日に日に強くなってきており，薬剤調整が続けられていた。

ある日，病棟に行くと看護師が待ち構えていて，「夕べ，夜勤のスタッフがFさんに『したいことや希望はありませんか，それがあるならお手伝いしたい』と伝えたら，『外泊したい』と言われました。いま，ナースが奥さんと外泊に向けて用意をしています」と話した。

翌日，Fさんと妻は，晴れやかな表情で介護タクシーに乗って外泊に出かけて行った。

がんサバイバーがその人らしく生き抜く過程に，自身の意思決定は重要である。しかし，肝臓がんサバイバーは内科的治療を繰り返しながら病状進行による苦痛症状がないままに経過し，肝不全発症後には急な症状の増悪を体験することが多い。このような展開に直面して，混沌とした心理状態に陥り，その後をどのように過ごすのかについて意思決定しにくい状況が生じることがある。

Fさんのケースは，まさにそのようななかで方向性を見出せないでいたケースだった。それまでFさんが自分ひとりで意思決定していたこと，家族内のコミュニケーションもFさんがイニシアチブをとるパターンであったことが，さらに混沌を深くしていた。

この事例では，看護師がサバイバー・家族に，その人が語りたい時に語れる場を提供し，そのことが，大切にしてきたことや大切にしたいことを意識化する機会，互いの思いを理解し合う機会となったことで，Fさん自身が意向を見出していくことにつながった。

がんサバイバーの意思決定支援の過程に看護師がプレゼンスやケアリングをもってかかわることの重要性を示しているケースであったともいえる。

（池田　牧，清水奈緒美）

文献

1) 国立がん研究センター：がん情報サービス 最新がん統計. https://ganjoho.jp/reg.stat/statistics/stat/summary.html（2018/12/1 閲覧）
2) 日本肝臓学会編：肝がん白書 平成27年度. 2017.
3) Ryu E, et al：Symptom Clusters and Quality of Life in Korean Patients With Hepatocellular Carcinoma. Cancer Nurs, 33（1）：3-10, 2010.
4) Mikoshiba N, et al：Validation of the Japanese version of the EORTC hepatocellular carcinoma-specific quality of life questionnaire module（QLQ-HCC18）. Health and Quality of Life Outcomes, 10：58, 2012.
5) Chie WC, et al：Quality of life changes in patients undergoing treatment for hepatocellular carcinoma. Qual Life Res, 24（10）：2499-2506, 2015.
6) Mikoshiba N, et al：Depressive symptoms after treatment in hepatocellular carcinoma survivors：prevalence, determinants, and impact on health-related quality of life. Psychooncology, 22：2347-2353, 2013.
7) Chu TL, et al：Comparison of Differences and Determinants Between Presence and Absence of Sleep Disturbance in Hepatocellular Carcinoma Patients. Cancer Nurs, 34（5）：354-360, 2011.
8) Cao W, et al. Symptom clusters and symptom interference of HCC patients undergoing TACE：a cross-sectional study in China. Support Care Cancer, 21：475-483, 2013.
9) Shomura M, et al：Longitudinal alterations in health-related quality of life and its impact on the clinical course of patients with advanced hepatocellular carcinoma receiving sorafenib treatment. BMC Cancer, 16（1）：878, 2016.
10) Shun SC, et al：Quality of Life and Its Associated Factors in Patients with Hepatocellular Carcinoma Receiving One Course of Transarterial Chemoembolization Treatment：A Longitudinal Study. Oncologist, 17：732-739, 2012.
11) Shun SC, et al：The Role of age in Change in Unmet Supportive Care Needs in Hepatocellular Carcinoma Patients During Transition From Hospital to Home. Cancer Nurs, 40（3）：245-254, 2017.
12) Liu XY, et al：Congruence in symptom assessment between hepatocellular carcinoma patients and their primary family caregivers in China. Support Care Cancer, 21：2655-2662, 2013.
13) Hansen L, et al：Patients With Hepatocellular Carcinoma Near the End of Life. Cancer Nurs, 38（4）：19-27, 2015.
14) 山田隆子, 他：肝細胞がん患者のがん治療開始時からターミナル期までにおける受容体験と看護支援. 日本がん看護学会誌, 22（2）：41-46, 2008.
15) 池田 牧, 他：肝臓がん患者の体験と看護師の支援. 日本がん看護学会誌, 19（2）61-68, 2010.
16) 千葉のり子, 他：C型肝炎由来の肝臓がん患者で肝動脈塞栓術を受けている患者の配偶者の思い. 家族看護学研究, 18（2）：109-118, 2013.
17) 森下純子, 他：化学療法以外に選択肢がない進行肝がん患者の受療体験. 国立病院看護研究学会誌, 11（1）：21-32, 2015.
18) 小原佑佳, 他：再発肝臓がん患者の状況認識. ヒューマンケア研究学会誌, 8（1）：11-19, 2016.
19) 浦 綾子, 他：再発と治療を繰り返す肝がんサバイバーの療養生活における思いと療養行動. 日本がん看護学会誌, 28（2）：23-30, 2014.
20) 高山良子：再発を繰り返す肝臓がん患者の調和. 高知女子大学看護学会誌, 37（2）：12-20, 2012.
21) 安川和希, 他：肝がん患者が語る闘病生活に対する家族の支援. 高知大学看護学会誌, 2（1）：15-22, 2008.
22) 永松有紀：がん診断から初回治療後における肝がん患者の家族の意思決定の様相. 日本看護福祉学会誌, 23（1）：53-64, 2017.
23) 山田隆子, 他：肝細胞がん患者に対するケアの様相 看護師の語りから. 日本ヒューマンケア科学会誌, 3（1）：75-82, 2010.
24) 庄村雅子, 他：肝がん患者と家族に対する看護相談内容の傾向および看護相談の普及へ向けた提案. 東海大学健康科学部紀要, 16：39-51, 2010.
25) 全国がんセンター協議会：生存率共同調査. http://www.zengankyo.ncc.go.jp/etc/seizonritsu/seizonritsu2009.html（2018/8/15 閲覧）
26) 高山忠利, 他編：診療ガイドラインに沿った肝癌治療の要点と盲点. 文光堂, 2013.
27) 相場貴弓, 他：肝疾患患者の心理の特徴および心理過程についての検討, 新潟大学医学部保健学科紀要, 9（1）：123-130, 2008.
28) 山田隆子, 他：肝細胞がん患者のがん治療開始時からターミナル期までにおける疾病受容体験と看護支援, 日本がん看護学会誌, 22（2）, 41-46, 2008.
29) 日本肝臓学会：肝癌診療ガイドライン 2017年版. https://www.jsh.or.jp/medical/guidelines/jsh_guidlines/examination_jp_2017（2018/8/15 閲覧）

7 がんの種類からみたサバイバーの体験

膵臓がん体験者

　わが国の膵臓がん罹患数は36,156人（2014年），死亡数は34,224人（2017年）である[1]。治療成績でみても，全がん種の5年相対生存率が62.1％であるのに対し，膵臓がんは7.7％にとどまっており[2]，手術症例に限ってみても，全がん種で5年相対生存率が83.4％であるのに対して，膵臓がんは23.7％と予後が厳しい[2]。早期発見が困難であることも特徴のひとつで，治療前のステージは，0期とⅠ期を合わせて9.9％にとどまり，Ⅳ期が44.9％と圧倒的に多い[2]。

　早期診断が困難で，発見時には進行していることが多く，5年相対生存率20％以下のがんは，難治性がんと定義されている[3]。膵臓がんはまさに難治性がんといえる。近年，75歳以上の高齢患者が増加していることも特徴である[2]。

　治療は，膵臓の解剖学的な特徴から侵襲性の高い手術になることが多く，抗がん剤治療も副作用が強い。難治性がんであることに加えて，侵襲性や副作用の強い治療が多いことが，患者の生活に大きく影響する。さらに，高齢者がこのような治療に直面することで，治療過程でせん妄，合併症を生じることもある。

膵臓がんサバイバーに関する文献レビュー（研究の動向）

海外の研究動向

　PubMedで「pancreatic cancer」「nursing care」をキーワードに2009～2018年の文献を検索し，膵臓がん患者・家族をとらえた研究論文を抽出した結果，10件が該当した。この内訳は，観察研究が8件，介入研究が1件，データ統合型研究が1件である。研究の焦点が当たっている時期は，延長された生存の時期が2件，病期や治療内容にかかわらずすべての時期を対象とした研究が7件である。テーマは多岐にわたるが，"症状"に関連した研究が5件と多い。

　症状に関する研究のひとつはシステマティックレビューで，Tangら[4]は，進行膵臓がん患者の症状体験について2005～2015年に報告された916件の研究から16件を抽出して分析した。進行膵臓がん患者は，痛み，疲労感，食欲不振，口渇，味覚変化，消化器系の問題（吐き気，嘔吐，排便習慣変化，消化不良，鼓腸），呼吸障害，睡眠不足と，多岐にわたる苦痛症状を経験していた。また，患者のかなりの数（25％を超える）が，中等度以上の疲労，食欲不振，痛み，不眠，消化器症状，感覚の障害，不安と抑うつ，恐怖を経験し，疲労，食欲不振，痛みは上位3つの重度の症状であった。うつ病については，報告によって割合は異なったが，強度のレベルにかかわらず，半数以上が不安とうつを経験するとの報告があった。要因間の関連では，疲労，食欲不振，痛み，および気分が，合併症，死亡率，機能またはパフォーマンスなどと有意に関連していることも明らかとなった。

　症状のうち，消化・栄養についての報告が3件ある。Goodenら[5]は，32人の対象者（患者12人，家族23人）にインタビューを行い，膵外分泌不全の管理が生活の質に重大な影響を及ぼし，介護者の負担を増大させること，腸の症状や食物の問題を管理することが困難であることを明らかにした。Cooperら[6]は，患者13人を対象に半構成的なイ

ンタビューを行い，手術前後の食べ物や体重減少の経験を表す主要なテーマを明らかにした．これらの研究では，症状の査定や患者への情報支援の必要性が強調された．

家族（介護者）を対象とした研究報告は1件である．Shermanら[7]が，8人の参加者にストレスプロセスモデルを概念枠組みとしたインタビューによる研究を行い，介護体験を明らかにした．このパイロットスタディにより，参加者のリクルートやデータ収集について，今後の大規模研究の実現可能性が証明された．

介入研究は1件で，Beesleyら[8]が，総合的ケアプランニングの介入によるパイロットスタディを行った．介入の内容は，①2週間に1回，看護師と腫瘍学者，疼痛専門医，ソーシャルワーカー，牧師，リハビリテーションスタッフ，栄養士などからなるチームが患者のケアについて検討し，それをもとに総合的なケア調整を行うこと，②看護師が疾患および治療関連の患者教育を行うことである．その有効性をQOL評価および患者満足により評価した．参加者は患者10人であり，2カ月間のQOL評価は有意な変化を認めなかった．介入に対する満足度は高く，70％の患者が介入を「優秀」と評価し，30％は「非常に良い」と評価した．教育セッションに費やされる時間について，患者の80％は「適切な量」と評価した．研究者らは，この研究により今後のランダム化比較試験への示唆を得た．

膵臓がんは，診断時から苦痛症状を抱えることが多く，症状に対するケアニーズは高い．予後が厳しいことによる強い不安やうつも特徴である．これらへの介入について，大規模な観察研究やデータ統合型の研究を通じて知見を蓄積し，介入研究へとすすみつつある段階にあるといえる．今後は，さらなる知見の蓄積と介入研究の発展が期待される．

国内の研究動向

医中誌Webで「膵がん/膵臓がん」をキーワードに2008〜2017年の文献を検索し，膵臓がん患者・家族の体験に関する内容の研究を抽出した結果，9件の原著論文が該当した．これらはすべてが観察研究で，質的な研究であった．焦点を当てている時期は，急性期が1件，延長された生存の時期が5件，すべての時期に焦点を当てているものが3件であった．テーマは，患者または家族の体験をありのままに記述しようとしたものが5件と多く，「意思決定」「セルフケア」「死の受容過程」「患者 - 看護師関係」が各1件であった．

患者の体験を記述した研究のうち，延長された生存の時期に焦点を当てた研究が2件あるが，それぞれの記述には異なる点が認められた．吉田[9]は，積極的な治療の限界が迫っている化学療法中の患者2名を対象に横断的な研究を行い，再発や死を強く意識した体験を抽出した．一方，千﨑[10]は，化学療法中の患者2名を対象に縦断的な研究を行い，化学療法の効果があった8週目を境に，治療の影響を自覚して活動を調整するように変化することなどを明らかにした．これにより同じ時期のなかでも局面により体験に違いがあることが示唆された．

体験を記述した研究では，前述のほか「長期生存者のサバイバー体験」[11]や「ワクチン療法（自由診療）を受ける体験」[12]が患者の体験として，家族の体験として「インフォームドコンセントを受ける家族の体験」[13]が報告されている．

意思決定をテーマとした研究では，内藤ら[14]が「積極的治療継続の決定に至る過程」を，セルフケアをテーマとした研究では，蔦永ら[15]が「外来化学療法を受ける患者のセルフケア」を明らかにした．

死の受容過程をテーマとした研究では，三浦ら[16]が診療録と看護記録の調査から4名の患者の診断時から死亡時までの経過を分析し，危機的状況を繰り返しながら，その人らしさを失わずに過ごしていたこと，他の患者との交流のなかで死を学んでいたことを報告した．

「患者-看護師関係」をテーマとした研究では，大竹[17]が，参加者1名との計3回の面談を行い，患者・看護師双方の変化について記述した．患者が語ること（ナラティブ）で患者は内なる自身の力に気づき，看護師は患者の力を信じるように変化してい

た。

　以上のように，さまざまな対象やテーマでの記述研究にとどまっていること，また，参加者が1〜2名の研究が5件と，対象者が少ない研究が多いことが特徴である。この領域は，今後の発展に大きく余地を残している状況といえる。今後は，さらに観察研究による知見を蓄積していくこと，ならびに介入研究への発展が求められる。

膵臓がんサバイバーと家族の体験と支援

急性期の生存の時期

　膵臓がんの症状は，腹痛，食欲不振，早期の腹満感，黄疸，睡眠障害，体重減少，糖尿病新規発症，背部痛などがあり，初期には，食欲不振，早期の腹満感，軽度の体重減少のような漠然とした症状であることが多い。他の腹部疾患でも同様の症状を呈するため，症状の膵臓がん特異性は低く，腫瘍マーカーも進行がんを除くと陽性率は低い[18]。

　このような特徴から，患者は膵臓がんを疑って受診することは少なく，身構えがないままバッドニュースに出会いやすい。あるいは，なかなか診断がつかずに経過し，医療者への不信を感じることもある。診断時には根治が難しいという状況に直面し，患者・家族は，戸惑いや怒り，悔しさ，強いショックを体験し，適応障害やうつに至るケースもある。そのような体験のなかで治療法の意思決定が迫られることになる。

　膵臓がんの治療は，手術療法，化学療法あるいは放射線療法である。化学療法の進歩により，遠隔転移がある症例でも，従来の治療より生存期間の延長がみられているが[18]，依然として予後は厳しい。副作用や術後の後遺症で，社会的な役割，家庭内の役割の変更を余儀なくされることもある。家族もまた，診断や治療過程における転移など，不確かな予後余命からストレスにさらされる[19]。

　看護師は，患者・家族の病気や病状の理解を助け，ニーズに沿って患者自身が治療法の情報を得られるよう支援し，意思決定を助ける。患者・家族の危機的な状況に対して心を砕き，危機介入あるいは危機回避の視点でかかわる。必要に応じて，精神腫瘍科などの専門家への橋渡しも重要な視点である。そして，病気あるいは治療による副作用などの症状マネジメントを行い，患者・家族がセルフケア能力を獲得できるよう支援する。このようなかかわりの基盤には，患者がセルフアドボカシーを高めることができるようかかわる視点をもつことが大切である。

　近年，「膵臓がん教室」の取り組みが広がっている[20〜23]。多職種がチームを組んで，患者・家族を対象に，病気や治療の理解を助け，対処を学べるような情報発信を基盤とする取り組みで，セルフケア支援のひとつとして今後の発展が期待される。

延長された生存の時期

　患者（サバイバー）は「再発を見据え，治療を探し求めて生き抜く」「死がみえてきたとき，生き抜く道を探す」という体験をしていて，死の不安がつねにある様相がうかがえるという報告がある[9]。一方で，たとえ切除不能な進行がんの状態であっても，化学療法の治療の効果がわかった時点で，サバイバーは復職を考えたり，前向きに気持ちが動くのを感じたりするという報告もある[10]。

　難治性がんであるがゆえに，その主観的な体験は短い期間のなかで変化していることが考えられ，看護師は症状緩和や日常生活支援を注意深く展開しながらサバイバー・家族の体験や対処に注目し，その時々の個々のニーズに応えていくことが大切である。

長期的に安定した生存の時期

　膵臓がんの長期生存のサバイバー1名を対象とした研究で，「首尾一貫して健康のベクトルを健康軸に向けるよう，主体的，積極的にさまざまなリソースを活用して対処してきた」体験が報告されている[11]が，長期生存のサバイバーの体験は不明な部分が多い。

　近年，長期生存者である膵臓がんサバイバーと遺族などが，米国に本部をもつパンキャン（Pancreatic

Cancer Action Network；PCAN）の日本支部を設立し，3つの使命を掲げて活動している[24]。①早期発見，治癒につながる研究を促進するために研究者・医療者を支援すること，②患者・家族をサポートすること，③希望を与えることである。

他の患者を支える活動にサバイバー自身が意味を見出し，支え支えられていくことを，医療者は側面から支えていくことが求められている。

終末期の生存の時期

膵臓がんが難治性がんであることを反映し，急性期の生存の時期，延長された生存の時期と終末期の生存の時期は，重なり合う連続したプロセスとして体験されることが多い。

腫瘍増大による腹痛や背部痛，黄疸，胆管炎，下痢，腹膜播種に伴うイレウスまたは腫瘍増大による経口摂取困難，腹水貯留，あるいは消化管出血などを生じ，衰弱から ADL の障害に至ることが多い。

看護師は，苦痛症状をアセスメントし，症状緩和が図れるよう援助し，サバイバー・家族が抱える全人的な苦痛を理解してケアにあたることが大切である。サバイバーが大切にしていることを知り，それに寄り添い，療養の場の意思決定を助け，療養生活を支援する。サバイバー・家族の人生の軌跡，疾患の体験の軌跡に注目し，その体験の表出を支え，サバイバー・家族と分かち合うことができれば，その過程を通じてサバイバー・家族をエンパワメントすることができ，看護師もまたケアの意味を見出すことができるだろう。

事例　混乱をきたしていた G さんと家族のサバイバーとして生き抜く力を高めるかかわり

［事例紹介］

G さんは 60 歳代の女性で，夫と二人暮らしである。子どもはいない。膵臓がん，肝転移と診断されている。今後の治療が検討されているなかで，外来から「セカンドオピニオンについて相談対応を」と依頼があり，私（筆者）はがん相談支援センターの専従看護師としてかかわることになった。

最初の出会い

G さんと夫は，固い表情で相談室に来室された。G さんは，「セカンドオピニオンで他の病院を受診したら，その病院で治療することになるのですか」と言った。医師にもそのように聞いたが，回答もなく，化学療法の話しかしなかったことへの不信，痛みがあることへの不安，体調不良がありながら受診せずにいた後悔，診断時のショックなど，次々と話し，時々嗚咽した。やや話の脈絡がなく，G さんの混乱した状態が伝わった。食事をほとんど摂取できておらず，不眠も続いているということだった。

夫はうつむいたままで，私とも G さんとも視線を合わせず，じっと座っていた。

私は，たいへんな出来事に出会ったこと，ここに至るまでの心労をねぎらい，G さんが最善の治療を見つけるために最大限支援したいと思っていることを伝えた。G さんは，少しほっとしたように涙した。

現実的に治療を吟味していくには，治療を理解し考えを整理することが大切と伝え，まず睡眠をしっかりととること，痛みをコントロールすることを提案した。G さんはそのことに同意し，私はすでに処方されていた薬剤の使い方を伝えた。2 日後の検査の際に再度面談する約束をして，その間に困ったことや気がかりが生じたら連絡してもらうよう話して，この日の面談は終了することになった。

うつむいている夫に「ご主人は大丈夫ですか」と声をかけると，うなずいて，「大丈夫です」と小さな声で言った。

夫とのかかわり

面談の約束の日，Ｇさんの検査中に夫がひとりで相談室に来室した。

夫は，「病気がわかってから，本人はずっとインターネットを見ている。インターネットを見れば，この病気がどんなに厳しいか，わかる。彼女は治療法の情報をあさっているけれど，本当は（いずれ死んでしまうことを）わかっていると思う。苦しくない治療を提案してやってほしい」と話した。

私が，「ご主人は，治療で苦しめたくないんですね」と気持ちを受け止めると，夫は姑と実母の介護をＧさんがしてきたこと，その親たちが最近他界したことなどを話した。「かわいそうだ」「できることは何でもしてやりたい」「でも，何をやっても死んでしまうなら，苦しい思いをさせたくない。それを見ている自分もつらい」と肩を落とした。

夫のつらさは理解できることを伝え，一方，治療には副作用が生じるが，その対処方法を医療者がいっしょに考えることを話した。「何より，ご本人がそれをどのように考えるかが大事かもしれませんね」と伝え，いっしょに話し合ってみましょうと提案した。

Ｇさん本人，夫との面談

Ｇさんは，「眠れた。痛みもほとんど気にならなくなった」と言い，気持ちも前回より落ち着いてみえた。あらためて治療についての考えを聞くと，「何の治療が良いのかよくわからない」と，インターネットからプリントした先進医療や治験，民間療法などのファイルを取り出した。インターネット情報の不確実さ，エビデンスのある情報を得ることの大切さを伝え，参考になるウェブサイトを紹介した。

病状や治療の提案について主治医がどのような説明をしたのかを確認すると，やや興奮ぎみに「これしかない，という口ぶりだった」と，抗がん剤治療のことを話した。

がん治療の基本的な考え方の情報を補足し，抗がん剤以外の治療に関する意見を主治医から聞く場を設けることを提案した。

「忙しい先生にそんなことできるんですか？」とＧさんは言ったが，「セカンドオピニオンを受けるにしても，主治医の意見は大事です。再度時間がもらえるよう，相談しましょう」と背中を押した。

黙っている夫に「ご主人のお考えは？」と声をかけると，「治療でつらい思いをするんじゃないかと気がかりです」と，私に向かって言った。Ｇさんは黙っていた。私が「Ｇさんは，そこはどう思っているのですか」と問うと，Ｇさんは私に向かって，「私が病気になって，夫に申し訳ない。でも，この人，人付き合いが下手で。これから定年退職して，私がいなかったら困ると思うんです。だから元気でいなきゃって思うんです。だって，長年頑張ってきてくれたんですから。私は，治療で少しでも良くなるなら，頑張りたいと思うんです」と話した。

このやり取りの後，Ｇさんと夫は，治療についてもう一度主治医の話を聞くことにした。私は，Ｇさんが何を聞きたいか，何を大切にしたいのか，いっしょに紙に書いて整理した。Ｇさんは，「この紙を持って，面談に臨もうと思います」と言った。

後日，Ｇさんから，まず提案された化学療法を受けることに決めた，その後治療の結果によってはセカンドオピニオンを検討する方針にしたと報告があった。「先のことを考えると怖い。でも，いまできることをひとつずつやるしかない」とＧさんは言った。

▼

この事例では，サバイバー・家族の危機的な状況に心を配り，症状緩和を図り，家族内のコミュニケーションを促進し，意思決定を支援することが必要とされた。さらに，サバイバーとして生き抜くために必要な力（スキル）を意識したかかわりも大切であった。つまり，「交渉」「コミュニケーション」「情報収集」「意思決定」のスキルが高まり，セルフアドボカシーを高めることにつながるかかわりというこ

とである。

　Ｇさんと家族は，窮地のなかでも自身の力を発揮し，自分らしく生き続けるための道を主体的に選んでいった。私は，看護師として人がもつ力を実感し，それを信じる力を得た思いがした。

（清水奈緒美）

文献

1) 国立がん研究センター：がん情報サービス　最新のがん統計. https://ganjoho.jp/reg_stat/statistics/stat/summary.html（2018/12/1閲覧）
2) がん研究振興財団：がんの統計　2016年版. 2017.
3) 黒木登志夫：21世紀，がんを克服するためには何が必要か　がん予防と難治性がん対策の重要性. 日消誌, 99(12)：1423-1427, 2002.
4) Chia-Chun Tang MSN, et al：The Symptom Experience of Patients With Advanced Pancreatic Cancer：An Integrative Review. Cancer Nurs, 41(1)：33-44, 2018.
5) Cooper C, et al：An explorative study of the views and experiences of food and weight loss in patients with operable pancreatic cancer perioperatively and following surgical intervention. Support Care Cancer, 23(4)：1025-33, 2015.
6) Gooden HM, et al：Pancreatic cancer and supportive care pancreatic exocrine insufficiency negatively impacts on quality of life. Support Care in Cancer, 21(7)：1835-41, 2013.
7) Sherman DW, et al：A pilot study of the experience of family caregivers of patients with advanced pancreatic cancer using a mixed methods approach. J Pain Symptom Manage, 48(3)：385-99, e1-2, 2014.
8) Sun V, et al：Pilot study of an interdisciplinary supportive care planning intervention in pancreatic cancer. Support Care Cancer, 24(8)：3417-3424, 2016.
9) 吉田みつ子：難治性のがんを生き抜く　膵臓がん患者の語り. 日本がん看護学会誌, 28(2)：15-22, 2014.
10) 千﨑美登子：化学療法を受けている進行膵臓がん患者の療養生活における体験　手術適応にならなかった患者を対象として. 北里看護学誌, 18(1)：9-20, 2016.
11) 伊藤登茂子, 他：膵臓がん術後長期生存者のサバイバー体験の検証とケアの考察　健康生成論的視点から. 秋田大学大学院医学系研究科保健学専攻紀要, 17(2)：29-36, 2009.
12) 田村眞由美, 他：自由診療でワクチン療法を受ける膵臓がん患者の体験. 日本がん看護学会誌, 30(3)：55-63, 2016.
13) 宇佐美未知瑠：診断を受け，ターミナル期をむかえた膵臓がんのインフォームドコンセントを受ける家族の思いの変化を明らかにする. 神奈川県立がんセンター看護師自治会看護研究部会看護研究集録, 14：41-47, 2008.
14) 内藤加奈子, 他：進行膵臓がん患者の積極的治療継続の決定に至る過程. 医療の広場, 57(2)：18-22, 2017.
15) 蔦永望美, 他：外来化学療法を受ける膵臓がん患者のセルフケアを支える援助. 日本看護学会論文集　成人看護II, 42：179-182, 2012.
16) 三浦浅子, 他：進行性膵臓がん患者の死の受容過程の分析　告知を受けた4名のRetrospective Study. 三重看護学誌, 11：53-64, 2009.
17) 大竹晴子："語り"を通して生じた，診断期から初期治療期にいる膵臓がん患者と看護師の思考の変化. 神奈川県立がんセンター看護師自治会看護研究部会看護研究集録, 16：52-56, 2010.
18) 日本膵臓学会膵癌診療ガイドライン改訂委員会編：膵癌診療ガイドライ　2016年版. 金原出版, 2016.
19) Sherman DW, et al：A Pilot Study of the Experience of Family Caregivers of Patients With Advanced Pancreatic Cancer Using a Mixed Methods Approach. J Pain Symptom Management, 48(3)：385-399, 2014.
20) 森　文子：がん化学療法患者への継続的な教育とサポート　国立がんセンター中央病院「膵臓がん・胆道がん教室」の取り組み. がん看護, 14(5)：555-560, 200.
21) 埋橋賢吾, 他：膵臓がん教室の現状とアンケート報告　膵臓がん教室ワークショップ2016より. 膵臓, 32(3)：607, 2017.
22) 山岸佳代, 他：膵臓がん教室「手術療法と入院生活」参加者の動機調査. 膵臓, 32(3)：606, 2017.
23) 野口久美子, 他：患者間の意見交換を主体とした膵臓がん教室の取り組みと今後の課題. 日本がん看護学会誌, 31(Suppl)：282, 2017.
24) NPO法人パンキャンジャパン：すい臓がんアクションネットワーク公式ウェブサイト. http://www.pancan.jp（2017/8/1閲覧）

8 婦人科がん体験者

がんの種類からみたサバイバーの体験

　婦人科がんは，子宮体がん，子宮頸がん，卵巣がんが代表的な疾患である。子宮体がん，子宮頸がんは，検診の普及により早期発見が可能で，早期治療による生存率の向上につながっている。また，子宮頸がんはヒトパピローマウイルス感染が原因であることがわかっており，使用への賛否両論はあるものの，子宮頸がんワクチンの開発と実施により，さらなる生存率の向上が望まれる。

　一方で，卵巣がんは自覚症状に乏しく，とくに自覚症状が消化器症状である場合は婦人科検査が行われず，一般的な検診項目にもないことから進行してから発見されることが多く，この状況は10年前から変わらない。そのため，根治困難な疾患で，他の婦人科がんに比べると生存率が低い。しかし最近では，遺伝診療の発展により卵巣がんの一部は*BRCA1* または2遺伝子の生まれながらの変異が原因で発症することがわかっており，遺伝性乳がん・卵巣がん症候群（hereditary breast and ovarian cancer；HBOC）とよばれる。血縁者に卵巣がんや乳がん罹患者がいる場合には，いままでよりも早期対応が可能となりつつある。

　婦人科がんは40歳代以降の発症率が高いものの，AYA世代の発症も増加しており，発症すると妊孕性温存は困難なことが多く，近年の高齢出産の増加と合わせると深刻な問題である。

婦人科がんサバイバーに関する文献レビュー（研究の動向）

海外研究の動向

　Ovid MEDLINEで「endometrial cancer」「cervix cancer」「ovarian cancer」をキーワードに，看護系雑誌で論文の構成を満たしている研究に限定して検索し，それぞれに「survivors」を加えて過去10年間の文献を検索した結果，子宮体がんでは6件，子宮頸がんでは15件，卵巣がんでは22件の文献が抽出された。

　子宮体がんに関する文献では，サバイバーの生活の質（QOL）に焦点を当てた調査研究が多くみられた。たとえば，Koutoukidisら[1]は，子宮がんサバイバーの食事と運動のニーズに焦点を当て，健康的なライフスタイルの定義，食事と運動に影響を及ぼす因子，情報を探索する必要性という3つのテーマを見出し，医療従事者には，治療後早期にサバイバーの行動変容に向けて介入する重要な役割があると報告している。Rowlandsら[2]は，子宮がんサバイバーの診断から数年後の生活様式と生活の質に関する認識を調査し，237のオープンエンドコメントを個人的な変化，もとの生活の継続，ソーシャルサポートのテーマで分析している。対象者の多くは個人的な変化として，おもに喪失や，がんを罹患する前の自分に戻れず裏切られた負の感情を示していた。しかし，そのようななかでも，がんの経験をポジティブに位置づけてもとの生活を維持することが重要であると強調している。そして，多くの研究参加者が，継続したソーシャルサポートが必要であると指摘し，医療従事者，家族，友人から継続的で実践的で感情的な支援を受けることが有益であると記述している。

　子宮頸がんに関する文献でもQOLに関する研究が5件あり，同じくセクシュアリティについては5件，ソーシャルサポートについては1件であった。

Liら[3]は，子宮頸がんI期とII期のサバイバーのQOLに関する自尊心とソーシャルサポートの効果を見出す研究を行い，より良いQOLはより若い年齢，より高い自尊感情，および，より強いソーシャルサポートと有意に関連していることを明らかにしている。また，サバイバーが子宮頸がん罹患後のソーシャルネットワークを拡大し，自尊心を高めてQOLを向上させる適切な戦略を提供することで，知識を向上することも示唆している。Sekseら[4]は，さまざまな治療を受けた120名の婦人科がんサバイバーの疲労とQOLに関する横断的研究を実施した。がんに関連する疲労は53％の参加者が感じており，とくに子宮頸がんのサバイバーに高い割合を占めていた。また，疲労のない参加者に比べて，疲労のある参加者には高い不安と抑うつがあることも明らかになり，研究者は治療およびフォローアップの標準的な手順として，心身の疲労のスクリーニング，患者教育，症状マネジメントの重要性を強調している。セクシュアリティに関する研究のうち1件は文献レビューだった。Stilosら[5]は，婦人科サバイバーの性的な健康ニーズに対応するというテーマで文献レビューを行い，サバイバーの性的健康と機能はケアの本質的な側面であるにもかかわらず，医療者が頻繁に見過ごしている現状を明らかにしている。性機能に影響を与える要因として，治療後の性交痛，性欲の欠如，不安や恐怖と罪悪感，ボディイメージの変化をあげ，サバイバーとパートナーがもつ複雑な問題に対してPLLISSITモデルの活用を実際のケーススタディで紹介している。研究者らは，サバイバーとパートナーの性的問題を看護師が重要な問題として認め，性的に議論することを開放し，性に関する情報を提供し，両者を主導的にサポートする役割を担う必要があると強調している。

卵巣がんでも，他の婦人科がんと同様に，QOL，ソーシャルサポート，セクシュアリティに関する文献が多数あり，そのなかには介入研究も5件あった。Hwangら[6]は，卵巣がんサバイバーのための包括的治療プログラムの効果を測定している。40名の参加者を20名ずつの実験群と対象群に分け，8週間にわたりグループ教育や自助グループのサポート，在宅での運動，リラクゼーションの包括的ケアプログラムを実施し，心肺機能，筋力，立ち上がりテストを測定した。その結果，実験群のほうが生活の質がより増加したことがわかり，包括的ケアプログラムの効果的看護介入であることが示唆された。Zhangら[7]は，週に225分の運動を26週間継続することが身体機能を改善し，同時に化学療法を受けていた参加者がその間に有害事象を経験しなかったことを明らかにした。

ソーシャルサポートやサポートプログラムに関しては，Fitchら[8]が，カナダで開発された卵巣がんサバイバーのためのワークショッププログラムで，他のがんサバイバーとのつながりや生活上のより実践的なツールを学ぶ機会が有効であることを示唆している。

Verkissenら[9]は，知覚的情報提供，主観的健康リテラシー（HL）と満足度の関連性を評価するためにアンケート調査を実施し，回答者の13％が低い主観的HLを有し，41％が中程度の主観的HLを有していることを報告した。研究者は，低いHLの回答者には医療に関する知覚情報が少なく，満足しておらず，情報リテラシーを高めることが生活の満足度に影響を及ぼしていると述べている。

その他にも，Jeffersら[10]によるBRCA遺伝子陽性のがんサバイバーへのインタビューを通して，がんサバイバーの体験を明らかにした研究など，がん遺伝子に関する文献も3件含まれており，スクリーニングや検査を受けるまでの過程やその後の対処などを支援するケアシステムの構築が望まれている。

国内研究の動向

医中誌Webで「子宮体がん（癌）」「子宮頸がん（癌）」「卵巣がん（癌）」「がん（癌）サバイバーシップ」をキーワードに2006～2017年の文献を検索した結果，4件のみが該当した。そこで文献数を増やすために，「子宮体がん（癌）」「子宮頸がん（癌）」「卵巣がん（癌）」「看護」をキーワードとして再検

索したところ，24件の看護文献が見出せた。内訳は，治療による副作用症状に関する研究が16件と最も多く，心理変化や援助3件，就労，セクシュアリティはそれぞれ2件，ソーシャルサポート1件であった。

　副作用に関する研究では，下肢リンパ浮腫や排泄障害，皮膚障害など，がんサバイバーの日常生活に直結する症状の実態やケアの必要性に関する研究が多いことが特徴的であった。日塔ら[11]は，下肢リンパ浮腫を発症するケースの半数以上は1年以内であり，下肢リンパ浮腫を発症したがんサバイバーは見た目，感覚，ライフスタイルの変化を体験していることを文献レビューで明らかにしている。また，日下ら[12]は，たとえ未発症であっても生涯を通じてセルフケア継続が必要だと知ったとき，終わりのない不確かさを感じる一方で，やらなければいけないセルフケアだという感情もあると強調している。広汎（準広汎）子宮全摘出術後の排尿訓練体験を明らかにした和久[13]の研究では，排尿に関する数値的なデータだけでなく，サバイバーの身体の感覚にも目を向け，排尿の回復過程に寄り添っていくケアが求められていると述べている。

　過去10年を振り返ってみると，「就労」「セクシュアリティ」などの新たなトピックスに関する研究が行われていることも特徴的である。就労支援に関する研究の1つは文献レビューで，木全と眞茅[14]は，婦人科がんサバイバーの就労状況および就労支援の現状に関する国内外の文献34編を分析対象とし，婦人科がんサバイバーの就労には，病期ではなく治療や年齢，学歴が関連していること，症状や治療により退職，解雇，転職，休職を余儀なくされていること，QOLとの関連のみならず社会経済面にも影響を及ぼしていることを報告している。対象となった国内外の文献の内訳をみると，国内における就労支援に関する研究は海外に比べてまだ少ないことも明らかになっている。

　川中ら[15]によるソーシャルサポートに関する研究では，Kahnのソーシャルサポートの分類にもとづいて15名の婦人科がんサバイバーと半構成的面接を行い，術後補助療法中に周囲から受けたソーシャルサポートとして，情感サポート（「聞いてくれる」「励ましてくれる」「わかってくれている」），肯定サポート（「受け入れてくれる」「賛成してくれる」「認めてくれる」），助力サポート（「教えてくれる」「私の治療生活を支えてくれる」「家族の生活を支えてくれる」），があることを明らかにした。同時に，術後補助療法中の婦人科がんサバイバーへのサポートには，妊孕性の喪失に関する苦悩へのサポート，性生活の再構築のためのサポート，役割遂行を支え家族の生活を整えるサポート，治療を受けながら生活を営むためのサポート，という4つの特徴があることも考察している。

　セクシュアリティに関する研究では，黒澤ら[16]による国内外21件を分析対象とした文献レビューがある。この文献で，婦人科がんサバイバーのセクシュアリティに関する苦痛は，「性交中の痛み」「病気や治療要因に伴うオーガズムへ達する能力の低下」「膣の短縮および乾燥によるペニス挿入の不完全さ」「術後の性交渉への不安」「病気・性交中の痛みや出血・将来への不確かさ・再発に伴う性的欲求への減少」「パートナーの性的関心の低下」「生殖能力の喪失」であることが明らかにされた。セクシュアリティに関する内容は，日本人のもつ特有の羞恥心により研究困難であると推察され，この研究においても対象となった文献は5件と少なかったが，臨床の場での情報提供のニーズの高まりがあり，今後も研究の推進が望まれる。

　今回の文献検索では，介入研究は見当たらず，海外文献のように疾患別に研究されている文献も少なかった。今後は国内においても，具体的な介入や疾患の特徴に合わせた研究の発展が期待される。

婦人科がんサバイバーと家族の体験と支援

急性期の生存の時期

　婦人科がんの治療は，進行によっては化学療法を先行するが，可能なかぎり手術療法が第一選択であ

る。近年では，がん治療の進歩とともに妊孕性温存手術が選択されるケースもあるが，近傍リンパ節転移の予防や生存率向上を目的に，子宮，卵巣を含む生殖器の摘出術が行われることが一般的である。がんと診断されると，生命の脅威だけでなく，女性生殖器喪失による妊孕性の喪失，ボディイメージの変化により，女性としての自信の喪失を体験する。それゆえ，婦人科がんサバイバーはがんと診断されたときに，女性としての将来も見据えて治療方法を選択していかなければならない。看護師はサバイバーの悲しみや苦悩を十分に聴き，気持ちの整理をして治療に臨めるよう手助けする。

　また，他の医療者と連携して，年齢や生活背景，価値に合わせて治療のリスクとベネフィットを検討しながら，必要な情報提供や調整をする。緩和ケア苦痛スクリーニング（生活のしにくさのスクリーニング）の実施などを通して，困難感の内容によっては専門家（がん看護専門看護師や精神看護専門看護師など）を紹介することも検討する。これは手術を受けるサバイバーが女性生殖器喪失と引き換えに"生きる"ことを，そして手術を受けない場合でも"どう生きていくか"を選択していくためのサポートとなる。筆者がかかわってきたサバイバーのなかには，自分が決めた選択を医療者に理解してほしいと願う人が多かった。とくに主治医との関係は重要であり，この先のすべての時期において看護師は時には橋渡しをしながらサバイバーが主治医と良好な関係を築いていけるよう配慮していくことも大切となる。

延長された生存の時期

　婦人科がんは，手術後の病理検査で正式に病名が診断され，追加療法（おもに化学療法，放射線療法）の有無が決定する。結果がわかるまでの数週間は，多くのサバイバーが心身ともに不確かさへの不安を体験する。追加療法が不要と判断されると，安堵の反面，再発や今後の生活への不安を感じる。身体面では，体力低下やリンパ節摘出術後後遺症となる下肢リンパ浮腫により，長時間の労働が困難になる場合があり就労にも影響する。看護師は，日常生活指導やリンパマッサージ指導など術後回復期にあるサバイバーがセルフケア能力を発揮できるよう支援する。

　精神面では，身体面での困難感に加え，妊孕性の喪失感，性生活への悩みが現れる。いままでのような性生活が送れなくなるのではないか，パートナーとの関係が変化してしまうのではないかという不安を抱きながら，相談先が見つからずにひとりで悩むサバイバーも少なくないと推察される。看護師は，術後の生活指導のなかで性に関する話題をオープンに話し合える雰囲気をつくり，悩みを受け止め，性生活はいままでどおりに送れることやそのための工夫が可能であること，パートナーとのスキンシップが大切であることを伝える。必要と判断するときには，パートナーにも理解が得られるようにアプローチする。

　追加療法が必要となった場合，上記のような困難感に加え，ショックとがんから逃れられない現実に再び直面し，はじめて告知された時以上の不安が現れる。また，治療によるさまざまな有害反応が出現し，これも不安を増強させる要因となる。婦人科がん化学療法では，おもに嘔気や嘔吐，末梢神経障害とともに全身の脱毛が出現しやすい。女性にとって髪が抜けることは，外観の変化に加え女性性の喪失感にもつながりやすく耐え難い苦痛であり，何らかの対処を要する。まず脱毛は一時的なものであり，治療終了後には再生することを伝え，脱毛期間の対処として治療が決定したら早期にバンダナやスカーフ，ウィッグなどを用意しておくことを勧める。可能であればロングヘアの場合はボブ程度に整えておくと，抜けた毛髪がからまることが少ないことも伝える。また，頭皮ケアも新たな毛髪再生には大事なことであり，できるだけ具体的な情報提供が必要となる。頭ではわかっていても，実際に脱毛が始まり，抜けた毛髪を目にすることは，サバイバーにとって相当な衝撃であることを理解してかかわることが大切である。

　追加療法は，放射線治療であれば1～2カ月，化

学療法は半年前後の期間を要する。闘病の長期化により，サバイバーは社会的役割が果たせないことや，予後への不安を抱きつつ治療に臨むことになる。看護師は，有害事象の軽減を図るとともにサバイバーが対処行動をとれるよう，自分自身の体験として引き受けていけるよう，定期的に介入し，全人的視点でかかわることが必要となる。

長期的に安定した生存の時期

　放射線療法や化学療法のために通院や入退院を繰り返す時期である。この時期サバイバーの多くは，家族や医療者，他のサバイバーからの情報やサポートを受け，治療を受けるための対処行動を獲得し，心身が安定したなかで過ごしていることが多い。また，治療完遂の目標に向かって前向きに治療に臨み，自己効力感も増す。しかし一方では，有害事象の出現による外出の制限，予後への不安，通院の負担，治療費の心配，治療による身体的苦痛やボディイメージの変化もあり，定期的なサポートを必要としていることも少なくない。病状や治療経過を定期的に説明することが必要である。

　治療終了が近づくと，サバイバーはいままで受けていた医療者からの支援が少なくなることへの不安を抱くこともある。サバイバーのなかには積極的に社会とつながりをもち，情報を得る人もいれば，一歩を踏み出せずに悩む人もいる。がんサロンの普及やピアサポートの場が増え，社会的支援も拡大してきているなかで，看護師は全人的視点をもち，サバイバーが自分の力を活用し，自分らしく生きられるよう，看護師自身を最大限に活用しながら時にさまざまな資源を活用し，その人に合わせたサポートをしていくことが求められる。

終末期の生存の時期

　終末期にあるがんサバイバーは，心身ともに多くの苦痛や苦悩を体験する。婦人科がんサバイバーも同様で，身体的には疼痛，イレウス症状，悪臭帯下による不快症状，腹腔内リンパ節転移に関連した下肢浮腫などの苦痛を体験し，場合によっては日常生活行動（ADL）が低下し，セルフケア能力の低下による自己効力感の喪失を体験することもある。この時期は，気持ちの変化に注目しながら早期からの疼痛コントロール，悪臭帯下への消臭方法の検討，下肢リンパマッサージなど安楽に向けたケアが望まれる。

　婦人科がんは比較的化学療法が効きやすいといわれており，ロングサバイバーであることも特徴的である。初期治療を終えて安定した生活を送っていた数年後に思いもよらず再発することもあるが，再発と安定を繰り返しながら数年以上生活することも少なくない。そのため，がんと告知を受けた衝撃と再発の恐怖を感じながらも，「治る」「治したい」という気持ちを抱き，悪化していく自分を想像しない，またはしたくないと考えて生活していることが多い。そのため，家族に病状を詳しく話さずにいたり，女性生殖器疾患であるために周囲に相談できないでいたり，わかってもらえないという気持ちを抱いていたりする。筆者がかかわってきたサバイバーのなかにも，「まだできる治療がある」「何かできる治療があるはず」と，有害事象と付き合いながら長期間治療を続けていた人が多くいた。それでも進行が抑えられないとわかったときにはじめて，残された時間をどのように生きるかを考える人もいれば，最期まで「治す」という気持ちをもち続ける人もいる。筆者は，いずれの場合でも終末期に差しかかったサバイバーが不確かさや死に対する不安を体験していると感じ，どのような選択をしてもそばで寄り添える存在が必要だと考えてきた。寄り添うことはサバイバーの力を信じ，時には率直な意見を伝え，サバイバーの現実を直視する力を引き出すことや，時には直視できない気持ちを支持することでもある。これからのケアは，サバイバーそれぞれの力を見極め，個別のサポートを提供していくことが課題と考える。

　この時期は家族ケアも重要となる。徐々に悪化する病状を間近で見て苦しむ家族，終末期になってはじめて病状を知らされて衝撃を受ける家族などさまざまであるが，やがて大切な家族を失うだろうこと

は受け入れがたい現実である．また，終末期になると病状告知は本人より先に家族にされることも多いなかで，サバイバーと家族間の気持ちにずれが生じることもある．医療者は，サバイバーの安楽を保証するとともに家族の体験にも着目し，家族の苦悩や怒りなどの気持ちを受け止め，表出を支援し，ともに歩んでいくという姿勢をもつことが，家族の予期的悲嘆過程を支えることにつながると考える．

> **事例** ボディイメージの変化に傷つきながらも，楽しく生きたいと願ったHさんと家族へのかかわり

[事例紹介]

Hさんは30歳代の女性である．両親と3人暮らし，兄弟は別居しているが仲が良い．子宮体がんと診断され，先行して化学療法を2コース実施した後に手術を受けた．術後診断は子宮体がんⅣ期．原発巣と播種巣が多数残存しており根治は困難と考えられたが，症状緩和と延命を目的に追加治療としていくつかの化学療法を実施した後，PD（progressive disease，進行）と判定された．同時にイレウス症状の悪化があり，イレオストミー造設術とIVHポート挿入術を施行．くも膜下ポートも造設して疼痛コントロールを継続した．初発から2年以上の間治療を繰り返し，全身状態の悪化により永眠された．

ボディイメージの変化への拒否を明確に表明していた時期

Hさんは最初からボディイメージの変化を非常に気にしていて，治療開始直後から人工肛門への拒否感を表現していた．病状が悪化してイレウス症状が出現した際も「人工肛門は嫌だから我慢する」と，食べることの大好きなHさんが食事制限やイレウス管留置による治療に耐えていた．治療が思うようにいかず，もはや人工肛門造設以外に生命維持の方法がないと説明された時でさえも，Hさんの気持ちは変わらなかった．主治医も看護師もHさんの気持ちを理解し，できるだけその気持ちに沿った治療をしようと考えてきたが，私（筆者）は，これからHさんが大事にしたいことをともに考える時期だと判断し，対話した．

また，私はHさんを支える家族の苦痛にも注目が必要と考え，積極的にかかわった．Hさんが病気になったことで，母親は自分を責める気持ちを抱いていた．また，病状をどこまでHさんに伝えるか，自分たちに何ができるかと苦悩していた．私は家族の気持ちを傾聴し，家族がその時できることを具体的に提案し，Hさんの安楽を保証した．

Hさんが生きる希望を見出した時期

私はHさんのそれまでの努力を認め，人工肛門造設を拒否することも選択であると承認したうえで，Hさんが何を一番大事にしてきたかをいっしょに振り返った．Hさんは食べることや友人と過ごす時間をとても楽しみにしていることを語り，友人の「あなたはあなた」という言葉を思い出し，治療の間いつもそばにいてくれる友人への感謝を表現した．Hさんは食べたい，友人と過ごすための時間を大事にしたいと願い，そのためにどうすればよいのかを考えるようになった．そこで，主治医から再度説明を受け，人工肛門造設によって可能になる生活を選択した．私は，Hさんが生きたいと願っていること，自分で決定する力をもっていることを感じた．Hさんはその後，IVHポート造設，くも膜下ポート造設も自身で決断し，服装などの工夫をしながら，友人と食事やキャンプへ出かけて楽しい時間が過ごせたと笑顔で語った．

家族はボディイメージの変化を受け入れていくHさんをみて，Hさんに笑顔で楽しく過ごしてほしいと願う気持ちを表現し，病状にとらわれずHさんの選択を支持しようと決断した．Hさんが亡くなる

直前にイレウス管挿入を拒否した時には，それで命を落としてもHさんが決めたことなら受け入れると表現し，うまく話せないHさんに代わってHさんの意思を医療者に伝える役割を担った。

> **かかわりのポイント**
> **…Hさんの力を信じてかかわった医療者の役割**

Hさんの療養過程には，早期から私を含めた主治医科チームの他に，いくつかの医療チームがかかわり，それぞれの立場でHさんと家族をサポートしていた。私がHさんの療養過程を支えるチーム医療を促進するためにとくに力を注いだことは，Hさん・家族と主治医の関係への介入であった。Hさんは明るく素直な性格で，誰とでもよく話をしたが，唯一バッドニュースを伝える役割の主治医と話すことには恐怖を感じていた。Hさんはいつも何を言われるのだろうかと怯え，主治医もまた自身の役割を遂行しながらも苦悩しており，私はHさんへの病状の伝え方，話し方などを主治医とともに話し合った。Hさんと主治医の関係が大きく変化したのは，Hさんが人工肛門造設術を受ける時の病状説明の場からだった。それまで自身の感情を表すことが少なかった主治医が，いつでもHさんが願うことを一番に考えていることがHさんに伝わった場面だった。

医療者がHさんを支えようと取り組めたのは，周囲を巻き込んでいく力をHさんがもっていたことも大きかったと感じている。Hさんとのかかわりを通して，サバイバーの力を引き出す過程では，医療者もまた自身の力を見出していく過程を歩んでいると学んだ体験であった。

（佐藤美紀）

文献

1) Koutoukidis DA, et al：Attitudes, challenges and needs about diet and physical activity in endometrial cancer survivors：a qualitative study. Eur J Cancer Care, 26（6）, 2017.
2) Rowlands IJ, et al：Women's perceptions of their lifestyle and quality of life several years after a diagnosis of endometrial cancer. Cancer Nurs, 38（1）：E21-8, 2015.
3) Li CC, et al：Social support buffers the effect of self-esteem on quality of life early-stage cervical cancer survivors in Taiwan. Eur J Oncol Nurs, 19（5）：486-494, 2015.
4) Sekse RJ, et al：Fatigue and quality of life in women treated for various types of gynecological cancers：a cross-sectional study. J Clin Nurs, 24（3-4）：546-55, 2015.
5) Stilos K, et al：Addressing the sexual health needs of patients with gynecologic cancers. [Review] [45 refs]. Clin J Oncol Nurs, 12（3）：457-63, 2008.
6) Hwang KH, et al：The Effect of Comprehensive Care Program for Ovarian Cancer Survivors. Clin Nurs Res, 25（2）：192-208, 2016.
7) Zhang X, et al：Exercise Among Women With Ovarian Cancer：A Feasibility and Pre-/Post-Test Exploratory Pilot Study. Oncol Nurs Forum, 44（3）：366-374, 2017.
8) Fitch M, et al：Evaluation of a workshop for survivors：Picking Up the Pieces. Can Oncol Nurs J, 21（3）：140-149, 2011.
9) Verkissen MN, et al：The role of health literacy in perceived information provision and satisfaction among women with ovarian tumors：a study from the population-based PROFILES registry. Patient Educ Couns, 95（3）：421-8, 2014.
10) Jeffers L, et al：Maximising survival：the main concern of women with hereditary breast and ovarian cancer who undergo genetic testing for BRCA1/2, Eur J Oncol Nurs, 18（4）：411-418, 2014.
11) 日塔裕子，他：婦人科がん術後の下肢リンパ浮腫に関する文献的考察．がん看護, 21（4）：483-487, 2016.
12) 日下裕子，他：婦人科がん手術後患者がリンパ浮腫予防教室後に抱く思い　リンパ浮腫発症の可能性に直面して．日本がん看護学会誌, 29（1）：5-13, 2015.
13) 和久紀子：広汎子宮全摘出手術ならびに準広汎子宮全摘出手術後の排尿訓練の体験．日本保健科学学会誌, 19（2）：72-80, 2016.
14) 木全明子，眞茅みゆき：婦人科がんサバイバーの就労状況および就労支援に関する研究の現状と課題．労働科学, 92（3/4）：42-61, 2016.
15) 川中寿子,他：女性生殖器がん患者の術後補助療法中のソーシャルサポートに関する検討．神戸大学大学院保健学研究科紀要, 30：1-19, 2014.
16) 黒澤やよい，他：広汎子宮全摘出術を受けた女性が抱く性生活への戸惑いとその対処．群馬保健学紀要, 30：59-66, 2009.

がんの種類からみたサバイバーの体験

9 泌尿器科がん体験者

泌尿器科がんには，男性特有である前立腺がんや精巣がん，陰茎がんをはじめ，尿路上皮がんである膀胱がんや腎盂・尿管がん，腎細胞がんなどがあり，看護の対象はさまざまである。

前立腺がんは，男性の部位別でのがん罹患数予測で1位[1]となっており，好発年齢は50歳以上である。背景として，前立腺がんの腫瘍マーカーである前立腺特異抗原（prostate specific antigen；PSA）による診断方法の普及などで，早期に発見できるようになったことがあげられる。進行が比較的遅いものがある一方で，骨転移しやすい特徴がある。治療法は病期により，PSA監視療法，手術療法，放射線療法，内分泌療法，化学療法がある。

膀胱がんは60歳以降で増加し，肉眼的血尿や膀胱刺激症状を主訴に診断されることが多い。また，腫瘍が多発，再発することが特徴であり，治療法は，手術療法，化学療法，放射線療法がある。

腎盂・尿管がんは50～70歳代に多く，肉眼的血尿を主訴に診断されることが多い。治療法は，手術療法，化学療法がある。診断時には病状が進行している場合や，手術後に膀胱がんが見つかる場合もあり，尿路全体の精査が必要である。

腎細胞がんは50歳頃から増加し，肉眼的血尿や背部痛などを主訴とすることがあるが，検診や他の検査時に発見されることもある。治療法は，手術療法，免疫療法，分子標的治療がある。手術療法後，10年以上経過しても再発することもあるため，定期通院など長期的なフォローアップが重要となる。

精巣がんは若年男性に好発し，無痛性の精巣腫大を主訴に診断されることが多い。進行が早く転移しやすいが，転移があっても根治を目指せるのが特徴

であり，治療法は，手術療法，化学療法，放射線療法がある。

以上のように，泌尿器科がんは，若年から高齢まで幅広い年代にかかわり，また，進行が早いものや遅いもの，そして，長期的なフォローアップが必要なものまで対象が広いのが特徴である。よって，さらなる増加が予測される前立腺がんをはじめとして，泌尿器科がんのサバイバーと家族への看護のニーズは，さらに高まるであろう。

泌尿器科がんサバイバーに関する文献レビュー（研究の動向）

海外研究の動向

PubMedで2008～2017年の文献を検索した結果，前立腺がんの増加に伴い，海外においても前立腺がんに関する研究が多くみられた。

急性期の積極的治療を終え，経過観察となる転換期における，治療に関する知識，心構え，健康に関する苦悩，ケア提供体制の見通しについて調査したもの[2]や，心理社会的介入が，QOL，自己効力感，知識，不確かさ，苦悩や抑うつにどのような効果をもたらすかを評価したもの[3]があった。

また，前立腺がん術後のPSA監視時期におけるサバイバーの心理社会的軌跡（psychosocial trajectories）の研究[4]や，不確かさ，自己効力感，QOLの継時的な変化を調査したインターネットを用いた介入研究[5]があった。

その他，がん治療に伴う性機能障害の影響や体験，ニーズ，マネジメントを調査した研究[6]や，サポーティブケアのニーズに焦点を当てた研究[7]，サバイ

バーの健康状態とQOLの関連を調査した研究[8]もあった。また，就労しているサバイバーの職務遂行能力（work performance）を向上させるために，個人的，医学的，そして仕事関連要因に対し，根拠にもとづくケアの提供と介入の重要性を指摘した研究[9]もあった。

以上のように，海外ではサバイバーの治療中の体験やQOLに焦点を当てた研究がなされており，心理社会的側面に関する研究が多くみられた。また，パイロットスタディではあるが，介入研究がみられることも特徴である。

国内研究の動向

医中誌Webで「がんサバイバーシップ」をキーワードに検索した結果，474件が該当した。さらに，「2008〜2017年」「原著論文または総説」「看護」で本文が確認できる研究は26件であった。そのうち，泌尿器科に関する研究は3件[10〜12]であった。また，「泌尿器腫瘍」「原著論文または総説」「看護」とし，2008〜2017年の文献を検索すると73件該当した。そのうち，本文が確認でき，泌尿器がんのみを対象としていることを条件として，症例報告も含めた結果，14件が該当した。

前立腺がん術後の排尿障害の改善を実感するまでの経験に焦点化した研究[13]や，尿失禁と生活の質（QOL）の関係をみた研究[14]，尿失禁に対する骨盤底筋体操継続の取り組みに関する研究[15]，そして，前立腺全摘除術を受けた既婚男性の尿失禁や性機能障害など治療に伴う気持ちの変化を調査した研究[16]などがあった。また，放射線治療中の副作用症状とQOLの関連の調査[17]や，患者・家族の不安と情報ニーズの調査[18]があり，手術療法，放射線療法に関する研究が多くみられた。

膀胱がんでは，BCG膀胱内注入療法を受ける患者のQOL[19]や，心理と看護に関する研究[20]，終末期の患者ケアにおける看護師の葛藤とストレスコーピング[21]，そして，尿路変向術に関する研究[22]があった。

その他，終末期における呼吸困難の介入や[23]，通院治療を行っているサバイバーのセルフケアの探求に関する研究[24]，前立腺がん，腎細胞がん，膀胱がんなど，泌尿器科がん術後の膀胱テネスムス（膀胱しぶり）の実態調査[25]，そして，化学療法を受けるサバイバーの栄養状態と食事摂取状況の実態調査をした研究[26]があった。

以上より，研究の動向として，治療や治療後におけるサバイバーの体験を調査した研究やQOLとの関連に着目した研究があり，精神的側面に関する研究も多くみられた。

今後の研究課題

泌尿器科がんの看護問題として，尿失禁や性機能障害など，サバイバーの羞恥心やセクシュアリティにかかわる内容があげられる。尿失禁や性機能障害への看護は，これからの大きな研究課題[27]として指摘されていたが，それらに焦点を当てた研究が近年行われつつある。しかし，日本の文化的背景もあり，研究件数はまだ十分ではない。看護実践につながるエビデンスのさらなる構築が期待される。今後は，腎細胞がんや精巣がんなどに研究対象が広がり，就労世代のサバイバーに関する研究がさらに行われることが期待される。

また，ひとつの症例を対象とした事例研究や量的データを取り扱った横断研究がある一方で，量的データを扱った研究では症例数が少ないものも散見された。今後，より多くの症例数を対象とすることや，さらなるエビデンスの構築を目指した介入研究が行われることが期待される。

泌尿器科がんサバイバーと家族の体験と支援

泌尿器科がんにおいては，そのがん種や病期，悪性度などにより，治療方法や治療効果はさまざまである。

急性期の生存の時期

がんと診断され，治療方法を選択するうえで，サ

バイバーと家族は多くの葛藤を体験する。がんという事実そのものにショックを受け、今後の治療方法の選択や効果への不安などの精神的苦痛をかかえる。また、就労世代である場合は、就労と治療のバランスをどう保つか、職場の理解や支援状況、家族内での役割の変化や調整、核家族化が進むなかで支援者が十分でないなど、サポート力が不足する場合もある。それらにより、これまでの生活に変化が生じることが余儀なくされ、社会的苦痛も伴うのが特徴である。

また、前立腺がんを例にすると、前立腺がんの治療方法は選択肢が多いため、その選択にサバイバーが悩みをかかえることもある。医療者が、サバイバーや家族との信頼関係を構築し、十分なコミュニケーションをとり、治療の意思決定を支援することが重要となる。

ここでは、泌尿器科がんを代表する前立腺がん、膀胱がん、また、就労世代に発症しやすい精巣がんに焦点を当てて述べる。

● 前立腺がん

多くの場合、検診などでPSA高値を指摘され、確定診断のための前立腺生検を受けて、診断に至る。前立腺がんでは、PSA値、Gleasonスコア、臨床病期（TNM病期分類）に加え、患者の年齢や意向、価値観に応じて、手術療法、放射線療法、内分泌療法が選択される。また、内分泌療法に不応性となる去勢抵抗性前立腺がんの場合は、化学療法が選択される。さまざまな治療方法があるため、サバイバーが治療内容を十分に理解し、納得したうえで選択できるような意思決定支援が重要となる。

最近では、ロボット支援前立腺全摘除術が行われているが、その後の尿失禁や性機能障害など、ボディイメージの変化が生じることがある。とくに尿失禁は、術後の影響であることを理解できていても、実際に尿失禁が生じることで「この歳になって尿失禁をするなんて情けない」と考えるサバイバーもいる。サバイバーの気持ちを受け止めつつ、骨盤底筋体操を指導するなど、術後の早期回復につながる看護が重要となる。

また、放射線療法は、根治のための照射、症状緩和のための照射など、病期により治療目的が異なる。手術療法による性機能障害について、「歳も歳だから性機能障害が起こっても仕方ないのだけれど、やはり男として性機能障害が起こるのはいやだったから、放射線療法を選んだ」と考えるなど、サバイバーの価値観が治療選択の基準になっている場合がある。治療内容は、外部照射や密封小線源治療などがあり、その副作用は、治療内容、照射線量などにより異なる。急性期有害事象として、照射部の皮膚炎、頻尿、排尿時痛などがあり、晩期有害事象として、尿失禁をはじめ、尿道狭窄、性機能低下、直腸出血などがある。治療中の排尿に関する問題や、皮膚障害の有無や程度を継時的に観察し、症状が増悪しないようセルフケアが確立し、継続できるような看護が求められる。

● 膀胱がん

膀胱がんは、治療と診断をかねて経尿道的膀胱腫瘍切除術（trans-urethral resection of bladder tumor；TURBT）が行われ、組織学的異型度と深達度（筋層非浸潤、筋層浸潤、他臓器への転移を伴うもの）により治療方法が決定する。深達度により、TURBT後のBCG膀胱内注入療法や抗がん剤の膀胱内注入療法、外科的治療として根治的膀胱摘除術および尿路変向術、他臓器への転移では全身抗がん剤治療や放射線療法など、治療内容が異なってくる。

「膀胱癌診療ガイドライン」[28]は、膀胱がんの臨床的特徴として、空間的、時間的多発性をあげている。すなわち、診断時にすでに膀胱内に異所性に多発する頻度や、内視鏡下による可視病変の完全切除後に膀胱内再発を認める頻度も高いと指摘されている。よって、膀胱内に多発や再発を繰り返す特徴があり、定期的な診察が必要となる。また、意思決定支援の重要性は他の泌尿器科がんと同様である。

再発を繰り返すことで、先のみえない不確かさや他臓器転移の不安などの精神的苦痛を訴えるサバイバーもいる。さらに、尿路変向術を施行する場合、ボディイメージの変化を受容するための支援や、ストーマパウチ装具交換の手技など、セルフケア獲得

への看護，身体的，精神的ケアが必要となる。

● **精巣がん**

　精巣がんが疑われたら，治療と診断をかねて速やかに高位精巣摘除術が行われ，組織学的な診断を確定する。セミノーマ，非セミノーマの組織学的分類によって，治療方法が多少異なる。精巣がんの約30％は転移を有する進行性精巣腫瘍であるが，シスプラチンの導入以降，約80％を治癒に導くことができるようになった[29]。よって，長期間の化学療法がスケジュールどおりに行えることが必要となる。

　術後の急性期看護をはじめ，化学療法に伴う副作用のマネジメント，就労と治療のバランスの保ち方，職場の支援体制の確認など，身体的，精神的，そして社会的側面への援助が求められる。また，必要に応じて，医療ソーシャルワーカーと連携して経済的支援を調整する。

　一方で，突然の精巣がんの告知に加え，速やかに精巣摘除術が施行されることで，セクシュアリティやボディイメージの変化に深くかかわること，そして，術後の化学療法が長期間に及ぶなど，これまでの生活に大きな変化を余儀なくされる時期でもある。化学療法のファーストラインとしてBEP療法（ブレオマイシン，エトポシド，シスプラチン）が行われる。シスプラチンを含む抗がん剤は一時的に無精子および精子減少を引き起こすが，80％は5年以内に正常に戻り，治療後の50％以上の症例に精子数の回復が認められるとされている。ただし，妊孕性が回復しない場合もある[29]と報告されている。化学療法を行う時点で，独身の場合や子がいない場合には，将来の挙児希望を確認し，治療前に精子凍結保存についての意向を確認することが重要である。また，副作用として末梢神経障害や高音域聴力障害が生じる可能性があるため，今後の就労をはじめとした社会的側面にどのような影響を生じるかを見据えたアセスメントと看護が必要である。以上のように，精巣がんサバイバーは，身体的・精神的・社会的苦悩をかかえている[30]ことを理解することが重要である。

延長された生存の時期
〜長期的に安定した生存の時期

　初期治療を終え，これまでの生活を取り戻すサバイバーや，家族との同居を始めるなど，療養の場が変化するがんサバイバーもいる。また，集学的治療に伴うさまざまな副作用を生活のなかで体験する時期でもある。たとえば，手術療法や放射線療法後の尿失禁や頻尿，排尿時痛，尿路変向術後など，排尿機能の変化をはじめとしたボディイメージの変化などである。また，化学療法後に生じうる末梢神経障害をはじめとしたさまざまな副作用が，日常生活や就労へ影響を及ぼすことを体験するサバイバーもいる。再発や転移，そして予後など，今後の不確かさに不安をかかえながら生活しているがんサバイバーや家族もいるため，外来での継続的な精神的ケアも重要となる。

　去勢抵抗性前立腺がんには，化学療法としてドセタキセル（docetaxel：DTX）が適応となっている。DTXを受けるサバイバーは，多発骨転移をはじめ，病状が進行している場合が多い。抗がん剤を安全に，確実に投与する援助に加え，転移に伴うがん性疼痛を含めた身体的苦痛のアセスメントが必要である。さらに，病状の進行に伴い，サバイバーや家族が現状をどのようにとらえているのか，今後の生活への不安などの精神的苦痛を含めた包括的アセスメントが求められる。

　がん体験をより肯定的にとらえ，個人の成長につなげることもある。たとえば，長期間の化学療法や手術療法などの体験から，人生の価値観に変化が生じ，自身のそれまでの体験をもとに，子をもつサバイバーを支援したり，悩みを相談できる場をつくる目的で，セルフヘルプグループへ参加したりするサバイバーもいる。

　このように，がん体験が，サバイバーにとって，身体的，精神的，そして社会的苦痛をもたらすことがある一方で，それらの体験を個々の成長や新たな価値観の獲得につなげられる可能性もあり，サバイバーによってがん体験の影響はさまざまである。継続的にかかわるなかで，サバイバーの生活や価値観

の変化をとらえていくことが重要である。そして、医療者の援助が必要なサバイバーに対して看護師は、そのニーズをとらえ、ともに考え、苦悩や不安、あるいは喜びや成長を"伴走者"として継続的に寄り添うことが重要である。

終末期の生存の時期

集学的治療を行ったとしても、治療が奏功せず病状が進行し、積極的治療が中断となる時期である。看護師は、これまでサバイバーや家族が、どのような思いでがん治療に臨んできたのか、また、現状をどのように考え、今後の生活をどのように過ごしたいと考えているのかをとらえることが重要である。

とくに長期間の治療の末、効果が出なかったという現実は、サバイバーや家族にとってつらい事実であり、これまでの自己のあり方が大きく変化し、死への恐怖も生じる時期である。また、前立腺がんはとくに骨転移をしやすいため、転移に伴うがん性疼痛の増大や麻痺症状の出現、腹水をはじめとした消化器症状、リンパ節転移に伴うリンパ浮腫、血尿の出現、倦怠感の増悪に伴うADLの低下など、身体的、精神的、社会的、そして、スピリチュアルの側面への苦痛も強まる時期である。

苦痛症状のマネジメントにおいては、種々のガイドラインを活用したエビデンスにもとづく看護に加え、緩和ケアチームと連携するなどして多職種によるチームアプローチを行い、苦痛の軽減を図ることが求められる。

サバイバーや家族は、終末期に至るまでの間に、がん治療の体験や医療者とのかかわりを通して、新たな価値観を見出し、自己のあり方、療養先を含めた今後の生活について考えていることがある。よって、残された時間や今後の生活をどのように過ごしたいのか、サバイバーと家族の意向をともに共有できるような場を設定し、それらが尊重されるような看護が求められる。

事例　再発を繰り返す現状に苦悩をかかえるIさんへのかかわり

[事例紹介]

Iさんは60歳代の女性。膀胱がんと診断され、膀胱部分切除術を施行した。その半年後、膀胱がんの再発があり、経尿道的膀胱腫瘍切除術（TURBT）が施行された。外来にてBCG膀胱内注入療法を行っていたが、膀胱内に多発の膀胱がん再発を認め、2回目のTURBT施行を目的に入院となった。

Iさんは夫と娘の3人暮らしであり、保育士として平日勤務をし、何より仕事が生きがいで、働き続けることを希望していた。職場にはがん治療をしていることを告知しており、仕事量の調整をしてもらうなど、職場の理解や支援を得られていた。

今回は、膀胱がんの再発に加え、血液内科のがん、肺がんと、3つのがん治療を行っていた。膀胱がんの再発に対して強い苦悩を抱いており、がん看護専門看護師に話を聞いてほしいというIさんのニーズがあり、面談をすることとなった。

[再発を繰り返すことへの苦悩の表出]

プライバシーが確保できる場所で面談した際、Iさんは次のように話した。「膀胱がんの手術を受けるのが今回で3回目だから、『またか……』という気持ちになった。今回の手術後に抗がん剤治療（膀胱内注入療法）をすると聞いた。治療期間も長くなって、膀胱がんだけでなく、血液のがんや肺がんもかかえ、体力が少しずつ弱ってきていると感じる。私はあまり落ち込まない性格だけど、さすがに何度もがんになると気持ちも落ち込むわ」と、再発を繰り返す現状についての苦悩を話した。

がん体験の意味を"罰"ととらえるIさん

面談のなかでIさんは、「何でこんなに何回もがんになってしまったのか。自分が悪いことをしたから罰があたったのか。膀胱がんは再発しやすいって

聞いたけど……　たばこを吸っていたから，それが原因なのか……」と話し，がんになったことの意味を探しはじめていた。

そして，「これまで人に迷惑をかけた覚えはないけど」と前置きをしながらも，Iさんは自身の嗜好であった喫煙習慣をはじめ，これまでの人生を振り返り，がんになったことを"罰"ととらえていることを明かした。

Iさんの語りの促しと内容の共有

Iさんがストレスに直面した際に，これまでどのように対処してきたかを確認することは，現状の苦悩を乗り越えるうえで重要であると考え，普段のコーピングスタイルを確認した。その結果，誰かに相談することや，話をすることで気持ちの整理を行うなど，情動中心のストレスコーピングであることがわかった。

Iさんは，夫との関係性は良好であったが，夫は心疾患をかかえていた。Iさんが自身の苦悩を夫へ伝えることで，夫に負担をかけてしまうのではないかと気づかい，これまで苦悩を誰にも相談できなかったというエピソードを話した。このことから，Iさんはいま，何か具体的な支援を求めているのではなく，話を聞いてもらえる存在が必要であり，そのことがIさんにとってのコーピングにつながると，専門看護師として判断した。よって，語りのなかの苦悩を傾聴し，共有することとした。面談が終わる頃には，Iさん自ら「話せたことで，気持ちが楽になった」と，気持ちのつらさが軽減したと話した。

［Iさんにとって"話せる場"の調整］

夫へ配慮するIさんの気持ちを大切にしつつコーピングを助ける援助として，継続的に"話せる場"を提供することが必要ではないかと考えた。そこで，当院のがんサロン（サバイバーや家族が話し合える場で，誰でも参加できる）に参加してみてはどうかと提案したところ，Iさんはうれしそうな表情で，参加への意思を表明した。

がんサロンに参加できるよう，院内のがん看護専門看護師へ連絡し，日程・時間の確認をし，Iさんへ伝えた。後日，Iさんはがんサロンに参加した。後日感想を聞いたところ，「いろいろながんを患っている方と話ができた。病気は違っても，同じような悩みを共有できたことで，とても心が楽になった。他の人もがん治療を頑張っていることを知って，『私も頑張らないと。がんになんか負けてられないわ』と強く思うようになった。とても力を分けてもらえたので，またがんサロンに参加したい」と笑顔で話した。Iさんにとって"話せる場"が設けられたことで，今後のがん治療継続の大きな心の支えとなった。

［大切にしたい価値観への問いかけ，再認識，共有］

Iさんの苦悩を共有するなかで，今後，大切にしたいこと（価値観）や目標についても話し合った。その際，Iさんは「仕事を続けること」をあげ，保育士として子どもの世話をすることが好きであり，子どもの笑顔に元気をもらえること，そして，職場のスタッフから頼りにされていることなど，人の役に立てることに生きがいを感じていると語った。

このような話をしていくなかで，「仕事を継続したい。そのためにも，がん治療を頑張らないと」と，Iさんの現状のとらえ方に変化がみられた。Iさんがかかえる苦悩を医療者が聴き，ストレスコーピングを支援したことに加え，大切にしたいことを問いかけたことで，「仕事を続け，人の力になること」を自ら再認識でき，現状を乗り越える大きな力となった。

今後の大切にしたいこと（価値観）をあらためて共有したことで，Iさんは治療の意義を再認識し，今後のがん治療や生活について前向きにとらえられるようになったと考えられる。

泌尿器科の看護には，診断に至るまでの過程や治療方法の選択，症状マネジメントの理解など，泌尿器科特有の専門的な知識や技術が必要となる。また，

ボディイメージの変化やセクシュアリティにかかわることも多く，文化的な背景から，サバイバーや家族も相談そのものを躊躇する場合もある。サバイバーが，少しでも自分らしく生活でき，大切にしたいこと（価値観）が尊重された生活が送れるよう，すなわち，その人らしい生活，人生が過ごせるよう，看護師は援助していくことが求められている。

（青栁秀昭）

文献

1) 国立がん研究センター：がん情報サービス　最新がん統計．https://ganjoho.jp/reg.stat/statistics/stat/summary.html（2018/12/1 閲覧）
2) Shen AH, et al：The experience of patients with early-stage testicular cancer during the transition from active treatment to follow-up surveillance. Urol Oncol, 34（4）：168, 2016.
3) Parahoo KS, et al：Psychosocial interventions for men with prostate cancer：A cochrane systematic review. BJU Int, 116（2）174-183, 2015.
4) Bailey DE Jr, et al：Psychosocial trajectories of men monitoring prostate-specific antigen levels following surgery for prostate cancer. Oncol Nurs Forum, 41（4）：361-368, 2014.
5) Kazer MW, et al：An internet intervention for management of uncertainty during active surveillance for prostate cancer. Oncol Nurs Forum, 38（5）：561-568, 2011.
6) McConkey R：Effect of erectile dysfunction following prostate cancer treatment. Nurs Stand, 30（12）：38-44, 2015.
7) Paterson CA, et al：Identifying the unmet supportive care needs of men living with and beyond prostate cancer：A systematic review. European Journal of Oncology Nursing. Eur J Oncol Nurs, 19（4）：405-418, 2015.
8) Song LY, et al：Quality of life and health status among prostate cancer survivors and noncancer population controls. Urol, 83（3）：658-663, 2014.
9) Soejima T, et al：Are cancer survivors well-performing workers？ A systematic review. Asia Pac J Clin Oncol, 12（4）：e383-397, 2016.
10) 今井芳枝，他：治療過程にある高齢がん患者の"がんと共に生きる"ことに対する受け止め．日本がん看護学会誌，25（1）：14-23, 2011.
11) 中村めぐみ，他：がんサバイバーのためのサポートグループの効果　情緒状態の経時的変化より．がん看護，16（4）：525-531, 2011.
12) 酒井篤子，稲吉光子：ホスピスで療養するがんサバイバーの生活の豊かさとその主体的営み．日本がん看護学会誌，23（1）：70-81, 2009.
13) 川口寛介，他：根治的前立腺全摘除術後の患者が排尿障害の改善を実感するまでの経験．日本看護研究学会雑誌，39（2）：53-62, 2016.
14) 仙波美幸，小松浩子：前立腺全摘除術後がん患者の尿失禁と生活の質の関係．日本がん看護学会誌，30（1）：34-44, 2016.
15) 大澤美智子，他：前立腺全摘除術術後の腹圧性尿失禁に対する体操日誌を導入した骨盤底筋体操継続の取り組みについて．STOMA：Wound & Continence, 23（1）：6-9, 2016.
16) 稲垣千文，他：前立腺全摘除術を受けた既婚男性の治療に伴う気持ちの変化．日本がん看護学会誌，29（3）：51-60, 2015.
17) 堤 弥生，他：重粒子線治療を受ける患者の急性放射線障害と QOL について　前立腺がんの場合．日本放射線看護学会誌，2（1）：19-28, 2014.
18) 近江麻理，他：前立腺癌ヨウ素（I-125）シード線源小線源療法を受けた患者家族の不安と情報ニーズの調査．日本看護学会論文集：成人看護 II, 44：51-54, 2014.
19) 笹川寿美，他：外来で BCG 膀胱内注入療法を受けている患者の QOL．泌尿器ケア，15（3）：333-337, 2010.
20) 石井則子：BCG 膀胱内注入療法を行う患者の心理と看護．泌尿器ケア，15（1）：106-111, 2010.
21) 西村祥子，他：対応の難しい終末期患者に対する看護師の葛藤とストレスコーピング．日本看護学会論文集：精神看護，45：35-38, 2015.
22) 池上晶月，新川依里：高齢者に対する尿路変向術前オリエンテーションの課題　回腸導管造設術後，転院となった 2 症例を振り返って．泌尿器ケア，19（4）：402-407, 2014.
23) 角甲 純，他：終末期がん患者の呼吸困難に対する送風の有効性についてのケースシリーズ研究．Palliative Care Res, 10（1）：147-152, 2015.
24) 吉岡 恵：通院しながら免疫療法を受けている腎がん患者のセルフケアの探究．日本がん看護学会誌，26（2）：26-34, 2012.
25) 坂 正春，他：泌尿器科患者における術後の膀胱テネスムス症状の実態．泌尿器ケア，18（10）：1100-1105, 2013.
26) 尾崎美也子，市元朱美：化学療法を受ける泌尿器科患者の栄養状態と食事摂取状況の実態．日本看護学会論文集：看護管理，45：430-433, 2015.
27) 近藤まゆみ，嶺岸秀子：がんサバイバーシップ　がんとともに生きる人びとへの看護ケア．医歯薬出版，2015.
28) 日本泌尿器科学会：膀胱癌診療ガイドライン　2015 年版．医学図書出版，2015. http://www.urol.or.jp/info/guideline/data/01_bladder_cancer_2015.pdf（2017/8/16 閲覧）
29) 日本泌尿器科学会：精巣腫瘍診療ガイドライン　2015 年版．金原出版，2015. http://www.urol.or.jp/info/guideline/data/02_testicular_tumor_2015.pdf（2017/8/16 閲覧）
30) 甲田 歩，作田裕美：国内外における精巣腫瘍患者の看護を探る．大阪市立大学看護学雑誌，12：19-26, 2016.

10 血液がん体験者

がんの種類からみたサバイバーの体験

　血液がんは，造血器腫瘍ともよばれ，骨髄のなかで血液がつくられる過程で起こるがんである。血液がんには多くの種類があるが，白血病，悪性リンパ腫，多発性骨髄腫は3大血液がんとよばれている。

●白血病

　白血病を大きく分けると，急性骨髄性白血病，急性リンパ性白血病，慢性骨髄性白血病，慢性リンパ性白血病の4種類がある。骨髄性とリンパ性の違いは，増えてくる細胞が骨髄性のものか，リンパ性のものかである。

　急性骨髄性白血病の発症頻度は10万人に2～3人で，発症率は年齢が高くなるにつれて増加する。急性リンパ性白血病は急性骨髄性白血病に比べて小児に好発する。成人にみられるのはまれで，1年間での発症率は10万人あたり1人程度であるといわれている。

　近年，化学療法や造血幹細胞移植の進歩により，白血病は完治することも可能ながんとなっている。急性白血病の5年生存率は平均して約50～60%程度で，急性骨髄性白血病よりも急性リンパ性白血病の生存率が高い。急性リンパ性白血病の5年生存率は平均して約40%程度で，小児の場合では約80%程度と，小児のほうが治癒する可能性が高いという特徴がある。

●多発性骨髄腫

　多発性骨髄腫は，40歳未満での発症は非常にまれで，年齢が進むにつれて発症数が増加し，性別では男性にやや多い傾向がある。わが国では1年間に人口10万人あたり5人発症するといわれている。最近では，健診や人間ドックの血液検査で異常が発見され，精密検査で多発性骨髄腫と診断されることが増えている。一般的には慢性の経過をたどるが，まれに急激に進行する場合もある。また，症状についても個人差が大きく，個々の病状に合った適切な治療を選択することが重要である。

　多発性骨髄腫に対する治療は，骨髄腫細胞に関連する臓器障害（腎機能障害，骨折など）や疼痛などの症状が出現した場合に検討される。骨髄腫と診断されても，症状が現れない場合は，直ちに治療を行う必要はない。定期的に検査を行い，経過を観察し，臓器障害や自覚症状を有するようになった時点で治療が開始される。

　多発性骨髄腫は血液細胞に由来する悪性腫瘍であり，治療は薬物療法が中心となる。従来から用いられているメルファランなどの細胞障害性抗がん剤とステロイド剤に加えて，最近では，さまざまな薬剤（ボルテゾミブ，レナリドミド，サリドマイド，ポマリドミドなど）が保険承認されており，これらを適切に組み合わせた薬物療法が行われている。

血液がんサバイバーに関する文献レビュー（研究の動向）

海外研究の動向

　「血液がん」と「がんサバイバー」をキーワードに2008～2017年の文献を検索した結果，7件[1〜7]が該当し，因子探索研究のデザインが5件，準実験研究のデザインをとっていたものが2件であった。研究の内容はサバイバーのQOLに関すること，サバイバーシップケアに関することであった。

国内研究の動向

「血液がん」と「がんサバイバー」をキーワードに 2008〜2017 年の文献を検索した結果，2 件[8,9]が該当し，血液がんと診断され治療を受けた患者の体験に焦点を当てていた。類似する内容の研究を含めると 22 件[10〜29]で，研究デザインはすべて因子探索研究であった。

対象は，白血病患者 7 件，白血病と骨髄異形成症候群患者 1 件，白血病と悪性リンパ腫患者 3 件，悪性リンパ腫患者 7 件，多発性骨髄腫患者 1 件，血液疾患をもつ子どもとその家族が 1 件，血液がん患者の家族 2 件であった。

近藤[30]によるがん医療のプロセスの 7 期（予防期から診断期，治療期，長期生存期，再発期，終末期，悲嘆期）で分類すると，診断期から治療期 1 件，治療期 13 件，長期生存期 5 件，再発期 1 件，悲嘆期 2 件であった。わが国では血液がんサバイバーの体験を明らかにする研究が多かった。

● がんサバイバーシップの視点からの闘病体験

初期治療期の患者について，西[13]は〈生きていることの価値のとらえ直し〉〈日常生活の価値のとらえ直し〉〈感情体験の深化〉〈身体機能コントロール感の喪失〉を体験していることを明らかにしていた。中澤[11]は，再発期の患者が〈諦めず頑張る〉〈がんへの向き合い方の修正〉〈気のもち方を修正する〉〈病気は医師に任せる〉〈人に支えられ生きる〉などして，病気と向き合っていることを述べていた。外来で化学療法を継続している患者について許田[26]は，がんを抱えて生きることへの不安は消えず，他の人と苦悩を分かち合えない孤独を感じていることを明らかにしていた。

海外では長期生存するサバイバーの QOL に着目している研究が多く，サバイバーシップケアの効果も検証されていた。

わが国では血液がんサバイバーの体験を明らかにする研究が多かった。日本においても，今後はサバイバーの QOL やサバイバーシップケアに関する研究が望まれる。

血液がんサバイバーと家族の体験と支援

以降，悪性リンパ腫のサバイバーに焦点を当てて述べる。

急性期の生存の時期

悪性リンパ腫は，リンパ球（B 細胞，T 細胞，NK 細胞）に由来する悪性腫瘍の総称である。リンパ球系細胞の腫瘍性増殖は，リンパ節の他に，ワルダイエル輪（口蓋扁桃，舌扁桃から咽頭扁桃の総称），胃，腸，脾臓などのリンパ節以外のリンパ組織でも起こり，さらに原発巣から他の組織や臓器にも浸潤する。

● 診断期

悪性リンパ腫は，リンパ組織が存在する全身の臓器に発生するため，診断前の症状はきわめて多様性に富む。

多くのサバイバーは，悪性リンパ腫と診断されるまでに，首や腋の下，足の付け根など，リンパ節の多いところに痛みのないしこりが現れ，数週から数カ月かけて持続的に増大して縮小しないことを体験する。また，痛みがない場合が多いため，自覚症状がなく，思わぬ間に進行してしまっていることもある。

一方，病期が進むと，このしこりや腫れは全身に広がり，やがて全身的な症状がみられるようになる。全身的な症状としては，発熱，体重の減少，盗汗（顕著な寝汗）があり，これらの 3 つの症状を"B 症状"という。この B 症状があると予後が悪いことが多い。

その他には，掻痒感や皮疹，腫瘍による気道や血管，脊髄などの圧迫による気道閉塞，血流障害，麻痺などの症状が現れる。

悪性リンパ腫の診断には，血液検査，リンパ節切除生検，骨髄生検の他，造影 CT，FDG-PET/CT などの画像診断が欠かせない。これらの検査によっ

て病型と病期が診断され，治療法が選択される。
　サバイバーは，しこりの出現で近医を受診し，そこから血液疾患の専門医がいる病院を紹介される。診断過程では，がんの可能性をふまえて検査が進められていることを心得ながら，「何となく調子が悪いと思っていただけだったのに，がんかもしれない」と診断の不確かさを体験する。
　告知や治療の説明は外来で行われることが多く，耳慣れない医療用語に戸惑い，長期間の病気治療が及ぼす影響に思いを巡らせて，不安な気持ちでいっぱいになる[22,23]。
　看護師は，サバイバーと家族の体験に関心を寄せ，病状説明後にはその内容が理解されているかどうかを確認する。また，サバイバーと家族が今後の人生をより良く生きていくための最善の治療を選択して意思決定できるように，不足している情報があれば理解できる言葉でその情報を補い，情報提供者として伴走者となっていくことが求められる。

● 治療期

　悪性リンパ腫の診断を受けたサバイバーは，続いて化学療法について説明を受ける。治療の主体となるのは，数種類の抗悪性腫瘍薬を組み合わせて行う多剤併用療法である。限局した腫瘍，特定部位の腫瘍による圧迫症状の緩和には放射線療法が行われる。また，胃や腸に限局したリンパ腫には手術療法が行われる。
　悪性リンパ腫は，化学療法や放射線療法が効きやすい疾患ではあるが，再発することも多く，治療を繰り返し行うため，治療期間は長期に及ぶ。
　悪性リンパ腫の標準的な化学療法は，4～5種類の抗がん剤を組み合わせた多剤併用療法である。治療は，通常3～4週間を1コースとして6コース，治療効果判定の結果で8コースが計画される。初回治療は入院で行い，2回目以降は外来治療へと移行し，サバイバーは約半年間の通院治療を余儀なくされる。
　サバイバーは，4～5種類の抗がん剤によって骨髄抑制や吐き気，嘔吐，下痢，口内炎，脱毛，発熱などの副作用を体験する。個人差はあるが，その副作用が高頻度に現れ，症状が軽快するまでには約1～3週間を要し，体調が回復すると間もなく次の治療時期を迎えることとなる。サバイバーにとって体調が良いと感じられる期間はわずかであり，サバイバーがこれまで大事にしてきた通学や就労，家事・育児・介護など社会的役割の遂行に大きな影響をもたらす。
　化学療法を受けるサバイバーは，身体的苦痛や病気の不安，家庭内での役割が遂行できないことや，復学や復職，結婚などの発達上の課題が実現できないことへの焦りや無力感，そして死の恐怖を体験する[23]。
　看護師は，サバイバーが治療に伴う制約，社会的生活の変化と折り合いをつけていけるように，また，困難があるなかにも工夫を凝らし，生活の再構築ができるように援助する。そして，サバイバーと家族がなんとかやっていける目途を立てられるまで寄り添うパートナーとなることが求められる。

延長された生存の時期

　病気が治療に反応したら，外来でも一定期間，抗腫瘍薬による治療が継続される。治療が完了しても，悪性リンパ腫は再発する頻度が高い疾患であるため，入院時と同様の検査をしながら，治療効果，病気の進展具合が観察される。
　サバイバーには，異常がないか自らを観察し，異常がある際に早期受診する力，治療を継続する場合には副作用を自ら管理していく力が求められる。
　この時期のサバイバーは，長期間の治療期間を経て仕事および学業に復帰する時期でもある。末梢神経障害による手指のしびれや味覚障害，抑うつ，脱毛，色素沈着，爪の変化，易疲労など，抗悪性腫瘍薬による身体的・情緒的な後遺症や限界，ボディイメージの変化を抱え，病気になる前とは異なる自分，周囲との関係に戸惑い，不確かさを体験する[9,24～28]。
　看護支援で大切なのは，治療によって変化した"新しい自分らしさ"を認められるようになり，こだわっていた"病気になる前の自分らしさ"を手放

すことへの支援である。しかし，この時期のサバイバーは，外来通院であること，すでに社会復帰していることから，医療者や周囲の人びとからのサポートを受ける機会が少ない。限られた外来時間であっても継続的なサポートが求められている。

終末期の生存の時期

再発した悪性リンパ腫，治療抵抗性の悪性リンパ腫に対してもいくつかの有効な治療法がある。しかし，それらのいずれも成果が得られない場合には，緩和治療への移行となる。

サバイバーと家族にとって有効な治療法がないことは耐えがたい体験となる。サバイバーは，悪性リンパ腫が複数組織や主要臓器に浸潤していることによる重篤な機能障害とともに強い疼痛を抱えており，短期間のうちにそれらが増悪する体験をする。中枢神経に浸潤した場合には，運動機能や認知機能を失う体験となる。

看護職は，これらの身体的苦痛をとる緩和治療を最優先としながら，家族とともに最期までサバイバーが抱えている望みや希望を支え，良い看取りができるように支援する。

近年は，訪問看護と医療機関の支援により，サバイバーと家族が希望した場合には在宅で過ごすことが可能になっている。サバイバーが最期を過ごす場所を選択するサポートが重要である。

事例　悪性リンパ腫と診断され，高校生活の再構築を迫られたJさんへのかかわり

[事例紹介]

Jさんは10歳代の女性。前縦隔原発の悪性リンパ腫である。入院でR-CHOP療法（悪性リンパ腫化学療法）を1クール行った。

Jさんは父親と二人暮らし。母親と弟は自宅から車で1時間のところに住んでいるが，行き来はない。外来受診時からJさんは，採血や点滴の痛み刺激，治療の説明などに使われる人体イラストが苦手で，その都度，気分不快を訴えていた。病棟看護師は，Jさんが通院治療を継続するうえでのセルフケア支援とサポート体制づくりが課題と考えた。

病気を理解し，治療に伴う制約，社会的生活の変化と折り合いをつける

入院治療期間は3週間の予定であった。Jさんへの病状説明に際して病棟看護師は，主治医と介護者である父親とともに，Jさんへの伝え方や場の雰囲気などを調整した。

病状説明後は，Jさんがどのように受け止めたか，Jさんの言葉で表現できるようにかかわった。「そういうことなのですね，ここに来る前は咳が止まらずに生きた心地がしなかった。実は，悪性リンパ腫とわかったいまのほうが落ち着いている」と語り，治療が開始されてからは「味覚がいつもと違うくらいで，なんとかやっています」と言い，父親に差し入れ食を依頼して，直面している身体症状に対処できるようになった。清潔行動，服薬管理もでき，治療に伴って必要となるセルフケアを獲得していった。

困難があるなかにも工夫を凝らし，生活を再構築する

病棟看護師は，学校に関する話題になるとJさんの口数が減ってしまうこと，退院後に出現する脱毛や手足のしびれがJさんの生活に与える影響が気になった。また，Jさんの悪性リンパ腫は治療抵抗性のタイプであり，寛解期間が短い可能性が懸念されていたため，外来での治療を継続しながら，Jさんが再発の徴候に注意を払っていけるだろうかと心配した。

そこで，継続的にかかわれるように，病棟看護師は外来看護師を交えた退院前カンファレンスを計画した。外来で看護師がサバイバーと接触できる時間は非常に短く限定的であるため，そのなかでJさん

の状況を把握して看護介入することは容易ではない。そのため，外来看護師は担当を決めて，外来治療中に意図的に自宅での状況，Jさんの思いを確認するかかわりをもつようにした。

その結果，Jさんは看護師との関係性を深め，脱毛に関することや病気になって中断しているアルバイトを再開したいと考えていること，家族のこと，友人たちとの旅行を計画したいがどうしたら可能だろうかなどの相談をしてくるようになった。

Jさんは「アルバイトは病気になる前と同じようにはできない。いまは治療が優先」「勉強では友人たちに負けたくない。病気になる前と同じように頑張りたい」「母にも病気のことを報告できた」と笑顔で語るようになった。また，友人たちとの2泊3日の京都旅行の実現に向けて，治療時期の調整と緊急時の対応を主治医と確認し合った。

（坪井　香）

文献

1) Wallace A, et al：Provision of survivorship care for patients with hematological malignancy at completion of treatment：A cancer nursing practice survey study. Eur J Oncol Nurs, 19（5）：516-522, 2015.
2) Langbecker D, et al：What are the barriers of quality survivorship care for hematology cancer patients? Qualitative insights from cancer nurse. J Cancer Surviv, 10（1）：122-130, 2016.
3) Alaloul F, et al：Spirituality in Arab Muslim Hematopoietic Stem Cell Transplantation Survivors：A Qualitative Approach. Cancer Nurs, 39（5）：E39-47, 2016.
4) Bevans MF, et al：Symptom distress predicts long-term health and well-being in allogeneic stem cell transplantation survivors. Biol Blood Marrow Transplant, 20（3）：387-395, 2014.
5) Mattson MR, et al：Quality of life of young adult survivors of hematologic malignancies. Cancer Nurs, 36（2）：E1-7, 2013.
6) McGrath P, et al：Patient perspectives on the usefulness of routine telephone follow-up as psychosocial support for hematologic malignancies：Australian findings. Oncol Nurs Forum, 41（1）：40-44, 2014.
7) Hill-Kayser CE, et al：An internet tool for creation of cancer survivorship care plans for survivors and health care providers：design, implementation, use and user satisfaction. J Med Internet Res, 11（3）：e39, 2009.
8) 石川由美香：血液腫瘍疾患をもつ前思春期の子どもの病気の捉え方とヘルスプロモーション（第一報）　サバイバーの病気の捉え方と親の関わり．千葉看護学会誌, 22（2）：11-19, 2017.
9) 水谷優一：成人期前期のがんサバイバーが抱える問題と看護介入の検討　がんサバイバーシップの視点から．福岡赤十字看護研究会集録, 30：20-23, 2016.
10) 堀抜文香：終末期ケアにおける血液がん患者への情報提供の実態解明と情報ニーズの検討　遺族へのインタビュー調査．医療の広場, 56（8）：14-17, 2016.
11) 中澤洋子：再発造血器がん患者の病気体験　病気の受け止め方と向き合い方を中心に．北海道医療大学看護福祉学部学会誌, 11（1）：3-10, 2015.
12) 大塚敦子：高齢者が造血幹細胞移植を自らの生き方に意味づけるプロセス．日本がん看護学会誌, 28（2）：5-14, 2015.
13) 西　光代：造血器腫瘍患者の初期治療期における主観的体験と自己決定の質的分析．日本看護科学会誌, 33（4）：53-62, 2013.
14) 片桐和子：外来通院している造血器腫瘍患者の感染から身を守る生活．福島県立医科大学看護学部紀要, 16：7-15, 2014.
15) 熊谷理恵：急性白血病患者における臨床試験参加の意思決定プロセス．日本看護研究学会雑誌, 36（2）：23-34, 2013.
16) 井ノ下　心：化学療法を受ける再発白血病患者の有害事象への対処行動．日本がん看護学会誌, 26（2）：45-53, 2012.
17) 後藤真美子：造血幹細胞移植を選択した白血病患者に寄り添う配偶者の心理的変遷．人間看護学研究, 10：67-75, 2012.
18) 片桐和子：造血器腫瘍患者の感染対処の継続に関するセルフ・エフィカシーの分析　化学療法による骨髄機能低下期に焦点をあてて．福島県立医科大学看護学部紀要, 14：35-45, 2012.
19) 渡邉百合：急性骨髄性白血病患者が移植実施を選択しない意思決定に影響を与える要因．自治医科大学看護学ジャーナル, 8：159-162, 2011.
20) 堀田直子：白血病患者の病名告知から治療時期における心理過程に影響を与える要因　アグィレラとメズィックの危機モデルを活用して．日本看護学会論文集：看護総合, 40：45-47, 2010.
21) 佐々木勝弘：造血細胞移植後の状態悪化の過程で攻撃的な反応が強かった壮年期白血病患者の妻の体験．神奈川県立がんセンター看護師自治会看護研究部会看護研究集録, 15：14-17, 2009.
22) 及川真理子：HIV関連悪性リンパ腫患者の治療意欲の支え．日本看護学会論文集：慢性期看護, 46：58-61, 2016.
23) 嘉山雅子：悪性リンパ腫患者の初回化学療法の体験．神奈川県立がんセンター看護師自治会看護研究部会看護研究集録, 20：20-27, 2014.
24) 小杉恭子：独居・夫婦世帯の高齢がん患者の治療意欲を支えた要因の分析　外来化学療法を受ける悪性リンパ腫患者の体験を通して．日本看護学会論文集：老年看護, 43：102-110, 2013.
25) 山下美智代：寛解期にある非ホジキンリンパ腫患者が体験している症状と日常生活に影響を及ぼす要因．看護教育研究学会誌, 3（1）：29-36, 2011.
26) 許田志津子：外来化学療法を受ける患者にとっての悪性リ

ンパ腫とともに生きる体験. 大阪大学看護学雑誌, 17（1）: 7-16, 2011.
27) 西澤千晶：化学療法が長期継続できている老年期悪性リンパ腫患者の支えに関する研究. 国立高知病院医学雑誌, 18：95-99, 2010.
28) 片岡　純：悪性リンパ腫患者の外来治療期から寛解期における病気を克服するための統御力（mastery）獲得のプロセス. 千葉看護学会会誌, 15（2）：1-8, 2009.
29) 成澤　明：ベルケイド療法を受けている多発性骨髄腫患者の体験. 日本がん看護学会誌, 29（2）：91-97, 2015.
30) 近藤まゆみ：緩和ケアにおける看護職者の役割.「新しいがん看護」. 大場正巳, 他編著, p334, ブレーン出版, 1999.

11 がんの治療からみたサバイバーの体験

手術療法を受ける体験者

　固形がんの治療は手術療法が主流である。現在では，腹腔鏡や内視鏡による縮小手術や化学療法，放射線療法を併用した集学的治療も行われている。さらに，がんを取り除くための根治術だけではなく，疼痛緩和や栄養補給のための緩和手術も行われるようになった。拡大手術・緩和手術ともに，技術・術式の進歩によって以前より根治性と安全性は高まっている。それは，手術前とほぼ変わらない機能を温存し，患者のQOLを向上するために発展してきた結果である。

　しかし，技術が進歩したとはいえ，手術が決定すればサバイバーとその家族は不安を覚える。がん告知を受けたこと，ボディイメージが変化すること，手術後に社会復帰することへの不安など，さまざまな要因が絡み合い，手術が近づくにつれて不安は高まっていく。したがって，手術療法を受けるサバイバーにかかわる看護師は，手術に向けて身体面を調整するだけでなく，精神的に援助する必要がある。

　また，在院日数の短縮や医療費の問題などにより，手術後のサバイバーは十分に治癒してから退院する環境ではなくなった。医療技術的な支援も外来や地域で行われるなど，社会背景も変化しているため，サバイバーとその家族の周辺状況を十分に理解することも重要な看護である。

手術療法を受けるサバイバーに関する文献レビュー（研究の動向）

　過去11年間（2008年～2018年）の研究動向を知るために，海外文献はCINAHLで「nursing」「operation/surgery」「survivor」をキーワードに検索し，国内文献は医中誌WEBで「看護」「手術/手術療法」「サバイバー」をキーワードに検索した。さらに，原著論文であること，会議録および症例報告を除外することを条件に加えた結果，185件の海外文献と18件の国内文献が該当した。部位別の件数を❶に示す。

　海外，国内ともに乳がんの研究が多かった。また海外では，罹患数の多い前立腺がんおよび結腸がんの研究が多かった。国内では，乳がんに続いて婦人科がんの研究が多く，それぞれの疾患の特徴に対する研究内容が多かった（❷）。

　手術療法におけるがん看護の研究テーマは国内外を問わず"心理的変化"が多かった。また，疾患特有の術後合併症および二次的障害と，それに伴うQOLに関する研究テーマが多かった。海外では，術後ケア，サバイバーの身体的評価に関するテーマが多かったのも特徴であった。ここでは，国内外ともに多かった術後の"心理的変化"と特徴的な術後合併症と二次的障害の特徴を示した文献の一部を紹介する。

心理的変化

　島田ら[1]は，胃がんと診断され，はじめて手術療法を受けたサバイバーの心理的変化を〈ゆらぎ〉という概念を用いてとらえた。手術前から手術後を経て，社会生活を営んでいるサバイバーの心理状態とその変化が明らかにされている。手術を受けたサバイバーのゆらぎは，"がん罹患と治療で心が打ち拉がれる"状態に始まるが，ゆらぎには揺れを収束しようとする力が備わっていたという。したがって，看護師は手術を受けて回復をしていくサバイバーの

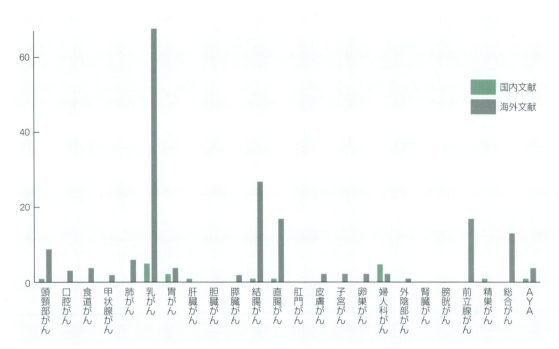

❶ 手術療法を受けるがんサバイバーの研究数

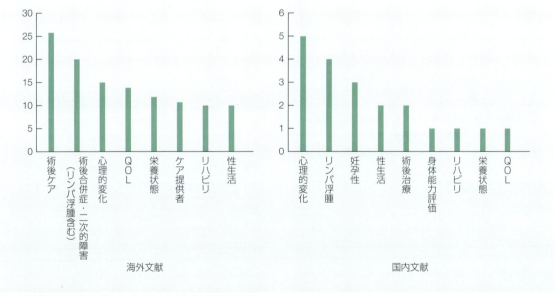

❷ 手術療法を受けるがんサバイバーに関する文献の内容

状況を温かく見守り，支援していくことが重要であると述べている。

Dunnら[2)]は，乳がん治療6カ月後のサバイバーが抱く再発への恐怖をさまざまな角度から尺度を使用して調査した。手術を受ける前から再発への恐怖が強かったサバイバーは，術後6カ月経過しても不安が強く，対処行動が困難な状況が明らかとなった。

術後の機能変化とQOL

　Albaughら[3]は，治療後1～5年の前立腺がんサバイバーとそのパートナーに対して，性機能障害の程度とそれにまつわる経験を調査した。性に関する教育や包括的情報を提示すること，周囲の人びとの支持と協力が必要であることが明らかとなった。現在では，性生活に役立つ説明が記されているパンフレットや潤滑ゼリーが婦人科外来に置いてあることもあり，性生活に医療者が介入する必要性は以前より認識されてきている。しかし，サバイバーから積極的に質問をしてくる状況ではないため，医療者が退院時に声をかけるなど，細やかな配慮が必要であると述べている。

　研究動向に鑑みると，欧米では手術療法を受けて生存しているがん患者を"サバイバー"としてとらえているが，日本国内ではいまだ"患者"としてとらえられている。しかし，手術療法が進歩している現在では，機能変化をかかえつつも長期生存しているサバイバーも多い。今後は日本国内でも医療者および研究者の意識が変化し，手術療法を受けたサバイバーとしてのがん体験者の生活や人生，およびQOLなどの研究を行うことで，地域でより良く生活するための支援が開発されるよう期待する。

手術療法を受けるサバイバーと家族の体験と支援

急性期の生存の時期

●診断期

　がん告知を受けた時，サバイバーは死のイメージを伴うがんという言葉に衝撃を覚える。罹患した事実に衝撃を受け，何も考えられなくなるサバイバーもいる。さらに，がんであることへの否認の感情が起こり，治療法を説明されても内容を忘れてしまったり，理解していなかったりすることが少なくない。また，手術療法を提案されることで，麻酔や身体にメスが入るという未知の体験への恐怖を感じたり，たとえばストーマ造設による排泄経路の変更や喉頭全摘出による失声など，身体機能を喪失することに不安をかかえたりする。喉頭全摘出術を受けた営業職のサバイバーは，クライアントを相手とする仕事ができなくなることにショックを受け，病状説明後，早々に退職してしまったという例もある。手術を受けることが，サバイバーの人生をいかに大きく揺るがすかがわかる。

　そのような人生を揺るがす意思決定を，サバイバーは医療者よりはるかに少ない情報で行わなくてはならない。サバイバーと家族は迷い，混乱する。そのような意思決定には，適切な情報と疾患が進行しない程度の十分な時間が必要である。インターネット社会である現代ではあらゆる情報があふれている。そのなかから必要で十分な情報を医療者とともに選択ができれば，よりそのサバイバーにとっての最適な意思決定につながる可能性が高いと考える。

●周手術期（手術後急性期）

　手術直後のサバイバーは，全身麻酔の影響や手術操作による術後の合併症を起こさないことが当面の目標となる。とくに侵襲の大きい手術直後は，日常生活のほとんどを看護師や家族に委ねなくてはならないため，自尊心が低下することや無力感を感じることもある。

　手術療法では，臓器の一部または全体を切除するため，術後に機能障害が起こる可能性が高い。たとえば，胃がんで幽門側切除術を受けた人はダンピング症候群が起こりやすく，直腸がんの手術では排便・排尿機能に障害を受けることが多い。また，骨盤内リンパ節郭清術を受けた場合は下肢に，腋窩のリンパ節郭清を受けた場合は上肢にリンパ浮腫の症状が起こりやすい。これらの症状は日常生活を大きく制限するため，サバイバーのQOLは低下する。手術を受けたサバイバーに対しては，臓器機能の低下や喪失が起こるかを見据えながら，日常生活を送りやすくするための対処や工夫についての情報提供やサポートが必要である。

　膵臓切除の手術を行ったサバイバーは，インスリンの分泌が手術前より減少するため，自己注射を行い，退院後の生活に向けて新たな治療的なセルフケ

アを行わなければならない。閉経前の婦人科がんで卵巣を切除したサバイバーでは，卵巣欠落症状による気分の変調などが起こり，若年例で更年期障害のような症状を苦痛に感じているという[4]。このように，サバイバーは目に見えない身体変化に対して新たに生じるセルフケアや医療処置にも対応する必要が生じる。さらに，在院日数が減少している現在は，短期間で新たな医療的なケアを覚えなくてはならないことも少なくない。

　手術療法を受けたサバイバーの多くは，外見の変化や機能障害によってボディイメージの変化を感じている。ボディイメージとは，身体的自己に関する心像で自己概念の重要な要素であり，環境や加齢，他者からの影響を受け続け，一生を通じて変化するものである。乳がんで乳房温存切除術をしたサバイバーは，術後はじめてのシャワー浴で自分の乳房の創を見て，小さな創でも女性としての象徴が変化したことにショックを受けたと語った。ボディイメージの変化はサバイバーにとって大きな苦悩となるが，変化した自分の身体を新しい自分自身として統合し受け入れていく重要な過程である。ボディイメージの形成には他者からのメッセージも影響しているため，周りの人びとからの肯定的なフィードバックも必要となる。

　退院が近づき身体的状況が安定してくると，サバイバーは，自分の身体回復の状況だけでなく，退院後の生活も見据えて周囲にも目を向けるようになる。たとえば，脳腫瘍によって開頭腫瘍摘出術を行った場合，部位によっては感情のコントロールができなくなったり，失語が出現したりするなど，コミュニケーションに障害が発生し，人間関係や仕事内容に変化が起こる懸念が生じる。また，腫瘍の部位によっては麻痺が出現して，社会復帰が困難になり，不安が生じる場合もある。

　このように，術後の合併症や後遺症による心身の変化は，これまでどおりの生活ができなくなることに直面する体験でもある。しかし，これらの体験は，手術を受けて変化した〈新たな自分自身〉を感じる大事な経過の一部であり，サバイバーが〈New Normal〉を生きる過程の始まりでもある。

延長された生存の時期

　手術療法は，がん病巣を取り除くことでがんの完治を目指している。しかし，術後にわかるがんの進行度や病理結果から，追加治療として化学療法や放射線療法をすすめられる場合がある。サバイバーは「取りきれたはずなのに」という思いを抱きながら，術後の生活機能の変化に応じている時期に，新たな医療処置や副作用へのセルフケアを行わなければならない。たとえば，子宮がんで子宮を全摘出した場合，術式によっては排尿困難がありセルフカテーテルを使用することがある。同時に化学療法を行わなければならない場合，サバイバーは自己導尿をしながら化学療法による曝露対策もする必要が生じる。また，結腸がんで人工肛門を造設したサバイバーが化学療法を受ける場合，パウチの装着部に皮膚炎が生じることがあり，覚えたパウチの交換方法では対応できないこともある。このようなサバイバーの苦悩に対しては，その人の身体状況と生活に合わせた対応をチーム全体で支援していくことが望まれる。

　手術後の補助療法が終了し，定期受診の間隔が空くようになると，術後に変化した日常生活に折り合いをつけ，新たな生き方を獲得できるようになる。しかし，定期検査を受けるたびに再発への不安が募ったり，身体の不調をがんの再発と関連づけて考えたりするなど，再発への不安は多くの人が体験しているため，サバイバーの心情に配慮した対応が求められる。手術による合併症や後遺症，ボディイメージの変化，身体機能の変化は，多くの人が体験しており，社会復帰した後も仕事やプライベートに影響を生じている。社会ではこれらについて知られていないことが多く，サバイバーの生きづらさにつながっているため，今後は社会全体への発信と知識の普及も課題である。

> **事例** 手術後の苦痛を感じているKさんへのナラティヴなかかわり

　私（筆者）は，胃の摘出術を受けたサバイバーが苦痛を軽減し，さらに手術を受けて新しく変化した自分を受容できるようになるための援助として，自己を語ることを主としたナラティヴ・アプローチを行った。

[事例紹介]
　Kさんは50歳代の女性。胃がんと診断され，胃全摘出術およびRoux-en-Y吻合術を施行した。

（ナラティヴ・アプローチの場面）
　私がKさんを担当したのは，術前不安が強く，その不安が術後の回復にまで影響するのではないかと考えたからである。さらに，術後に食事摂取に伴う苦痛を体験しているKさんが，その苦痛を軽減して退院後の生活を自分なりに考えていけるようになるためには，現在の自分を語り，それを聴き手である看護師が関心をもって聴くという相互行為を基本としたナラティヴ・アプローチが適切であると考えた。

　面接に際しては，プライバシーが守られる場所を用意し，語りを妨げないように，私がKさんの話の方向性を誘導しないこと，指導・助言などは控えることに配慮した。

　私からの「今回の入院についてのお話を聞かせてください」というアプローチに応じて，Kさんは病気・治療体験を語りはじめた。

手術により家族の大切さに気づく

　初回の入院でKさんは，医師からの胃がんの告知と胃の全摘出の説明に「まさか自分ががんになるなんて」とショックや驚きを覚え，医療者を説き伏せて退院した。しかし，退院後に「手術ができるということは，助かるということだよ」という周囲の人びとの声を聞いて，気持ちが救われたことを思い出していた。

　また，「息子たちがうるさいくらいにそばにいてくれて，とても優しかったのよ。私にとって息子たちが良い存在だということに気づけたのよね」と，息子たちからもサポートを受けられたことで，がんに罹患したつらさを乗り越えられた自分を語りによって確認した。さらに，がんの体験を自分の人生のターニングポイントとして構築でき，変化した新しい自分を受容できたと語った。

術後の障害に対応する

　Kさんは，術後に食事が開始されるとつかえ感が出現し，食事を飲み込めずにつらくなったこともあった。しかし，その時に検査結果を見せてもらい，医師から病状について詳しく説明を受けることができた。また，自分のつらさを私に語る機会をもつというサポートを受けたことが，その後の変化のきっかけとなった。そして，Kさんは，手術により変化した消化管が構造的に問題ないとわかると，摂取困難が続くのは自分の食べ方に原因があるのだということを理解し，これからは自分に合った食事摂取方法や食材を模索していく必要性を自覚した。

術後の新たな身体に合わせた生活を考えはじめる

　その後，Kさんは自然に，いままでの人生を振り返りはじめた。離婚を機に苦労の多かった自分と，必死にがんばって仕事と子育てをしながら生きてきた自分への2つの思いを込めた語りだった。さらに，がんになり，手術を受けたことで体力が変化していることを自覚し，いま直面している退院後の仕事への不安と希望についても表現した。

　現実的な吟味を十分にし尽くした後では，現在は病気と治療により体重が減少していることを認めて

いた。仕事だけではなく，何か趣味を見つけ，今後の人生をより良く生きるためには，食事に留意して体力をつけなければならないことを自覚した。そして，少しずつではあるが，自分なりに院内を散歩するなど，体力回復への模索を始める自分を築いていった。

面接終了時，Kさんは私に「語ることで気持ちが楽になり，自分を振り返ることができた」と感謝の言葉をかけてくれた。

術後の苦痛を体験していたKさんにナラティヴ・アプローチを用いて面接をしたところ，Kさんは私との語りのなかで，急性期の生存の時期の苦痛を十分に吐き出した。その後は，必死に生きてきたいままでの自分らしさを認識し，これからは胃があった時とは異なった生活を再考する必要があることを理解した。さらに，自分の余暇にも気を配れる生活をしていきたいと考えるようになった。これは，私が「Kさんのことをもっと知りたい」という関心をもって聴いたこと，さらにKさんは語ることにより自分自身の力を発揮したことにより，胃がなくなった自己を認めることができたといえる。それは新しい生活への一歩をKさんが踏み出す過程を，ナラティヴ・アプローチの相互行為によって促進できたと考える。

このKさんの事例から，手術療法を受けるサバイバーを支える看護師は，退院に向けて身体面を整えることや指導を行うことだけではなく，術後特有のサバイバーの苦痛や苦悩を察知して，サバイバーと語る時間をもつことが必要と思われる。砂賀ら[5]も，がんサバイバーの最終目標は「がんサバイバーが自らの力で対処し，自らの人生を生き抜いていくことができること」と述べている。そのためには，このような新たな自分を認識できる第一歩を術後早期に行う看護支援が重要であると考える。

さらに，このナラティヴ・アプローチは，サバイバーの語りをもっと聴きたいという看護師の積極的な姿勢とサバイバーとの信頼関係があれば，短時間であっても，日常の臨床場面で十分に実施でき，サバイバーがかかえているさまざまな苦痛を軽減できると考える。

（三浦里織）

文献

1) 島田美鈴，藤田佐和：初めてがんと診断され手術を受けたがんサバイバーのゆらぎ．日本がん看護学会誌，30（3）：9-18，2016．
2) Dunn L, et al：Trajectories of fear of recurrence in women with breast cancer. Support Care Cancer, 23（7）：2033-2043, 2015.
3) Albaugh JA, et al：Life after prostate cancer treatment：a mixed methods study of the experiences of men with sexual dysfunction and their partners. BMC Urol. 17（1）：1-9, 2017.
4) 飯岡由紀子：婦人科がんサバイバーの術後の苦痛と心配事の実態．聖路加看護学会誌，21（2）：39-47，2018．
5) 砂賀道子，二渡玉江：がんサバイバーシップにおける回復期にある乳がんサバイバーのがんとともに生きるプロセス．The Kitakanto Med J, 63：345-355, 2013.

12 化学療法を受ける体験者

がんの治療からみたサバイバーの体験

がんの治療の進歩に伴い，化学療法も飛躍的に進歩した．従来の殺細胞性薬剤（抗悪性腫瘍薬）に加え，現在は多くの分子標的薬が創薬され，その標的ごとの分類は，増殖シグナル伝達阻害薬，血管新生阻害薬，免疫チェックポイント阻害薬，HDAC（ヒストン脱アセチル化酵素）阻害薬とDNAメチル化阻害薬，プロテアソーム阻害薬，PARP（ポリADPリボースポリメラーゼ）阻害薬がある[1]．

このように化学療法は進歩し，さまざまな治療の選択肢が増え，サバイバーが治療について意思決定する機会が増えた．また，殺細胞性薬剤の特徴は，がん細胞だけに作用が限定できないために，正常細胞も傷害を受け副作用の出現を避けられないことであったが，新たな副作用対策も求められるようになってきた．与薬経路も経口投与が増加しており[2]，患者の入院の負担や点滴による時間的な拘束が少なくなった半面，患者のアドヒアランス支援が重要となっている[3]．

化学療法の治療の場はその多くが外来へと変化した．サバイバーは，長期間にわたって通院しながら日常生活のなかで副作用をセルフケアすることがさらに求められる．日本のがんサバイバーは今後さらに増加し，高齢化することが予測される[4]．

化学療法を受けるサバイバーに関する文献レビュー（研究の動向）

海外研究の動向

2008～2017年の海外文献を検索した結果，「化学療法」と「がんサバイバー」に関する研究は6件[5～10]で，関連検証研究のデザインが多かった．対象は，乳がんサバイバーであった．研究の内容はがん治療後の影響（骨折リスク，認知障害，神経・心理学的障害，閉経など）や生活の満足度と希望の改善との関連を検証している．サバイバーに対する教育的介入やカウンセリング，リハビリテーションの重要性について示唆されていた．

国内研究の動向

2008～2017年の国内文献を検索した結果，「化学療法」と「がんサバイバー」という用語を用いている研究（原著論文）は4件[11～14]で，患者の体験や認識，さらに就労支援に焦点を当てていた．研究デザインは因子探索研究と関連検証研究であった．対象は，化学放射線療法を受けた進行食道がん患者1件，外来化学療法を受ける男性消化器がん患者1件，外来化学療法を受けながら生活している慢性期がんサバイバー1件，術後補助化学療法を受けている大腸がん患者1件であった．

- **がんサバイバーシップの視点からの闘病体験**

今泉[11]は，化学放射線療法を受けた初老の男性食道がん患者が，いかにして食道がんを生き抜いていくかについて，①食道がんの脅威のなかで生きる，②食道がんを生き抜くために自分が動き出し，③食道がんを越えて自分の人生を生きる，というプロセスを明らかにした．がんサバイバーシップの観点に立つがん看護実践に向けての示唆として，がんを越えて生きる力を支えていくこと，とくに自分の身体と対話しながら，自分で動き出すという転換点に焦点を当てた看護を探求することを述べている．

熊田ら[12]は，術後補助化学療法中の大腸がんサバイバーの体験について，①がんの恐怖を再認識し

生きる覚悟を新たにする，②術後補助化学療法による苦痛が積み重なっていく，③不確かさのなかで生きる，④術後補助化学療法への適応を試みる，⑤術後化学療法継続の意味づけをする，⑥がんとともに自分らしく生きることを願う，を明らかにした。大腸がんサバイバーが術後補助化学療法を継続するためには，治療中の不確かさにどのように対処していくかが重要であったと述べている。

和田ら[13]は，外来化学療法を受ける男性消化器がんサバイバーの就労継続の様相について，①職場の理解と配慮，②融通のきく仕事の形態，③治療の場・治療内容，④病状安定の自覚，⑤経済的負担感，⑥家族の支え，⑦医療者の支え，⑧仕事への向き合い方，を明らかにした。がんサバイバーが就労を継続していくうえで，経営者や上司，同僚の理解の重要性や，自分にとっての仕事の意味を通して自身の存在を再確認して仕事に取り組んでいた。そのなかで治療に伴う有害事象や疾患による症状を自覚しながら，自分なりの対処法をつくり上げ，体調に合わせた仕事に切り替えるという新たな生活の再構築を行っていた。

田村ら[14]は，外来化学療法中の壮年期サバイバーを対象に，身体・精神・社会的側面の問題とQOLを調査した結果，慢性期サバイバーの主たる問題として，①痛み，②身体症状，③不安・抑うつ，が明らかとなった。これらの問題はQOL全体に関連がみられ，生活全般にわたっての影響が示唆された。

また過去10年間，化学療法と"がんサバイバー"という用語を用いていた学会発表演題2件[15,16]からも同様の示唆を得ている。

以上のように，がんサバイバーシップの視点からの闘病体験では，がんの脅威や恐怖と向き合いながら，自分自身の身体・症状や治療の副作用と向き合い，体験を意味づけ，がんを越え，新たに自分らしく生きるプロセスをたどっていた。その過程において必要な援助は，家族のサポートや同僚や上司の支援であり，看護者に求められることは，患者のその時どきに必要な情報提供や患者教育，患者の揺れ動く気持ちに寄り添いながら患者がケアリングを感じられるようなかかわりをもつことであった。

わが国では化学療法中，または，受けていた患者の体験や必要な支援を明らかにする研究が多く，海外ではがんサバイバーのがん治療後の影響に関する研究が多かった。わが国では，がんサバイバーという概念が浸透してきてはいるが，長期的な展望に立った患者のQOLやそれらの支援に関する研究，また今後のわが国のがん患者の動向をふまえて，高齢がんサバイバーの支援を含めた研究が望まれるであろう。

化学療法を受けるサバイバーと家族の体験と支援

化学療法は，がん治療の代表的治療法である。化学療法とは，がんに対して特異的に作用する化学物質を用いて，がん細胞の分裂・増殖を阻害する全身的な治療法である。近年，化学療法の進歩は目覚ましく，治療効果が期待されるようになってきた。化学療法の有効性は，❶のとおりである。

化学療法剤は，細胞周期のそれぞれ決まった時期に作用するため，一般的には作用機序の異なる組み合わせによる多剤併用療法が行われている。化学療法には単独療法と併用療法がある。

単独療法　造血器腫瘍などの寛解導入として行われるものと，外科的治療の対象とならない場合や，放射線治療後の再発など姑息的治療として行われる。

併用療法　術前の腫瘍抑制・縮小効果の目的，外科的治療で根治治療が困難な場合，術後の再発・転移率が高い場合，放射線治療と併用する場合がある。したがって，治療期にあるサバイバーは化学療法を体験することが多い。

❶ 化学療法の有効性

A群 治癒が期待 できる	●急性骨髄性白血病 ●急性リンパ性白血病 ●Hodgkin 病 ●非 Hodgkin リンパ腫（中・高悪性度） ●胚細胞腫瘍 ●絨毛がん
B群 症状緩和や 延命の効果 が十分に期 待できる	●乳がん ●卵巣がん ●小細胞肺がん ●非小細胞肺がん ●大腸がん ●多発性骨髄腫 ●慢性骨髄性白血病 ●慢性リンパ性白血病 ●非 Hodgkin リンパ腫（低悪性度） ●胃がん ●膀胱がん ●悪性黒色腫
C群 延命効果・ 症状緩和が 期待できる	●骨肉腫 ●軟部組織腫瘍 ●頭頸部がん ●食道がん ●子宮がん ●腎がん ●肝がん ●胆道がん ●膵がん ●脳腫瘍 ●甲状腺がん ●前立腺がん

B群は薬物療法による治癒は難しいが、予後の延長が認められ、かつ50%以上の奏効割合が期待できるがん種が含まれている。薬物療法の効果がそれ以下のがん種はC群に含まれているが、同じがん種でもサブタイプにより薬物療法の有効性は異なる。
（国立がん研究センター内科レジデント編：がん診療レジデントマニュアル. 第7版, p24, 医学書院, 2017.）

急性期の生存の時期

● 診断期

治療期のサバイバーは、がんの病名と病状、化学療法の必要性や副作用について医師から説明を受ける。そのような状況のなかで、がんの治療に関する意思決定を行わなければならないため、サバイバーはがんの脅威に直面することが多い。また、家族も同様に衝撃を受け、がんサバイバーと家族にとって危機的な状態となる。看護師はサバイバーの全人的苦痛を理解し、心理的サポートを行いながらサバイバーと家族に必要な情報提供を行い、意思決定支援を行う。

治療の意思決定時にサバイバーは、家族や親戚など身近な人が受けた化学療法に対する印象や、通院中や入院中に他のサバイバーから受けた化学療法の印象によって、自らの化学療法の受け止め方に大きな影響を受けていることがある。このようにサバイバーは、病気や治療に対する葛藤を体験している。看護師は、サバイバーの化学療法に対する思いや不安を十分に聴き、不安を軽減する。また、サバイバーが化学療法について誤った知識などに振り回されている場合は、必要な情報提供を行う。このことは、サバイバーが治療法の意思決定をする場合に重要な看護となる。

また、予測される副作用についてもサバイバーの様子をアセスメントしながら情報提供する必要がある。

● 治療期

化学療法を開始したサバイバーは、副作用や生活上のさまざまな問題などに直面し、対処し、折り合いをつけながら、自らが成長する過程を体験する。この過程において必要なのは副作用症状への看護とサバイバーのセルフケアに関する支援である。副作用は化学療法の種類によって、また個人により症状に差があるため、個別のケアが必要となる。

近年は、外来で化学療法を受ける、または経口薬治療によるサバイバーが増加しているため、自宅で日常生活を送っている際に副作用が出現することが多い。そのため、事前に可能性のある副作用とその対策についての患者教育が必要となる。また、治療後には、血液毒性、消化器毒性、神経毒性など、日常生活に支障をきたす副作用が多々あり、外来通院時に副作用の程度の把握と対処法について確認し、医療者間の情報共有やサバイバーに必要な指導を行う。

化学療法のおもな副作用の発現時期は❷のとおりである。

分子標的薬は副作用が少ないとされていたが、消化器毒性、肝毒性、皮膚毒性、肺毒性などの臓器毒

❷ 化学療法のおもな副作用の発現時期

投与日	アレルギー反応，嘔気・嘔吐，血管痛，発熱，血圧低下
2～7日	疲労感，倦怠感，食欲不振，嘔気・嘔吐，下痢
7～14日	口内炎，下痢，食欲不振，胃もたれ，骨髄機能抑制
14～28日	脱毛，皮膚の角化やシミ，手足のしびれ，膀胱炎，骨髄機能抑制

（国立がん研究センターがん情報サービス：化学療法全般について．http://ganjoho.jp/public/dia_tre/attention/chemotherapy/about_chemotherapy.html）

性も出現する。免疫チェックポイント阻害薬の副作用は，殺細胞性薬剤や他の分子標的薬とは大きく異なり，腸炎，内分泌代謝異常，肝炎，筋炎，皮疹，間質性肺炎など過剰な免疫応答の機序による免疫関連有害事象が生じる[1]。新たな副作用対策とその支援が求められる。

　嘔気・嘔吐は，制吐薬の進歩にもかかわらず多くの化学療法を受けているサバイバーが体験している副作用である。嘔吐には，化学療法直後に出現する急性型嘔吐と，数時間から数日後に出現する遅延性嘔吐，嘔吐したことが条件づけとなって出現する予期性嘔吐がある。予期性嘔吐は化学療法を受けた患者の4クール目までに30％の割合で生じる。そして，これを予防することは"化学療法＝嘔気・嘔吐"という条件づけを起こさないためであると報告されている[17]。制吐薬の服用や，食事指導，生活上の指導などを予防的に行うことが必要である。嘔気・嘔吐や不安が強い場合は，呼吸法・漸進的筋弛緩法・イメージ法やリラクセーション法も簡便で効果的である[18]。現在は，管理栄養士によるサバイバーの食事への支援も積極的に行われるようになってきた。多職種間の協働が求められている。

　脱毛や皮膚障害などの副作用はボディイメージの変化を伴うため，女性患者は多くの不安を抱いている。事前にウイッグやスキンケアなどの対処行動についての指導が必要である。分子標的薬の副作用である皮膚障害もQOLを著しく低下させるため，予防的なセルフケア支援が必要である。現在は，サバイバーの外見に関する不安や悩みを少しでも軽くして，治療中もいままでどおり，自分らしく過ごすためのアピアランス支援についての相談を実施する施設も増加している。

　現在は，サバイバーの就労支援が積極的に行われるようになってきた。治療中であっても化学療法の副作用のパターンを把握し，職場の理解と支援を受けながら治療と仕事の両立ができるよう情報提供を行う必要がある。

　多くのサバイバーははじめて化学療法を受ける際に，どのような副作用が出るのか，仕事や家事は続けられるのか，がんは小さくなるのか，再発・転移は防げるのか，など多くの不安を体験している。これらの不安をかかえたままでは，副作用症状をより強く感じることもある。そのため，化学療法開始前からの看護者のかかわりが必要である。化学療法は長期間に及ぶため，揺れ動くがんサバイバーの気持ちに寄り添い，いつでも相談できる環境を整え，患者－看護者間のケアリングとパートナーシップが重要である。それはサバイバーを見守る家族に対しても同様である。また，分子標的治療薬，免疫チェックポイント阻害薬など，高額な薬剤も増加しており，サバイバーの経済的負担[13]への相談支援は，がん化学療法の治療の選択時から必要である。

延長された生存の時期

　延長された生存の時期を送った数年後に再発や転移をして，再び化学療法が必要となり，治療を繰り返すケースもある。その際，多く聞かれる患者の声は「あのつらい治療は二度とやりたくない」という言葉である。再度の治療の意思決定には"再発・転移などのがんの進行のため，より死を身近な存在として感じられること"や"前回と異なる種類の抗悪性腫瘍薬を用いることが多いため，新たな副作用対策が必要となること"など，初回とは異なった意味があり，サバイバーに対してより厳しい選択を迫ることになる。このような場合の意思決定や長期生存期の間にサバイバーが体験するさまざまな出来事に対して，サバイバーとともに看護職がパートナーとなって相互作用するケアリングとパートナーシップ

が必要とされる。

長期的に安定した生存の時期

がん化学療法を経て慢性期に移行したサバイバーは普通の生活を取り戻し，心身ともに安定した時期となる。腫瘍マーカーやCT，MRI検査など再発・転移の有無の確認のための通院を年1回定期的に繰り返すサバイバーと，通院を必要としないサバイバーがいる。

この時期のサバイバーは，他のサバイバーや患者会などから得る情報やサポートをいかしながら日常生活を送る場合と，ひとりで対処する場合とさまざまである。それまでの時期の対処行動がいかされる時期となる。

この時期は，看護職をはじめとする医療者のサポートを受けにくくなる時期であるため，がん情報や相談支援の場の情報提供を得やすい環境づくりが必要である。

終末期の生存の時期

終末期にあるサバイバーは全人的苦痛をより強く体験する。現在は化学療法の進歩により，ぎりぎりの状態まで化学療法を継続するサバイバーもおり，サバイバーのQOLが著しく低下する場合もある。この時期のサバイバーと家族がどこでどのように過ごすのかについて，治療と療養の場の意思決定支援を行うことは看護職の大きな役割である。

この時期に生じやすいがん性疼痛，呼吸困難感，腹部膨満感，倦怠感などの症状は積極的に緩和する必要がある。また，日常生活動作，セルフケアの能力が低下し，他者に委ねることが多くなる。これらへの援助は，サバイバーの尊厳を保つために重要な看護援助である。現在は，終末期の生存の時期を病院のみならず地域でサポートする在宅支援診療所や訪問看護ステーションなどの専門家が増加している。看護職は，サバイバーや家族の価値観や情報をタイムリーに多職種と共有する必要がある。終末期の生存の時期のサバイバーは，身体機能は失われても，その人であることは失われない。どのようにしたらその人らしく限られた時間を過ごせるか，また，大切な家族を失う悲嘆の過程にある家族をサポートできるかをつねに念頭に置き，全人的なケアを実施する必要がある。

事例　再度，化学療法を必要としたLさんの意思決定へのかかわり

[事例紹介]

Lさんは40歳代前半の女性。家族は夫と子ども2人。乳がんと診断され，乳房切除術を受けた後に，再発・遠隔転移の予防のため補助化学療法を受けることになった。Lさんは「乳がんになって手術は仕方がないと思ったけれど，抗がん剤は怖い」とがん相談室に立ち寄った。

看護師はLさんの気持ちに寄り添い，不安な気持ちを聞いた。Lさんは「抗がん剤の説明を聞いたら，こんなに長い間治療しなければならなくて。目に見えないので手術より怖い。髪も抜けるんでしょう。子どもたちに見せられない…」と化学療法について恐怖に近い気持ちを語った。看護師はLさんの思いを十分に聞いた後に，化学療法で起こりうる副作用の時期と内容，その対応について説明した。とくに脱毛についてはウイッグの利用や頭皮のケアについて説明した。看護師はLさんの不安軽減のため，化学療法初日に外来化学療法室にLさんに会いに行った。

化学療法後，Lさんは軽度の嘔気が継続し，脱毛は著明で早期からウイッグを使用していた。化学療法の4クール目に末梢神経障害による足のしびれ感が出現し，6クール目には日常生活に支障をきたすほどしびれ感が増強し，本人の希望により化学療法は中止となった。このことについてLさんは不安が

強かったため，外来相談室で相談を受けた．Lさんは「足のしびれはがまんができないほど強かったので，抗がん剤が中止になってしまったのは仕方がないけれど，せっかくここまで頑張ってきたのに…という思いもあります．再発や転移をしないかどうかが一番心配です」と語っていた．

肺転移が判明した時期

6カ月後のフォロー検査の結果，肺に転移があることが判明した．Lさんはすぐに外来相談室に連絡をしてきた．面談では，別の抗悪性腫瘍薬を薦められたことと「せっかくつらい抗がん剤にも数カ月間耐えてきたのに…　頭では抗がん剤が必要とわかっているけれど，すぐに『はい．やります』という気持ちにはなれない．いまは悔しい思いでいっぱいです」と泣きながら語ってくれた．看護師はLさんのパートナーとして存在し，Lさんの悔しい思いを十分に受け止めるようにかかわった．看護師はLさんに「すぐに新しい抗がん剤治療を受けることについて決めなければならないわけではないので，Lさんがゆっくり考えて決められるよういつでもお会いします」と伝えた．Lさんは徐々に落ち着きを取り戻し「そうですね．よく考えてみます」と話してくれた．同時に，新しい抗悪性腫瘍薬の副作用についても質問があり，そのことについて説明した．

再び化学療法に踏みきった時期

1週間後，Lさんから電話連絡があった．Lさんは「新しい抗がん剤治療を受けることにしました．決めたらできるだけ早く始めたいと思うようになりました．先生にはどのように連絡をすればよいですか」と質問し，「また相談に乗ってください」と言って電話を切った．

新たな抗がん剤治療が外来化学療法室で開始され，Lさんに同行していた夫とともに面談をした．夫はLさんの転移がわかり，「この先がとても心配．子どもたちには肺に転移したことはまだ話していないんです．これからの治療についても話さなくては…」と話した．夫の話にLさんも「子どもたちには心配させないように明るく振る舞ってきたけれど，きちんと話さなくては…　と思っています．なかなか夫とも治療について話す機会がないので，今日は夫の気持ちが聞けて良かったです．夫と一緒に歩んでいきます」と話した．

このLさんのように，がんサバイバーが必要なときにいつでも相談に乗ることのできる体制や，その時どきで専門的な情報を提供できる知識・技術が看護職には求められる．つねに不確かで，揺れ動き，悲しみや絶望の淵にあっても，サバイバー者−看護者の相互作用を通して，サバイバー自身の力で問題を解決し，意思決定を行えるようになるためには，サバイバーと家族に対してケアリングとパートナーシップを基盤に据えた看護が必要である．

（渡邉眞理）

文献

1) 国立がん研究センター内科レジデント編：がん診療レジデントマニュアル 第7版．pp12-17，医学書院，2016．
2) 橋口宏司：薬剤師が行う服薬アドヒアランス支援．がん看護，20（4）：416-419，2015．
3) 山下広恵：経口抗がん薬の主な副作用とその対処法．がん看護，20（4）：411-415，2015．
4) 国立がん研究センターがん対策情報センター：2016年のがん統計予測．
http://ganjoho.jp/reg_stat/statistics/stat/short_pred.html
5) Mehnert A, et al：The association between neuropsychological Impairment, self-perceived cognitive deficits, fatigue and health related quality of life in breast cancer survivors following standard adjuvant Versus high-dose chemotherapy. Patient Edu Couns, 66（1）：108-118, 2007.
6) Jim HS, et al：Meta-analysis of cognitive functioning in breast cancer survivors previously treated with standard-dose chemotherapy. J Clin Oncol, 30（29）：3578-3587,

7) Arnett J, et al：Managing Late Effects of Breast Cancer Treatment. Clin J Oncol Nurs, 18（5）Suppl：32-35, 2014.
8) Winters-Stone KM, et al：Bone health and falls：Fracture risk in breast cancer survivors with chemotherapy-induced amenorrhea. Oncol Nurs Forum, 36（3）：315-325, 2009.
9) Yu-Chen Liao, et al：The Effectiveness of Spirituality Reminiscence for Improving the Life Satisfaction and Hope of Post Chemotherapy Breast Cancer Woman. J Nurs Healthcare Res, 10（2）：113-122, 2014.
10) Bluethmann, SM, et al：Deconstructing Decisions to Initiate, Maintain, or Discontinue Adjuvant Endocrine Therapy in Breast Cancer Survivors：A Mixed-Methods Study. Oncol Nurs Forum, 44（3）：101-101, 2017.
11) 今泉郷子：進行食道がんのために化学療法を受けた初老男性患者のがんを生き抜くプロセス 食道がんを超えて生きる知恵を生み出す. 日本がん看護学会誌, 27（3）：5-13, 2013.
12) 熊田奈津紀, 稲吉光子：術後補助化学療法を受ける大腸がんサバイバーの体験. 北里看護学誌, 17（1）：18-25, 2015.
13) 和田さくら, 稲吉光子：外来化学療法を受ける男性消化器がんサバイバーの就労継続の様相. 日本がん看護学会誌, 27（2）：37-46, 2013.
14) 田村幸子, 他：外来化学療法を受けている慢性期サバイバーが抱えている問題およびQuality of life との関連. 看護実践学会誌, 26（1）：73-81, 2014.
15) 片岡ヤス子, 稲吉光子：ナラティブ・アプローチによる外来化学療法を受けながら就労するがんサバイバーのレジリエンスの有り様. 日本がん看護学会誌, 30（Suppl.）：243, 2016.
16) 岡本泰子, 他：術前がん化学療法を受ける初発乳がんサバイバーへの遠隔看護 事例研究. 日本がん看護学会誌, 30（Suppl.）：181, 2016.
17) Morrow GR, et al：Anticipatory nausea and vomiting in the era of 5-HT$_3$ antiemetics. Support Care Cancer, 6（3）：244-247, 1998.
18) 高橋真理：イメージ法.「看護に生かすリラクセーション技法 ホリスティックアプローチ」. 荒川唱子, 小板橋喜久代編, pp53-64, 医学書院, 2001.

13 がんの治療からみたサバイバーの体験
放射線療法を受ける体験者

　放射線療法は，機能や形態を温存することができ，局所療法であることから全身の有害事象が少ない．これらの特徴から放射線療法は，合併症をもつ患者，高齢者，小児にも適応され，さまざまながん種の初期治療から終末期の緩和治療まで広い時期のサバイバーに適応されている．放射線療法を受けるがん患者はここ20年間増加しており，年間約25万人の人びとが放射線療法を受けている[1]．欧米ではがん患者の66％が放射線療法を受けているのに比較し，日本では25％であるが，今後放射線療法を受ける患者は増加すると予測されている．近年は，コンピューター技術の発展とともに複雑な腫瘍の形態に合わせて治療計画することが可能となった．つまり，線量の集中性を高めることにより，治療効果は維持しつつ正常組織への照射を極力抑える放射線療法が開発されている．2016年から一部疾患への重粒子治療が保険診療の適応となり，2018年にはさらに適応疾患が増えている．

　放射線療法はがん治療の3本柱のひとつであるが，診療放射線技師が中心となって行われ，臨床現場に十分に看護師が配置されていない現状もある[1]．放射線療法の看護は，照射野の皮膚ケアに注目し，部分的なケアを中心に展開されてきた．しかし，長期間の連続した通院を必要とし，身体的な有害事象が徐々に増強していく治療を受けるがんサバイバーに対して，より専門知識をもち，精神的，社会的な全人的なケアが必要になってきた．治療選択が多岐にわたり，長い治療を完遂するためにはサバイバーの主体的な意思決定が必要であり，それを支援する看護ケアが不可欠である．

放射線療法を受けるサバイバーに関する文献レビュー（研究の動向）

海外研究の動向

　PubMed，CINAHLで「radiotherapy」「cancer」「survivor」「nursing」をキーワードに2007～2017年の文献を検索した結果，サバイバーの症状，適応プロセスや体験に焦点を当てた研究論文は8件[2〜9]であった．対象疾患は，乳がん4件[3〜6]，前立腺がん3件[7〜9]であった．

　乳房への放射線療法後の倦怠感に関連する因子を探索している研究[3]では，うつ症状と炎症数値がリスクファクターであったと報告していた．Hofso[4]は，放射線療法前に化学療法を受けたか否かにより，体験する苦痛に違いがあるかを研究した．化学療法を受けたサバイバーは，エネルギーの不足，心配事，不眠などを強く感じており，集学的がん治療を受けるサバイバーに対して，多角的なアセスメントが求められることを示していた．Karvinen[5]は，乳がんサバイバーの公的保険（メディケア）の有無や，活動性の違い，体重コントロールへの思い，どこで運動療法を受けることを好むかを調査し，効果的な運動療法の推進について報告していた．治療中から長期的な視点に立って，サバイバーが体重コントロールし，再発予防への対処ができることを目指した研究が行われていた．

　乳房照射に対するスキンケアに関して，3種類のクリームを使用した介入研究[6]が行われていた．3群間で皮膚炎の出現や程度，QOLスコアに差はみられなかったが，コスト面に差があったと報告して

いた。

前立腺がんにおける研究は，情報ニーズに対する介入研究が2件[7,8]行われていた。サバイバーが求める優先度に合わせた健康情報を提供していくことは，満足度を上げると報告されていた。前立腺がんの治療も集学的治療であり，ホルモン療法を受けたか否かによりサバイバーの対処行動に違いがあるかを量的質的に分析した研究[9]が報告されていた。共通して用いられた対処は，受け入れる，前向きにとらえる，情緒的サポートを得るであった。また，サポートを提供する妻やパートナーへの介入を開発することと，独身者への介入の必要性が示唆されていた。

放射線療法を受けたがんサバイバーが歩む適応プロセスを質的に分析した研究が1件[2]行われていた。情報探索をしながら意思決定し，有害事象や生活の不自由に耐えライフスタイルを調整し，治療を受け入れることを決め，ネガティブな感情を受け入れることを人生のチャンスととらえるなどの対処をとりながら適応していくことが報告されていた。有害事象に対するマネジメントだけでなく，心理社会的なサポートが必要であると示唆されていた。

海外では，体験を明らかにする質的研究は少なく，症状コントロールを統計学的に分析し，介入や教育が効果的か，サバイバーの満足感に寄与できているかを明らかにする量的研究が多く行われていた。また，治療後の延長された時期における介入も行われているのが特徴であった。

国内研究の動向

医中誌 Web で「放射線療法」「がん看護」「看護師」をキーワードに2007～2017年の文献を検索した。事例研究は除外し，放射線療法による患者の症状とがん体験に焦点を当てた文献を抽出した。原著論文は21件，レビュー論文が1件報告されていた。がんサバイバーと明記した研究は見当たらなかったが，放射線療法を受ける患者の症状や体験，意思決定，対処方法の有り様を明らかにした質的帰納的な研究は14件[10～23]あった。

黒田ら[10]が行ったセルフケアに関する文献検討では，サバイバーは行動レベルのセルフケアだけでなく，治療を完遂できるよう気持ちのセルフケアをしており，セルフケアを促進させるためには，情報が重要であると報告している。さらに，必要としている情報を明らかにし，治療前に情報提供すること，サバイバーが外来外照射療法をコントロールできる感覚を獲得できるように支援すること，治療前に過去の不満を解消することなどが必要であることも報告している。セルフケアを促進するためには，具体的な方法を提供するだけでなく，サバイバーの努力を認め，支えるケア，自己効力感を高めるケアなどが必要であることが明らかになってきた。

新しく導入された放射線療法を受ける患者の体験を明らかにした研究も行われていた。瀬沼ら[11]は，重粒子線治療を選択した患者の意思決定プロセスについて調査し，価値観にもとづいた治療選択を支援する重要性が述べられていた。肺の放射線治療では，呼吸性移動に合わせて腫瘍部分の小さい範囲に高線量が当てられる定位放射線治療（stereotactic radiotherapy；SRT）が新しく導入されている。手術と同等の治療効果があり，グレードBの推奨となっているが，野込ら[12]の研究では，この定位放射線療法（SRT）を受けた手術適応外の高齢者は，手術への思いが断ち切れず，放射線治療の効果を信じきれない思いをもっていたことが明らかになっている。

放射線療法を受けるサバイバーの体験について，見えない放射線による漠然とした治療を長期間継続することで生じる身体面や，心理面の苦痛，自分の身体と気持ちに対峙し意味を見出すこと，周囲の人びとのサポートを得ること，治療完遂に向けた対処行動などが報告されていた[13～23]。放射線療法においては，有害事象の対処ケアを提供するばかりでは不十分であり，サバイバーの体験に寄り添い治療完遂に向けた気持ちのサポートが必要であり，がん治療への思いばかりでなく，人生観や価値観にアプローチしていくケアが必要であると示唆されている。

放射線療法による症状とQOLに焦点を当てた乳がん，前立腺がんの研究[24～26]においては量的な分析がなされ，放射線療法そのものでQOLは低下しないが，有害事象の症状スコアとQOLに負の相関があるという類似の結果が報告されていた。治療中の身体症状コントロールの重要性が示されていた。

海外研究では運動療法やカウンセリングなどの心理社会的な介入研究も行われているが，国内では岩城らが行った介入研究[27]が1件であった。放射線療法中に人生観や死生観について対話した群において，絶望感が減少していく傾向が報告されていた。

頭頸部領域の放射線療法は，抗がん剤との併用療法により皮膚粘膜炎が重症化する傾向があり，皮膚ケアの方法やセルフケアを支援する研究[28～31]が行われている。スキンケアに関しては，外用薬を使用するタイミング，塗り方，回数，外用薬の選択，サバイバーの個別の背景など論議する点が多く，研究デザインや結果の導き方も難しい分野であるが，今後もエビデンスを示す研究が期待される。

サバイバーの時期別でみると，急性期の生存の時期に関する研究がほとんどであり，延長された時期においては晩期有害事象に焦点を当てた研究が1件[32]，終末期の生存の時期における緩和目的の放射線療法の研究が1件[33]であった。放射線療法は晩期有害事象のリスクが特徴であるが，延長された時期，長期安定した時期は，看護師のかかわりが少なくなる時期であり，この時期のサバイバーの体験，看護に関する研究が今後期待される。

放射線療法を受けるサバイバーと家族の体験と支援

急性期の生存の時期

急性期の生存の時期における放射線療法の目的は，根治である。治療効果が最大限発揮されるには，休まず完遂することが重要であり，サバイバーが治療目的，治療方法を理解することが不可欠となる。しかし，放射線療法には未知なる不安が伴う。「放射線を浴びても大丈夫ですか？」「髪の毛は抜けますか？」などの質問からは，放射線に対するネガティブな印象や原発事故を想起した漠然とした不安を抱いていると予測される。

また，がん治療に関する情報が氾濫しており，サバイバーは自分に適切な情報を選別することが難しい状況にある。放射線療法を「手術できなかった」ととらえたり，定位放射線治療（SRT）や強度変調放射線治療（intensity-modulated radiation therapy；IMRT）などの高度放射線治療や重粒子線治療に対して過度な期待をもち，それが適応にならないことをネガティブにとらえたりする場合もある。放射線に感受性が高いがん種は放射線療法で根治が期待できるが，腫瘍が全身に及んでいれば根治目的には適応されない。原発のがん腫や移転の場所によって適応される放射線療法は変わる。

放射線療法単独で手術と同等の治療効果，つまり根治が期待できる上咽頭がんⅠ期，子宮頸がんの初期や前立腺がんのサバイバーには，治療選択の悩みが生じる場合がある。手術療法と放射線療法両方のメリット・デメリットなどを考えて治療の選択をするが，放射線療法に携わる医療者とそれ以外の医療者では情報量に大きな違いがある。患者が求める情報は何かを探り，その情報を誰がもっているのか，主治医科の医師か，放射線治療科の医師か，放射線療法に携わる看護師なのか，または，セカンドオピニオンで別の医師からの見解を求めているのかを考えなければならない。がんサバイバーが悩みをもつ場合，大切にしたいことが自分のなかでぶつかり合っていることが多く，それを整理していくには医療者の手助けが必要である。

一方，すべてのサバイバーに詳しい情報がたくさんあれば良いかというとそうではない。放射線療法を受けなければならないことがわかっていても，詳しい情報や晩期有害事象のことを聞くと恐怖が高まってしまい，サバイバーは意識的にも無意識的にも自ら情報を入れないようにしたり，楽観視して「自分は大丈夫」ととらえたりする。また，想定される範囲の有害事象を医療者のせいではないかと疑ったり，同じ質問を繰り返したり，放射線療法へ

の恐怖心を医療者へのクレームとして表現する場合もある。この言動を「受け入れられていない」「理解が低い」と単純にとらえないように注意が必要である。放射線療法に対する誤解を解く情報整理は必要であるが，患者の情報ニーズと提供する情報の量と質をアセスメントしなければならない。サバイバーには，情報を得て知識を高めることで緩和される不安と，知識では解決できない不安があり，恐怖や不安が強いサバイバーには情報提供よりも情緒的な支援が必要とされている。

放射線療法の外照射の多くは入院を必要とせず，仕事を継続しながら受けられるが，連日の通院を要するため，サバイバーの日常生活に放射線療法を組み込んでいく必要がある。放射線治療時間は数分であるが，通院時間を考慮したうえで，勤務時間や働き方を事業所側と話し合う。仕事をもたないがんサバイバーも，子どもが学校から帰ってくる時間には自宅にいたい，家事や家族の介護を継続したいなど，家庭内の役割をもっている。そのなかで，毎日通院できる時間帯を引き出し，日常生活の再構築をともに考えた治療時間の調整は，サバイバーが自分らしい治療過程を歩むための重要な支援となる。

放射線療法は，治療のある生活リズムをつくることから始まる。がんサバイバーが体験する生活の変化には，治療を途中で休まないための規則正しい生活，通院のための交通機関の利用，家族へのサポート依頼，照射部位のマーキングを消さないような入浴方法への変更，皮膚刺激が増強しない下着や衣服の選択などがある。また，頭頸部へ照射する場合は，口腔粘膜，食道に刺激の少ない食事内容にすること，胃や肝臓へ照射する場合は，前準備として食事時刻を調整すること，前立腺へ照射する場合は，排尿時刻を調整することや排便コントロールなど，多岐にわたる。治療開始に伴い，起きる時間，寝る時間，食事の時間，仕事の時間など生活が変化するのである。放射線療法における看護として重要な点は，単純にがんサバイバーにセルフケアの知識を提供することではなく，がんサバイバーの生活体験に沿ったセルフケア指導を提供していくことである。

放射線治療室は未知の空間である。サバイバーは，入り口に放射線管理区域のマークが掲げられ「関係者立ち入り禁止」と掲示された分厚い扉を通り抜け，大きな治療機械が置かれた広い空間に入る。そして，堅くて狭いひんやりした治療台に横になると治療台は高く上がる。機械は身体にぶつからないと説明は受けていても接近してくるガントリーに最初は驚く。頭頸部や食道の治療では顔面にシェル（固定具）を装着する。そして，治療をするときには無機質で広い治療室にひとりである。しかし，治療を重ねると，サバイバーはこの環境に"慣れた"と表現される。サバイバーが，この空間を安全で安心できると感じるためには，医療者との信頼関係がなくてはならない。放射線治療室の医療者は，サバイバーを毎日迎え入れ，身体的，精神的な変化を見定めつつ，できていることをフィードバックしセルフケアの様子を確認する，治療が終わると今日も無事できたことを喜ぶ，そのような意図的な会話を繰り返すことで，サバイバーとの信頼関係が構築されていく。こうした関係性のもとで治療が完遂できたときには，サバイバーから「明日から来なくていいのは寂しい感じがする」「皆さんのおかげで続けられました」と感謝の気持ちが表現される。サバイバーは治療が終えた達成感や満足感だけでなく，他者への感謝を感じることができるのである。これは，サバイバーの自己効力感の上昇に役立つ。

延長された生存の時期

初期治療が終わったサバイバーは，毎日の通院から解放され自由な時間がもてると同時に，医療者との距離が遠くなることに不安を感じる。急性有害事象の出現は，治療計画や治療途中の有害事象からある程度の予測が可能である。そして，治療終了とともに有害事象が終焉しないところが放射線療法の特徴である。

皮膚線量の多い乳房への接線照射や鎖骨上リンパ節領域への照射，照射範囲に皺の多い頸部や陰部が含まれる場合は，治療後に照射部位の皮膚の乾燥や掻痒感，表皮剥離を生じることや，症状が増悪する

ことが予測される。頭頸部の放射線療法で唾液腺や口腔粘膜への照射があれば，口腔乾燥や味覚障害，口腔粘膜や咽頭粘膜の粘膜炎が残る。サバイバーはこれらの反応に対処しなければならない。治療終了後，照射部位や全身状態がどのような経過をたどり，どのように対処したらよいか，たとえば皮膚の保湿ケアや具体的な外用薬の塗り方，いつまで愛護的なケアが必要かなどを具体的に説明する。

急性有害事象は治療終了後2週間程度は継続するため，セルフケアも約1カ月は継続しなければならない。また，受診するタイミングなどを説明に加えておく。施設によってフォローアップ体制は異なり，放射線療法後の有害事象の皮膚ケアを含め晩期有害事象も放射線治療科でフォローアップを行う施設や，治療後は主治医科のフォローに変わる施設など対応はさまざまである。サバイバーが困ったときにどこに連絡すればよいのかを伝えることが重要である。

放射線療法を終えたサバイバーの関心事は，治療の効果判定である。治療目的に応じて効果判定は異なるが，腫瘍マーカーや画像診断を組み合わせて効果を判定する。術後の再発リスクを低下させる目的であれば再発がないことの確認が効果判定となり，根治目的であれば病巣の消失が効果判定となる。放射線療法の効果が出現するまでにはある程度の時間がかかるため，一般的に約1カ月後に判定されるが，サバイバー自身がその時期と効果判定の方法を知ることが重要である。

長期的に安定した生存の時期

放射線療法は，身体機能の温存が可能で，QOLを維持できる治療ではあるが，晩期有害事象により，治療後の生活に支障が残ることも特徴のひとつである。晩期有害事象は治療後3カ月から数年後に現れる。照射を受けた部位の毛細血管の損傷により血流が低下し，組織の線維化が進み，皮膚粘膜の萎縮や潰瘍を引き起こすことが原因である。晩期有害事象は必発ではないが，一度発症すると回復が困難で，サバイバーのQOLを著しく損なう可能性がある。

前述したとおり，放射線療法の前には晩期有害事象の頻度や症状について説明されるが，それを聞くことで放射線療法を受ける決断が揺らぐ場合も多い。

たとえば，顎骨を含む部位に照射を受けた場合，晩期有害事象に顎骨壊死がある。下顎骨の発症リスクが高く，65Gry以上の照射の場合，下顎臼歯の抜歯を契機とした顎骨壊死の発生率は30～40％といわれている[34]。サバイバーは，齲歯や歯肉感染を予防する生活を継続しなければならず，保存的な治療を選択するため，歯科受診時には自分が受けた放射線療法について説明する必要がある。

前立腺の小線源療法は，高線量を前立腺に照射するため，根治が期待できる治療である。しかし，直腸線量も高くなることから，治療後の痔や直腸ポリープには保存的な治療を選択する必要がある。切開すると，血流が少ないために治癒せず，難治性の潰瘍に移行するリスクがあるためである。サバイバーはこのような知識をもって治療後の生活を守っていく必要がある。

終末期の生存の時期

放射線療法は，終末期の生存の時期にあるがんサバイバーにも症状緩和を目的として用いられる。痛みや出血の減少，腫瘍の圧排による気道閉塞や血管閉塞の緩和に貢献できる。この時期のがんサバイバーはがんが治る見込みがない状況であり，身体的な苦痛だけでなく，精神的，スピリチュアルな苦痛が高まり，全人的な苦痛が高まっている時期である。ADLが低下し，自分で歩くことが困難であったり，治療中の体位を保持したりすることもできないくらいの痛みを体験していることもある。また，放射線療法を受けるには，放射線治療室に移動して治療計画を立案するためのCT撮影をする必要がある。

苦痛が強いサバイバーの放射線療法は，負担を減らせるためにいかに医療者が連携し時間や人員を調整できるかが重要となる。病棟側からは苦痛の状況，装着しているルート類，現状の認識，放射線治療室側からは治療のために要する時間，どのような体位

で行えるかなどの情報を共有する必要がある。苦痛の強いサバイバーは、硬くて狭い治療台に乗ること自体が苦痛となるため、医療者の連携により苦痛の時間を短縮する工夫が求められる。病棟側は、治療予定時間に合わせて鎮痛薬を使用し、安楽な体位で移動し、放射線治療室側は、サバイバーがスムーズに入室できるよう治療室の確保と準備を整える。

予後の見込みやがんサバイバーの状況に合わせて放射線治療の回数や1回線量が決定され、複数回の来院が困難な場合は、回数を減らした方法も選択肢となる。

事例　放射線療法への不安が強く、ドロップアウトしそうになったMさんへのかかわり

[事例紹介]

Mさんは乳がんの60歳代女性。乳房全摘術後にすすめられた化学療法を不安により拒否し、主治医より放射線療法を提示された。外科外来看護師から放射線治療部へ「Mさんはひとりでは治療の説明を理解できない可能性がある。放射線療法の診察には家族に同席してもらうように調整したので、その後介入をお願いしたい」と情報提供があった。Mさんには、一緒に暮らす息子と、自宅から少し離れたところに住む弟がいた。

Mさんとの関係性を構築し、情緒的な支援を中心に放射線療法を完遂できることを目標とした。

Mさんは弟と一緒に放射線治療医の診察に来院した。Mさんは「間違って当たることはないのか、変なことをされたら大変だ」と放射線療法に対する恐怖を語った。医師から安全な治療であることと、毎日通院する必要性を説明されたMさんは、その時は放射線療法を受けると意思決定し、治療計画CTも撮影できた。胸壁と鎖骨上窩へ50Gry照射の計画が立てられた。しかし、治療が開始されると、「昨日とは当てている時間が違う、間違ったのではないか」と怒りを表現し、治療室に入らなかったり、治療に来院しなかったりすることがあった。Mさんが「治療をやめたい」と話したため、看護面談を行った。

Mさんの不安に寄り添う情緒的支援

面談では、治療や有害事象の話題ではなく、家族のことやMさんの関心事に合わせて対話し、看護師がMさんの脅威とならないよう聴き手になることにした。Mさんは繰り返して「怖いのよ」と語った。Mさんが恐れていたものは、乳がんの病気自体、何が起こるかわからないこと、初めての場所と人などであった。しかし、その一方で、乳がんを治したいと思っていることも語った。

Mさんの心理社会的背景の理解

がん以外にも、生活全般におけるあらゆるものに疑心暗鬼になっていて、息子との関係にも難渋しているようであった。時々一緒に来院する弟からは、通院をサポートしようとするが、電話をかけても出なかったり、居留守をしたりして、Mさんがサポートを受けてくれない状況であることが語られた。Mさんの恐怖は長年にわたり、生活全般にまで及んでおり、これまでは何とか生活できていたものの、がん治療がMさんの生活を脅かす出来事となっていることがわかった。

信頼関係の構築、治療室スタッフとの情報共有とケアの統一

Mさんはそのような恐怖のなかでも、自分のことを親身に考えてくれる人とは関係性を築くことができた。信頼関係がMさんの恐怖心の緩和につながると考え、できるだけ同じスタッフがかかわるよう配慮したり、治療中の声のかけ方を統一したりした。またMさんの怖いという気持ちを受け止めな

がら，しっかりと治療できていて間違いがないことを繰り返し伝えた。

Mさんのペースを尊重し，主体性を引き出す

来院しても治療室に入れないときは，治療室の時間調整をして，Mさんができると思うまで待つなどした。Mさんが「治療が嫌だ」と話すときは「なぜMさんは治療するのか？」を尋ね，Mさん自身が答えるのを待ち，Mさんのペースを尊重した。Mさんは治療を休むこともあったが，予定されていた治療を完遂することができた。

他部署へのケアの引き継ぎ

Mさんには，放射線療法終了後も継続支援が必要であり，放射線療法中に得られた情報やケア，Mさんの反応の内容を，放射線治療医，主治医科外来看護師，入退院支援看護師とも共有した。

⌄

放射線療法を受ける患者を支援するためには，がんサバイバーとしての体験を理解し，納得した治療過程を歩むことができるようにサバイバーのもつ力を高め，セルフアドボカシーを高める支援が求められる。放射線療法は毎日行われるが，サバイバーは短時間で帰宅していくため，医療者がゆっくりと話す時間を確保することは難しい。しかし，がんサバイバーの力を高め，精神的な支援を続けることで，治療の完遂を助けることも可能である。近年は，放射線療法における看護の専門性が求められ，放射線療法を専門とする専門看護師や認定看護師が誕生している。リソースを活用しながら現場の看護の力を上げることが求められている。

（久米恵江）

文献

1) JASTROデータベース委員会：全国放射線治療施設の2012年定期構造調査（第1報）．http://www.jastro.or.jp/medicalpersonnel/data_center/JASTRO_NSS_2012_01.pdf（2017/12/1閲覧）
2) Chao YH, et al：The desire to survive：the adaptation process of adult cancer patients undergoing radiotherapy. JPN J Nurs Sci, 12（1）：79-86, 2015.
3) Xiao C, et al：Depressive symptoms and inflammation are independent risk factors of fatigue in breast cancer survivors. Psychol Med, 47（10）：1733-1743, 2017.
4) Hofso K, et al：Previous chemotherapy influences the symptom experience and quality of life of women with breast cancer prior to radiation therapy. Cancer Nurs, 35（3）：167-177, 2012.
5) Karvinen KH, et al：Exercise programming and counseling preferences of breast cancer survivors during or after radiation therapy. Oncol Nurs Forum, 38（5）：326-334, 2011.
6) Fenton-k erimian M, et al：Optimal Topical Agent for Radiation Dermatitis During Breast Radiotherapy：A Pilot Study. Clin J Oncol Nurs, 19（4）：451-455, 2015.
7) Wolpin SE, et al：Information Needs of Men with Localized Prostate Cancer During Radiation Therapy. J Cancer Educ, 31（1）：142-146, 2016.
8) Colella, J et al：Survivorship Health Information Counseling for Patients with Prostate Cancer. Urol Nurs, 33（6）：273-311, 2013.
9) MaSorley O, et al：A longitudinal study of coping strategies in men receiving radiotherapy and neo-adjuvant androgen deprivation for prostate cancer：a quantitative and qualitative study. J Adv Nurs, 70（3）：625-638, 2014.
10) 黒田寿美恵，他：外来外照射開始前のがん患者が必要とする情報と患者の内的世界－患者のセルフケアを促進する治療開始前の看護支援の検討．日本がん看護学会誌, 27（3）：14-23, 2013.
11) 瀬沼麻衣子，他：重粒子治療を選択した前立腺がん患者の治療選択における意思決定プロセス．日本がん看護学会誌, 30（2）：90-98, 2016.
12) 野込真由美，他：手術適応外のため定位放射線治療を受ける高齢肺がん患者の体験．日本がん看護学会誌, 29（2）：5-13, 2015.
13) 竹井友里，他：頭頸部放射線療法後にみられる口腔乾燥を訴える患者の日常生活における問題と対処行動．大阪大学看護学雑誌, 19（1）：33-38, 2013.
14) 池田博子：子宮腔内照射を受ける患者の体験．神奈川県立がんセンター看護師自治会看護研究部会看護研究収録, 20：111-121, 2014.
15) 作田裕美，他：放射線治療を受けるがん患者の闘病体験．日本放射線看護学会誌, 1（1）：30-36, 2013.
16) 三本芳，他：放射線治療を受けているがん患者の不確かさと対処．日本がん看護学会誌, 26（2）：76-85, 2012.
17) 和田恵美子：放射線治療をける食道がん患者の食の体験．日本看護学会論文集成人看護Ⅱ, 39：59-61, 2009.
18) 赤石三佐代：腔内照射を受けた子宮がん患者の心構えとタイプ別分析と看護支援．足利短期大学研究紀要, 27（1）：41-46, 2007.

19) 森本悦子：緩和的放射線療法を外来通院で受けるがん患者の体験する困難．高知女子大学看護学会誌, 38 (2)：41-49, 2013.
20) 今泉郷子：進行食道がんのために化学放射線療法を受けた初老男性患者のがんを生き抜くプロセス 食道がんを超えて生きる知恵を生み出す．日本がん看護学会誌, 27 (3)：5-13, 2013.
21) 堀 理江, 他：放射線療法を受ける乳がん患者の倦怠感の様相．ヒューマンケア研究学会誌, 6 (1)：33-40, 2014.
22) 髙尾鮎美, 他：化学放射線療法を受ける肺がん患者が捉える体力と 体力を維持するための取り組み．日本がん看護学会誌, 30 (1)：54-63, 2016.
23) 中村由美, 他：化学放射線療法を受けているがん患者のレジリエンス．日本がん看護学会誌, 31 (1)：38-44, 2017.
24) 山内真弓, 他：放射線治療を受けている乳がん患者の急性放射線障害とQOL．日本放射線看護学会誌, 1 (1)：13-21, 2013.
25) 堤 弥生, 他：重粒子線治療を受ける患者の急性放射線障害とQOLについて 前立腺がんの場合．日本放射線看護学会誌, 2 (1)：19-28, 2014.
26) Ogura Noriko, et al：放射線療法を受けている前立腺癌患者の症状と生活の質との相関．Radiat Emerg Med , 2 (2)：23-28, 2013.
27) 岩城直子, 他：外来で放射線療法中のがん患者へのPurpose in Life Testを手がかりとした看護介入の効果．日本がん看護学会誌, 29 (2)：43-52, 2015.
28) 吉田浩二, 他：放射線治療を受けた咽頭がん患者の有害事象評価 放射線性皮膚炎を中心に．日本放射線看護学会誌, 2 (1)：12-18, 2014.
29) 江橋真莉奈, 他：頚部の放射線療法による皮膚炎の悪化防止 放射線療法初回からの有効なスキンケア．日本看護学会論文集急性期看護, 47：90-93, 2017.
30) 齊藤真江, 他：頭頸部がん患者における放射線皮膚炎に対するセラミド含有保湿剤の有用性の検討．がん看護, 21 (5)：571-575, 2016.
31) 黒田寿美恵, 他：外照射を受けるがん患者のセルフケアに関する文献検討．日本がん看護学会誌, 26 (1)：76-82, 2012.
32) 竹井友里, 他：頭頸部放射線療法後にみられる口腔乾燥を訴える患者の日常生活における問題と対処行動．大阪大学看護学雑誌, 19 (1)：33-38, 2013.
33) 森本悦子：緩和的放射線療法を外来通院で受けるがん患者の体験する困難．高知女子大学看護学会誌, 38 (2)：41-49, 2013.
34) 上野尚雄：頭頸部がん化学放射線療法における歯科の役割と介入のポイント．「頭頸部がん化学放射線療法をサポートする口腔ケアと嚥下リハビリテーション」．pp52-61, オーラルケア, 2009.

ライフサイクルからみたサバイバーの体験

14 小児がん経験者

　小児がんとは，小児期に発症するがんの総称で，血液腫瘍，固形腫瘍などのさまざまながんを含む。発生頻度は白血病が高く，脳腫瘍が続く（❶）。生存率については疾患による違いはあるものの，おおむね70％を達成し，わが国の小児がん経験者(注)は，若年成人のおよそ700人に1人の割合で存在すると推計されている[1,2]。

(注)　わが国では，小児がん経験者自身が，「サバイバー」という言葉を日本語に直訳した際の"生き残った人・助かった人"というニュアンスが"死ぬはずだったのに生き延びた，仲間は亡くなったけれど自分は生き延びた"という印象を与える可能性があり，自分たちの有り様と合わない言葉だとし，サバイバーの呼称を用いず，"がんを経験した"の意の"経験者"と呼称することを望み，小児がんでは「経験者」という言葉を用いることになった。厚生労働省のがん対策推進基本計画などにおいても「小児がん経験者」が用いられており，本稿でも「経験者」を用いる。

小児がん経験者に関する文献レビュー（研究の動向）

晩期合併症に関する研究

　小児がん治療終了後の晩期合併症の実態とそれらに対するケアは，比較的新しい知見・実践である。1970年代，小児がんの治癒率は30％で，治療終了後の経験者への支援はあまり重要視されていなかった。その後，治癒率の向上とともにその重要性が認識されるようになり，治療終了後の経験者の身体・心理・社会的な晩期合併症に関する研究が始まった。

　先行研究の多くは，身体的晩期合併症の実態解明についてで，米国の the Childhood Cancer Survivor Study（CCSS）が大規模・系統的なコホート調査を開始したことに端を発し，多くのことが明らかになってきた[3]。CCSSは14,000人以上の小児がん経験者を対象に，経験者のきょうだいおよそ4,000人を対照群として行われた自記式質問紙調査である。1999年より，このCCSSの調査結果に関する膨大な数の論文が発表されはじめ，二次がん，小児がん経験者の体格，慢性状況，ホルモンに関連した状況，身体活動の障害，妊孕性などの身体的な晩期合併症の実態が明らかになっていった[4~7]。さらに，喫煙および飲酒行動，教育（学習，復学など），認知機能状態，心的外傷，家族関係などの心理・社会的晩期合併症に関しても報告[8~13]されるようになった（❷）。

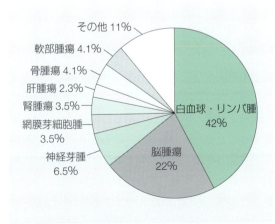

❶　小児がんの発生頻度
（国立がん研究センター小児がん情報サービス．を参考に作成）

❷ 小児がん経験者に関する先行研究による報告

体格・外形への影響	低身長，骨格，筋・軟部組織，性的成熟，歯・口腔
臓器への影響	心機能，呼吸機能，腎機能，内分泌機能，消化器，感覚器（視力・聴力・味覚），生殖機能
認知・心理社会的機能への影響	認知機能，心的外傷・心的外傷後成長，対人関係，学習，心理的成熟
二次がん	良性腫瘍，悪性腫瘍

研究結果は，米国において，ナースプラクティショナー・医師のレビューによって，the Children's Oncology Group としての長期フォローアップガイドラインが形づくられていった。これは，小児がん経験者の晩期合併症のリスク要因とリスクを提示するガイドラインで，長期フォローアップの際のモニタリング内容とその頻度のガイドとして，小児がん経験者の長期フォローアップにおけるリスク・ベースド・ケア（リスクに合わせたケアの提供）[14,15]の基盤となった。わが国でも海外および国内の研究から「長期フォローアップガイドライン」[16]が策定されている。また，治療終了後のケアだけでなく，晩期合併症のリスクを軽減する治療プロトコールの開発も取り組まれている。

晩期合併症の発生頻度については2017年に米国St. Jude Children's Research Hospital が小児がん経験者 5,522 人に対して行った最新の調査で，50歳時点における小児がん治療に関連した慢性健康障害の累積発症率は 99.9％という高率であることが報告[17]されている。国内でも，聖路加国際病院にて小児がん経験者のコホート研究が始まり，知見の蓄積への取り組みが始まっている。

このように，小児がん経験者の研究は，およそ20年間に急激に進展したが，その一方で，小児がん経験者に限らずがん経験者への心理・社会的な問題に対するフォローアップは，身体的問題へのフォローアップ提供に比べて不十分だと報告されてきた[18]。身体的晩期合併症に伴って生活困難と成長発達・自立困難が生じることが認識されている現在では，それらに対する支援についての研究に注目が集まってきている。たとえば，小児期最多の固形腫瘍である脳腫瘍経験者では，原疾患からの麻痺，運動障害・感覚障害や慢性疲労，内分泌に関連した機能障害や認知機能障害だけでなく，晩期合併症による認知機能障害が生じやすい。認知機能障害は，身体的合併症と相互に影響し合い多岐・長期にわたる困難を引き起こし，小児期の成長発達過程のライフイベントを達成していくことに困難をきたしやすい。たとえば，学童期・思春期では復学困難や学習困難，友人関係上の困難としていじめやひきこもりを経験したり[19,20]，青年期・若年成人期では自立困難を引き起こしたりすることがある。つまり，認知機能障害という晩期合併症への適切な支援が，経験者の生活のレベルで行われないと，学校生活への不適応が社会参加の困難へと発展する可能性や，身体的問題へのセルフケア不足によるさらなる機能の悪化，それに伴う医療利用の増加，QOL の低下，将来的な自立困難と家族介護負担増などの悪循環が生じる可能性がある。

小児がん経験者への移行医療・移行ケア

小児がん経験者を含む小児期発症の慢性疾患や晩期合併症をかかえながら成人期に達する子どもへの移行医療の提供が進められている。移行医療とは，疾患を有する子どもが小児期から成人期に移行するにあたり，個別のニーズを満たすためのダイナミックで生涯にわたるプロセスのことである[21,22]。小児医療機関から成人医療機関に移すことが目的ととらえられがちであるが，そうではない。移行医療は，継続的で良質，かつ発達に即した医療サービスを提供することで，子どもが生涯にわたり，もてる機能と潜在能力を最大限に発揮すること，すなわち，患者中心のケアであり，柔軟性と感受性を有し，継続的かつ包括的，協調的であること[21]を基本とする。そして，サバイバーシップケアのプロセスの一部として個々の発達に即したケアを提供し，身体面

で最善の医療を提供することで，移行を通じて経験者と家族がセルフケアへの気づきをもつように促し，将来の自立を最大限に支援する[23,24]。

小児がん経験者へのケアは，移行医療のなかでも他の小児期発症の慢性疾患とは異なり，原疾患そのものへのフォローアップ（たとえば，小児循環器から成人循環器など）を必要とすることがまれである点に難しさがある。小児がん経験者は，多岐にわたる晩期合併症に関してさまざまな専門診療科とのコーディネーションが必要で複雑である。他科との連携のあり方は各施設の特徴に合わせたものが好ましく，欧米では，その提供モデルとして，疾患特異的モデル（Disease-specific model），シェア・ケアモデル（Shared-care model），多領域複合モデル（Multidisciplinary model），看護師主導モデル（Nurse-led model）など[25〜28]が紹介されている。

小児がん経験者と家族の体験と支援

小児がんのサバイバーシップケアとは

アメリカ国立がん研究所[29]は，がん治療終了後サバイバーシップでは，経験者とその家族・友人・介護者が生涯にわたって，がんに関連した包括的な晩期合併症の予防や，二次がん発症の予防，QOLの維持・向上を目的とした医療ケアやフォローアップケアを得られることが重要であるとし，長期・継続ケア，生活に焦点を当てたケア，家族も含めるケアを強調している。小児がん経験者は小児がんの治療が終了してからの人生が長く，さまざまなライフイベントがある。そのため，サバイバーシップケア提供者は，このような成長発達過程を予測したケアをタイムリーに提供することが肝要である。

意思決定とセルフケアの移行

多くの小児がん経験者は発症時には幼少で，発達段階からも病気の理解が限定的にならざるをえず，治療に対する意思決定と症状マネジメントの多くを親が担う。看護師は「急性期の生存の時期」「延長された生存の時期」「長期的に安定した生存の時期」のそれぞれに，経験者と家族が成長発達に合わせて病気を理解（原疾患は何か，治療歴はどうか，それは自分の現在とこれからの状態にどのような影響を及ぼすのか，どのような支援とセルフケアを要するのか）できるように支援し，意思決定とセルフケアが，小児がん経験者の成長発達に合わせて親から経験者本人へと移行するよう促進することが求められる。小児がん経験者に限らず，すべての子どもは思春期・青年期の課題として，①物理的・心理的に親から自立した生活へと移行すること，②進学・就職に関する意思決定をし，それらを達成すること，③保険加入や福祉を含む経済的な自立をすること，④自立的な人間関係を成長発達に合わせて形成することなどがあり，これらを乗り越えながら自立へと向かう。サバイバーシップの長いプロセスのなかで，経験者が身体状況とのバランスを取りながら，本人にとって価値ある学業・就労・人生選択の意思決定する力とセルフケアする力を育むことが重要である。

前述のとおり，小児がん経験者のサバイバーシップケアには，成人内科，循環器，内分泌，婦人科など，さまざま診療科がかかわる必要があり，これらの身体的な問題と，復学，就労，さらにはセルフケアの育みなどの支援を発達に合わせて提供する必要がある。こうした複雑な課題に必要な医療やケアのコーディネートを最初から小児がん経験者と家族自身で行うことは容易でない。そのため，小児がんの治療や療養体験への感受性を備えた看護師が，多岐にわたる課題を経験者と家族の"生活"のレベルから包括的にとらえ，必要な支援をコーディネートし，将来的には経験者自身で支援を獲得できるようになるための教育的支援を行わなければならない。

● **急性期の生存の時期** ——小児がんの診断から，小児がん治療とともにある生活に適応していく時期

急性期の子どもは，治療と入院生活に伴って生じる家族，友人，学校からの分離，子どもらしく過ごすことが困難な環境，治療の副作用，処置，服薬の苦痛などのストレスを体験する。幼児期の子どもは自分の体験から病気を理解し，学童後期・思春期では認知発達が進むにつれて将来に対する不安などが

生じてくる。この時期，治療方針の意思決定は親に委ねられることがほとんどであるが，処置にかかわる説明を十分に行ったり，子どもが服薬方法を決めたりするなど，子どもの発達段階に応じた意思決定を促す支援が，サバイバーシップにおける主体性の基盤を形成する。さらに，この時期の支援は，「延長された生存の時期」や「長期的に安定した生存の時期」での意思決定とセルフケアの発揮を目指した，病気の理解とセルフケアを促進する目的がある。たとえば，治療中から感染予防行動に関するセルフケアを教育的に支援することで「延長された生存の時期」の感染予防行動に結びつける支援や，治療中から健康的な食事（eat healthy）を支援することで「長期的に安定した生存の時期」に経験者と家族が自ら健康的な食事や生活習慣を選択できるようにする支援などがある。いずれも，家族と子どもの発達に見合った説明と教育的支援を繰り返し提供することが重要である。

また，本来，子どもが致死的あるいは重篤な疾患に罹患することはまれで，親はわが子が小児がんと診断されたことに大きな衝撃を受ける。わが子を失うかもしれない恐怖のなか，なんとか治ってほしいと願い，治療が順調に進んでいくことで治癒することへの希望をもつ一方で，再発や子どもの将来への不確かさを抱く。この時期に家族は不確かさを抱きつつ，子どもの治療と家族の生活に関する意思決定をし，一つひとつの治療を乗り越えるとともに，小児がんとともにある生活に適応していく。「長期的に安定した生存の時期」に課題となる晩期合併症については，医療者から十分に説明されない，説明されても頭に入らない，晩期合併症は心配だがまずは治療を受けて治すことを優先したいなどの思いがある。そのため，晩期合併症のリスクのみを伝えるのではなく，たとえば，妊孕性にかかわる晩期合併症を説明する際には，妊孕性の温存に関した情報を提供するなど，治療中から本人・家族・医療者ができることを説明したうえで，治療選択の意思決定を支援する。

● **延長された生存の時期** ——再発の不安をもちながら，本来の生活へと再適応する時期

この時期の経験者は，「急性期の生存の時期」の自分と同じ治療や処置を受ける子どもと過ごしていた入院生活から，小児がんや治療・入院生活を知らない地域・学校の友人との生活に移行する。そして，学校の友人などから，病気や通院，容姿の変化，体力の低下に伴う体育の授業の見学の理由などを聞かれる体験を通じて，自分の病気に向き合うことがある。看護師はこれらを，病気を理解するためのきっかけという，サバイバーシップの分岐点のひとつととらえて病気の説明をする，セルフケアについての教育的支援を提供するなどの必要がある。

親にとっては診断時から意思決定を担ってきた経験や自責の念，深刻な病という認識が影響し，子どもに保護的になる傾向があることが指摘されている。このような小児がん経験者と親の関係性は，後の「長期的に安定した生存の時期」における外来受診時に，思春期・青年期の経験者にも親が同行するが多くなったり，経験者が受診行動やセルフケアへの主体性をもちにくくなったりすることにつながる可能性がある。看護師は，親が子どもの療養生活のいちばんの理解者であることや，療養中のさまざまな意思決定を担ってきた体験を尊重し，親の心情に寄り添うことを忘れてはならない。そのうえで，親も子どもが自立に向かって成長していくことに気づき，経験者-親-看護師が子どもの自立に向かって協働できることが必要である。

この時期は，入院中の強い治療が終了し退院してからの時期である。退院すると，子どもと家族は本来の生活へと戻っていく。小児がんに罹患した後に戻るもとの生活は，罹患前の生活とすべて同じものではなく，新たに通常の日常生活（new normal）[30]を構築しなければならない。家族は，それまでの強力な治療があったからこそがんが抑えられていたのではないか，入院治療が終了したことで再発するのではないかという不安をかかえることもある。同時に，外来治療による副作用への症状マネジメントや，体力が低下したなかでの復学に困難を感じる。さら

❸ 「延長された生存の時期」と「長期的に安定した生存の時期」の看護師の役割

役割	実施内容	実施項目
身体的晩期合併症への直接ケアの提供	●晩期合併症のモニタリングによるアセスメント，晩期合併症の早期発見・早期介入	●原疾患と治療歴のサマリーシートの作成 ●サマリーシートにもとづいた身体的な晩期合併症リスクの同定 ●晩期合併症の症状マネジメント ●同定した晩期合併症に合わせたモニタリング計画立案
晩期合併症に関するコーディネーション	●専門家・成人診療科および地域医療への橋渡し ●医療と教育（学校）との連携構築	●必要な専門診療科への照会と情報提供によるコーディネーション ●地域・学校への情報提供
教育的支援の提供による自立支援の提供	●セルフケアの促進 ●親から経験者へのセルフケアと意思決定の移行支援 ●教育的支援	●晩期合併症に伴う生活上の課題のアセスメント ●経験者の病気の理解の促進 ●個別計画の立案：長期目標・短期目標 ●経験者と家族のコーディネーション能力の促進 ●経験者と家族のセルフケア能力の促進

に，「急性期の生存の時期」には病院で行われていた感染予防と感染症になったときの対処など，子どもの身体と生活への対処が医療者から家族に移行するなかで試行錯誤が繰り返される。学童期の家族は，義務教育である学校への復学を必ず果たさなければならないと焦りを感じる場合もあり，体調に合わせた学校生活について看護師がアドバイスしたり，治療中から継続して学校と連携したりしておくことが求められる。外来受診の際には，生活の再構築の様子に耳を傾け，得られた情報をアセスメントし，家族と子どもの状況に合った支援を提供していくことが肝要である。

● **長期的に安定した生存の時期**――アイデンティティの確立と自立に向かう時期

この時期は，治療が終了してからの時期で，「自分（わが子）はがんとずっと一緒だ」という気持ちと，「自分（わが子）にとってがんは終わったことだ」という気持ちの間を揺れ動きながら，その人らしいアイデンティティを確立して自立へと向かう時期である。再発への不安は継続するものの，それ以前の時期よりも再発の不安に支配されない new normal の構築が進み，晩期合併症も受け入れやすくなる。一方で，晩期合併症について知ることは，子どもと家族にとって再びがんを突きつけられることでもあり，サバイバーシップケアに拒否感をもつ経験者や家族もいる。経験者の病気に対する理解が進んでいない場合や，晩期合併症についての説明を受けていない場合には，受診やセルフケアの必要性を理解できない場合もある。看護師は，サバイバーシップケアが経験者の脆弱性を強調するものではなく，「より健康で積極的なその人らしい生活を支援すること」を目標にしていること，経験者の自立を支援するものであることを経験者・家族と共有する必要がある。そして，経験者の成長発達と，それまでの病気の理解に合わせた身体状態のモニタリングとコンディションマネジメント，他科・他職種とのコーディネーション，教育的支援を提供する（❸）。

この時期には，意思決定とセルフケアが本格的に親から経験者へと移行する。たとえば，晩期合併症の状態が志望する職業に合致しているのかを考えて，必要な支援を求めたり，自分に合った具体的な職業選択についての意思決定をしたりする。看護師は，経験者が身体状態を正しくとらえているか，セルフケアがどこまで可能かをアセスメントして，それを経験者と共有する必要がある。また，「急性期の生存の時期」や「延長された生存の時期」には看

護師や親が行っていた他科とのコーディネーションや連携を経験者自身で行えるように支援したり，経験者自身が就職先にどのようにがん経験を自己開示するかなどを決定できるように支援したりする。

小児がんのサバイバーシップは，前述のアメリカ国立がん研究所のサバイバーシップの定義と同様に，生涯にわたるケアの提供を基本としている。その理由のひとつは，7割程度の生存率を実現するようになってからわずか40年程度の小児がんでは，経験者も多くが50歳代までであるため，小児がんそのものと治療による長期的な影響が解明されておらず，観察が必要なことである。また，成人期発症のがんとは異なり，心身の成長発達途上に生じたがんと強力な治療が，小児がん特有の晩期合併症状態を生じさせる可能性があり，40歳代となった小児がん経験者は乳がん発症率が高いという報告があるなど，影響は長期間にわたると考えられるためである。このような長期にわたるサバイバーシップケア提供においては，長期フォローアップガイドラインを参照しながら，この子・その人のリスクや成長発達，個別性に合わせて，フォローアップ頻度，フォローアップ場所を検討することが大切である（リスク・ベースド・ケア）。

フォローアップ場所は小児がんのサバイバーシップ体制における課題となっている。複数の診療科にかかることが必要な場合，小児科では成人専門科の診療内容をカバーできない一方，患者側の「いつもの先生に診てほしい」という思いや，成人診療科における「小児がんはよくわからない」といった思いが存在する。そもそも小児科の多くは総合診療科を提供するため，小児がん経験者は，成人での臓器別の診療科を自分の状態に合わせて選択し受診することに慣れていない場合もある。前述のように欧米では，疾患特異的モデル，シェア・ケアモデル，多領域複合モデル，看護師主導モデルなどのケア提供モデルがあるが，わが国のそれぞれの施設に合ったサバイバーシップ体制をつくることが肝要である。とくに，看護師による包括的な経験者の状態把握と成長発達に合わせたケア提供・コーディネーションといったナビゲーション機能が重要になろう。

事例　思春期の小児脳腫瘍経験者Nくんへの自立に向けた意思決定支援

[事例紹介]

Nくんは14歳の男児である。小学校入学を目前にした6歳の時，頭痛を主訴に病院を受診したところ，脳腫瘍（髄芽腫）と診断され入院治療となった。両親は専門的に脳腫瘍の治療ができる病院を医師と相談し，治療を開始した。

急性期の生存の時期

診断時に両親が受けた衝撃は大きかったが，互いに支え合いながら治療を乗り切った。治療開始時に主治医が治療後の認知機能障害の可能性を話してくれたことを覚えていた。しかし，治療中のわが子が脳腫瘍により動くことも言葉を発することもできなくなっている様子を見て，とにかく治ってほしいという願いでいっぱいであった。医師からは，放射線照射の量などについてつねに説明を受け，その都度，意思決定をして治療を進めた。母親は毎日，病院に付き添い，父親は忙しい仕事の合間にできるかぎりの面会を続けた。3歳年下のきょうだいは，祖父母の家に預けていたが，きょうだいと祖父母は入院前から行き来が多かったことから関係性が良く，きょうだいも頑張り，治療の時期を乗り越えた。

延長された生存の時期

6カ月間の入院治療を終えて退院になったNくんは，元籍校の小学校に復学した。体のバランスがとりにくい，言葉がすぐに出ないなどの身体状況があった。頭部の手術を受けたことで頭髪が生えにく

い部分があり，周りにそのことをたずねられることがしばしばあった。しかし，言葉の出にくさもあって，聞かれた時にすぐに答えることができずタイミングの良い受け答えができなかった。また，小学校入学直前に入院したため，復学時にはクラスの友人関係ができていて，そのなかに溶け込むことに困難を感じ，級友から遠ざかることが多くなった。また，体のバランスがとりにくいことから体育の授業は見学した。

　友人ができにくく，学童期の体を器用に使う遊びへの参加が難しかったNくんは本をたくさん読むようになった。読書を通じて勉強に興味をもつようになったNくんは，病院を受診する時以外は無遅刻無欠席で小学校を卒業した。両親は，再発することなく無事に小学校を卒業したことに安堵した。看護師はNくんの身体状態に合わせて，運動への参加程度をアドバイスした。また，登校の頑張りを支え，再発の不安に耳を傾け，検査結果のフィードバックなどを行っていた。

長期的に安定した生存の時期

　Nくんは中学（普通学校）に進学した。中学に入学してからも友人付き合いは困難であった。しかし，小学校の時からの努力で自分なりの学校生活の過ごし方を築いてきたNくんは，中学校も欠席することなく通っていた。

　学年が上がるごとに認知機能の課題が顕著になっていった時期で，両親は高校進学の可否を現実的に心配するようになった。学校の成績は平均程度であったが，学校の宿題には時間がかかった。Nくん自身は自分の勉強のペースをつかんで早めに取り組みはじめ，毎日コツコツと進めるというスタイルを身につけていた。認知機能検査の結果，物事を処理するスピードがややゆっくりであることがわかったが，それ以外は平均的な機能をもっており，Nくん自身の勉強のスタイルが認知機能状態に合っていると考えられた。看護師は，Nくんには自分の状態に合わせた生活や勉強の仕方をセルフケアし，意思決定する力があると考え，そのことをNくんと家族にフィードバックするとともに，両親にNくんと高校進学について話し合ってみることを提案した。Nくんと両親は，友人関係のストレスをNくんが抱いていること，Nくんは自分のペースに合わせた勉強ができる環境を大事にしたいと考えていることを話し合い，通信制の高校への進学を目標に中学3年生の1年間を頑張ることにした。Nくんと両親は，Nくんを主体に学校探しを始めている。

　思春期にある経験者は，自分の身体の状態を理解したうえで，身体の状態とのバランスがとれた進路に関する意思決定が求められる。子どもの進路決定は将来にわたる自立にかかわることであり，両親は「どれくらいの頑張りを励ますべきか」「子どもに挫折を味わわせたくない」などといった不安を含むさまざまな感情を抱く。これらの感情のために過度に保護的にかかわる様子がみられる場合には，両親が経験者主体の意思決定を信じ，尊重できるように支援することも大切になる。経験者本人が主体となって意思決定していくためには，経験者自身が身体の状態を理解していることや，自分の強みをいかす方法や苦手なことに対処できる力をもつことが重要である。これらは，発達に合わせて病気について説明し，できることに対するコンディションマネジメントを発揮できるよう治療中から継続的に支援することで促進されると考えられる。

　この事例での看護師は，Nくんと両親が抱く不安が，再発の不安から将来の不安へと変化することに対応し，Nくんの身体の課題と復学などの生活上の課題に寄り添ってきた。そうするなかで，Nくんが自分に合った対処を身につけながら生活してきたことを両親にフィードバックし，Nくん主体の意思決定を促進した。小児がん経験者のサバイバーシップにおいては，その子・その家族の発達段階を理解し，その子の状態に合わせて，その子・その家族へ継続的に支援することが重要である。

（小林京子）

文献

1) 石田也寸志, 細谷 亮太：小児がん治療後のQOL Erice宣言と言葉の重要性. 日本小児科学会雑誌, 115（1）：126-131, 2011.
2) Institution of Medicine and National Research Council：From cancer patient to cancer survivor：lost in transition. pp207-217, 2006.
3) St. Jude Children's Research Hospital：Childhood Cancer Survivor Study.
https://ccss.stjude.org/learn-more/study-aims.html
4) Oeffinger KC, et al：Providing primary care for long-term survivors of childhood acute lymphoblastic leukemia. J Fam Pract, 49（12）：1133-1146, 2000.
5) Hudson MM, et al：Health status of adult long-term survivors of childhood cancer. JAMA, 290（12）：1583-92, 2003.
6) Ishida Y, et al：Secondary cancer after a childhood cancer diagnosis：a nationwide hospital-based retrospective cohort study in Japan. Int J Clin Oncol, 21（3）：506-16, 2015.
7) Ozono S, et al：General health status and late effects among adolescent and young adult survivors of childhood cancer in Japan. JPN J Clin Oncol, 44（10）：932-940, 2014.
8) Cheung YT, et al：Chronic Health Conditions and Neurocognitive Function in Aging Survivors of Childhood Cancer：A Report from the Childhood Cancer Survivor Study. J Natl Cancer Inst, 110（4）：411-419, 2017.
9) Yi J, et al：Posttraumatic Growth Outcomes and Their Correlates Among Young Adult Survivors of Childhood Cancer. J Pediatr psychol, 40（9）：981-991, 2015.
10) Bava L, et al：Cognitive outcomes among Latino survivors of childhood acute lymphoblastic leukemia and lymphoma：A cross-sectional cohort study using culturally competent, performance-based assessment. Pediatr Blood Cancer, Epub 8 Oct 2017.
11) Langeveld NE et al：Quality of life, self-esteem and worries in young adult survivors of childhood cancer. Psycho-Oncology, 13（12）：867-881, 2004.
12) Mayes J et al：Health promotion and information provision during long-term follow-up for childhood cancer survivors：A service evaluation. Pediatr hematol oncol, 33（6）：359-370, 2016.
13) Nathan PC, et al：Health behaviors, medical care, and interventions to promote healthy living in the Childhood Cancer Survivor Study cohort. J Clin Oncol, 27（14）：2263-2373, 2009.
14) Landier W, et al：Development of risk-based guidelines for pediatric cancer survivors：the Children's Oncology Group long-term follow-up guidelines from the Children's Oncology Group Late Effects Committee and Nursing Discipline. J Clin Oncol, 22（24）：4979-4990, 2004.
15) Landier W：LTFU program resource guide. Children's Oncology Group, 2007.
16) 前田美穂編集：小児がん治療後の長期フォローアップガイドライン. 医歯薬ジャーナル, 2013.
17) Bhakta N, et al：The cumulative burden of surviving childhood cancer：an initial report from the St Jude Lifetime Cohort Study（SJLIFE）. Lancet, Epub 7 Sep 2017.
18) LIVESTRONG Foundation："I learned to live with it" is not good enough：challenges reported by post-treatment cancer survivors in the LIVE STRONG surveys. a LIVESTRONG Report 2010.
https://d1un1nybq8gi3x.cloudfront.net/sites/default/files/what-we-do/reports/LSSurvivorSurveyReport_final_0.pdf
（2016年8月22日閲覧）
19) Boydell KM, et al：I'll show them: the social construction of (in) competence in survivors of childhood brain tumors. J Pediatr Oncol Nurs, 25（3）：164-174, 2008.
20) Hocking MC, et al：Neurocognitive and family functioning and quality of life among young adult survivors of childhood brain tumors. Clin neuropsychol, 25（6）：942-962, 2011.
21) 日本小児科学会 移行期の患者に関するワーキンググループ：小児期発症疾患を有する患者の移行期医療に関する提言.
http://www.jpeds.or.jp/uploads/files/ikouki2013_12.pdf
（2016/8/20 閲覧）
22) American Academy of Pediatrics：American Academy of Family Physicians, American College of Physicians, American Society of Internal Medicine：A consensus statement on health care transitions for young adults with special health care needs. Pediatr, 110（6Pt2）：1304-1306, 2002.
23) 小林京子：小児がんをめぐる現状について 小児がん経験者への継続医療における心のケアの重要性. 心と社会, 47（2）：106-109, 2016.
24) 小林京子：小児がんの長期フォローアップとは何か 小児がんの子どもたちを長期にフォローアップする際の看護の役割. 小児看護, 39（12）：1482-1486, 2016.
25) Oeffinger KC, McCabe MS：Models for delivering survivorship care. J Clin Oncol, 24（32）：5117-5124, 2006.
26) Carlson CA, et al：A multidisciplinary model of care for childhood cancer survivors with complex medical needs. J Pediatr Oncol Nurs, 25（1）：7-13, 2008.
27) Hudson MM, et al：A model of care for childhood cancer survivors that facilitates research. J Pediatr Oncol Nurs, 21（3）：170-174, 2004.
28) McCabe MS, Jacobs L：Survivorship care: models and programs. Semin Oncol Nurs, 24（3）：202-207, 2008.
29) NCI：About Cancer Survivorship Research：Survivorship Definitions.
http://cancercontrol.cancer.gov/ocs/definitions.html
（2016/8/22 閲覧）
30) Clarke-Steffen L：Reconstructing reality：family strategies for managing childhood cancer. J Pediatr Nurs, 12(5) 278-287, 1997.

15 AYA世代のがんサバイバー

ライフサイクルからみたサバイバーの体験

"AYA"とはAdolescent and Young Adult（思春期と若年成人期）の略であり，医療機関や団体などによってその定義に若干の年齢の差があるが，おもに15〜29歳までのがん患者のことを指している[1]。この年齢でがんに罹患した人だけではなく，幼少期にがんを発症し再発した人や二次がんを発症した人も含まれる。AYA世代へのがん対策は小児期と成人期の境界にあり，米国では15〜39歳までを対象としている[2]。日本では，2017年度に「第3期がん対策推進基本計画」の重点課題のひとつにあがり，AYA世代に対する取り組みが本格的に始まった。

2014年の地域がん登録全国推計によるがん罹患データでは，15〜39歳のがん患者数は全がん患者に占める割合の約2.3%と少ない[3]。しかし，AYA世代のがん患者数は増加傾向にあり，早急な対策が求められている。

AYA世代は小児から成人への移行段階の時期にある。エリクソンの発達段階によると思春期・若年成人期は，自我同一性（アイデンティティ）を模索し確立していく時期である。思春期は，身体が急激な成長を遂げ，性ホルモンの分泌が促進されることによって出現する第二次性徴が始まる。身体面の成長が著しいことが最大の特徴であるが，個人差が大きく，早熟や晩熟の問題が，パーソナリティの発達や精神の健康に影響を及ぼす時期である。さらに，成人期初期も含むAYA世代は，進路や職業の選択，結婚や妊娠というライフイベントがあり，社会的に自立し最も活動性の高い世代である。

AYA世代でよくみられるがんは，白血病，悪性リンパ腫，脳腫瘍，骨軟部肉腫，神経芽腫，胚細胞腫瘍などである。また，胃がん，大腸がん，子宮がん，乳がんなど成人に多いがんも発症する。年齢によってがんの割合には相違がみられ，年代が上がるごとに白血病やリンパ腫は減少し，子宮がんや乳がんが増加する傾向にある（❶）。AYA世代のがんの発症は希少がんも多く診断も難しいことから，治療が遅れることもある。さらに，世代特有の心理社会的課題も多いことから，成人期のがんとは相違がある。

AYA世代のがんサバイバーに関する文献レビュー（研究の動向）

医中誌Webで「腫瘍/がん」「AYA世代/若年」「看護」をキーワードに2008〜2017年の文献を検索した結果，273件が該当した。さらに，IMRAD（Introduction, Materials and methods, Results, and Discussion）形式の論文構成であることを条件としてハンドサーチした結果，該当する文献は，研究論文19件，文献レビュー1件であった。

論文は対象に応じて3つに整理された。ひとつ目は，一般の人を対象にした子宮頸がん検診および予防行動に関する研究であり，とくに女子大学生に限定した意識調査が6件と多かった。欧米諸国に比べ，わが国の子宮がん検診受診率の低さは顕著であり，AYA世代でも同様の結果が報告されている[5]。検診を受けようと思わない人も多く[6]，受診行動を阻害する要因として，リスクを感じにくいこと[7]，知識不足[8]，羞恥心[9]が報告されている。受診率の向上のために，子宮頸がんや検診のメリットに関する情報提供，羞恥心への配慮，受診機会の拡大の重

189

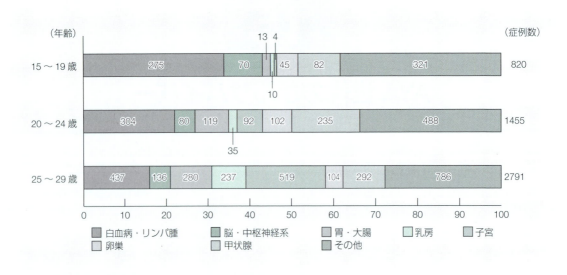

● AYA 世代の年齢階層別がん種の割合　　（春名由一朗：小児慢性疾患患者の就労支援．治療，93（10）：2015-2020, 2011．）

要性が示された．

　2つ目は，看護師を対象とした研究である．治療と妊孕性の問題[10,11]は，ライフステージへの影響の大きさとともに，若年であるがゆえの意思決定の困難さを含んでおり，AYA 世代の不確かなライフプランへの支援の必要性が示された．一方，AYA 世代と援助関係を築くうえで，看護師自身の構えやコミュニケーションの難しさ[12,13]も報告されている．

　3つ目は，AYA 世代のサバイバーを対象とした研究である．がん種は，乳がん，子宮頸がん，女性生殖器がんに限定され，治療に伴う臓器の喪失により，アイデンティティの混乱[14]，性生活の問題[15]，パートナー・家族や社会との関係性の問題[15]がクローズアップされていた．

　一方，男性の AYA 世代サバイバーを対象とした研究は見当たらない．今後は，AYA 世代の罹患者が多い，造血器腫瘍，リンパ腫，消化器系のがん，さらに男性生殖器がんのサバイバーを対象とした研究を行い，AYA 世代の男性サバイバーに特有の問題を探求していく必要がある．

AYA 世代のサバイバーと家族の体験と支援

急性期の生存の時期

　AYA 世代では心身の不調が生じても最初にがんを疑うことが少ないため，受診が遅れる場合がある．10代のサバイバーの場合，多くの病院では小児腫瘍科の医師が担当するが，最近では成人診療科の医師が担当する場合もあるため，診療科間での連携が必要である．

　思春期・青年期は，アイデンティティの確立や社会的な自立，さまざまなライフイベントに直面する年代である．この時期にがんに罹患したサバイバーは，がんという病気への衝撃とともに，これらの背景に基づくさまざまな不安があることが予測されるため，がん診断後の早い時期からの介入が重要となる．繊細なプライベートの話題を話すことへの抵抗感に配慮し，本人にとって安心できるかかわりを考慮する．

　最近では病気や治療についてサバイバー本人に伝えることが一般的になり，治療に関する話し合いも

本人とともに行うようになっている。意思決定の場面で最も尊重されるのは本人の意思である。しかし、未成年の場合、本人に十分な判断応力があったとしても、法的な意思決定権をもつ保護者の判断に委ねられることがある。本人と保護者との価値観が一致するとは限らない。このような場合では、本人、保護者、医療者のコミュニケーションを促し、本人の価値観や意向が意思決定に組み込まれるよう支援する。

それぞれのがんに対する標準治療が提示されるが、AYA世代のライフステージの課題である就学、就職、結婚、出産などが治療選択に大きく影響を及ぼすことが特徴である。また、治療方針に伴いライフプランの変更を余儀なくされることもある。

就学するAYA世代にとって、がんの診断や治療による学業の継続は大きな課題となる。高等学校が併設されている病院は少なく、全国の小児がん診療連携拠点病院でも2カ所のみにとどまる。そのため、在籍する高校と単位取得の工夫を相談しながら、学業と治療の両立を目指すことになる。現在、遠隔教育（ICT活用など）による入院中・治療中の高校生の教育支援も活用が期待されている[16]。専門学校、短大、大学等の場合も、通っている学校に相談することはできるが、高校生に比べて相談する割合が低く、休学・退学する割合が高い[1]。また、高校生の場合、がん罹患後もクラスメートや教員と交流があるが、大学生は必要と思いながらも交流がない割合が高い傾向にある[1]。就学はその後の人生のキャリアにも影響するため、長い人生における教育やキャリア支援の視点をもって対応していくことが望まれる。

就労をしているサバイバーは、早まって退職しないことが重要である。最近ではがんサバイバーの就労支援への社会の関心が高まりつつあり、仕事と治療の両立支援を行っている職場も少しずつ増えている。就業規則や使える公的支援制度などを検討し、上司や労務担当者、産業医などと相談しながら、本人にとって望ましい対策を考えていく。

サバイバー本人が家族の生計中心者の場合は、減収による生活そのものへの影響も考えられる。治療費や交通費、親の滞在費、子どもの学費、ローンなどの支出が増えることや、共働きの家庭が子どもの介護のために離職し世帯が減収となるなど、家族全体の生活の基盤が揺らぎ経済的困窮に陥りやすい。仕事や経済的な問題については、早い時期から就労専門家（社会保険労務士、産業保健総合支援センター、産業医等）やソーシャルワーカーへつないでいくことが必要である。

AYA世代のサバイバーにとって、妊孕性の温存は重要な問題である。生殖機能の低下・喪失、性機能障害の可能性がある場合、治療前に精子・卵子の凍結保存が推奨され、地域がん・生殖医療ネットワークも組織されつつある。しかし、妊孕性温存治療が成功するとは限らず、婚姻の有無、挙児希望の有無、両親も含めた家族成員の意向などによってケースも多様である。生殖専門チームと連携しながら十分な説明を行い、本人・家族が納得のいく意思決定ができるように支援する。

延長された生存の時期

この時期は、初期治療が終了し社会生活へ本格的に戻る時期である。薬物療法や放射線療法などによる副作用や後遺症は長期に続くことがあり、症状をかかえながら学校や職場など社会に復帰することも少なくない。白血病や悪性リンパ腫などの血液がんのサバイバーは、薬物療法や造血幹細胞移植などに伴う長期安静による筋力の低下がみられ、脳腫瘍のサバイバーは手術による認知障害や構音障害、嚥下障害などがある。末梢神経障害は日常生活行動を制限し、ケモブレインによる思考力や集中力の低下は学業や仕事へ影響をもたらす。脱毛や皮膚障害などの外見の変化はボディイメージにも関係するため、容姿に敏感なこの年代においてアピアランスケアは重要な支援となる。

AYA世代は二次性徴を経て性行為が活発になる時期である。それだけに、がん治療に伴う性機能の障害は、自己イメージや他者との関係性にも影響し、恋愛やセクシュアリティの問題を引き起こすことも

ある。とくに，思春期は親や親しい友人にも相談せず，問題が潜在化しやすいため，悩みを聴き，必要な情報を提供するなど，医療者によるケアが望まれる。

AYA世代サバイバーの就労に関する特徴は，はじめての就職活動時期と重なることや，キャリアを積み重ねる初期に職場を離れること，また，家族を支える経済的基盤が不安定になることなどがある。就労にまつわる問題には個人差があり，まずは一人ひとりと対話することが重要である。

就労しているサバイバーの場合，この時期は復職に向けて，体力，知力，気力を取り戻すことが課題となる。治療による有害事象や後遺症への対応を工夫し，現在の心身の状況に合わせた働き方を考えていく。就職活動を行うサバイバーの場合，自分の病歴を履歴書や面談で開示するかどうかという問題がある。法的な原則はなく，基本的には本人の考えによるが，開示することで就職後も周りの人びとから協力や支援を受け，病気と仕事を両立している人もいる。また，がんサバイバーとしての自らの体験を，仕事や自分の生き方に反映させている人もいる。

AYA世代のサバイバーは，同世代と比較し社会的に孤立する確率が高いといわれている[17]。仲間や恋人などの人間関係を形成していく時期に，治療によって社会から離れることが関係しており，学校や職場に復帰した後の人間関係にも配慮が必要となる。

がんサバイバーが集う患者会やがんサロンは日中に開かれていることが多く，参加者の多くは壮年期や老年期のサバイバーである。そのため，AYA世代のサバイバーは同年代の人と出会う機会が少ないが，近年，AYA世代の患者会やセルフヘルプ活動は増えており，このような場やネットワークを活用することも可能である。元来，活動性の高い年代で，SNSやマスメディアを積極的に使ったサバイバー活動も特徴のひとつであり，同じ世代の仲間のつながりはつらさを乗り越える支えとなっている。

長期的に安定した生存の時期

がん治療の影響は長期にわたってフォローアップをする必要があり，晩期障害への対応や二次がんのスクリーニングなどが行われている。生活習慣の見直しや，法律上許可される喫煙や飲酒の指導など，AYA世代サバイバーの健康保持のためのセルフケアの促進が必要である。

AYA世代は心理社会的に親から自立をする年代であるが，がんの治療によって親に依存をする状態が長く続くことがある。親にとって子どもの病気は衝撃であり，養護的になることも理解できる。一方で，今後の人生を考えると，子ども本人が自立に向けた一歩を踏み出すことも重要であるため，親は子どもの支配者ではなく良き相談者となれるような支援が必要である。AYA世代サバイバーのきょうだいも多感な時期にあり，病気や治療によって親の関心がサバイバーに向いてしまうことで，孤独感や疎外感をもつことがある。一方，成人期にあるきょうだいは年齢も近いことが多く，親に言えない悩みを相談できる身近な存在となっている。

20〜30代のサバイバーのなかには，幼い子どもを気づかって病気を秘密にする人も多い。しかし，子どもは，親の変化や親と引き離される理由がわからないために，自分を責めたり，過剰な不安を抱いたりすることにもなりかねない。子どもが心身ともに安定していつもどおりの生活を送れるように，子どもの疑問に応える形でタイミングを図り，発達段階に合わせた説明を行うことが必要である。

事例　大学1年生の時にがんを発症したOさんの体験

　大学1年（19歳）の夏，Oさんは発熱が続き，「夏風邪かな」と思い病院を受診したところ，悪性リンパ腫（DLBCL）の診断を受けた。自分ががんになるとは想像もしていなかったので，「がん＝死」のイメージが沸き上がり，自分はもう死ぬのかと思うと夜も寝つけなかった。インターネットで病名を検索すると，病気の解説や体験談が並んでいた。記事のなかにはつらい体験や予後に関する内容もあり，怖くなって読むのをやめた。

　Oさんは両親と3つ年上の姉と4人暮らしである。無事大学に入学できた矢先のことだったので，両親はとてもショックを受けていた。医療事務の仕事に就いていた姉は，勤務先の看護師に相談して病気の情報を収集した。希望につながる情報を選択してOさんに伝え，病気の完全奏功を目指していこうとOさんに言葉をかけた。後々，Oさんは自ら情報を調べ，病状を理解して治療を受けたが，この時に姉のサポートは，弱っていた自分にとってとても助けになり心強かったと語っていた。

　Oさんは主治医から妊孕性温存に関する説明を両親とともに受けた。治療開始までに時間的余裕がない病状であったため，Oさんの治療を優先する気持ちが傾くことはなかったが，将来の結婚や妊娠のことを考えると大切なものを無くしてしまう恐怖感や喪失感が湧いてきた。主治医や両親と相談した結果，1クールと2クール目の間に卵子凍結を受けることとなった。将来的な挙児の可能性は決して高くはないが，「何もやらないより，少しの可能性を残せたら」と安堵したという。妊孕性温存にかかる費用は保険外診療で高額なため，Oさんは両親へ負担をかけていることへの申し訳なさも感じていた。

　その後，OさんはR-CHOPを8クール受ける予定で入院した。血液内科病棟は同年代の入院患者が少なく，Oさんはひとりで過ごすことが多かった。大学は休学する予定であったが，病棟の看護師からレポート提出によって単位取得になった例を聞いた。Oさんは主治医と相談し，今後の治療計画も含めて学校に相談したところ，これまでの真面目な出席態度が評価され，前期テスト免除でレポートのみの単位取得となった。後期からは休学することにした。

　Oさんの治療による副作用症状は強く，入院は8カ月と長期になった。次第にイライラした言動が多くなり，両親にあたるようになった。ふさぎこむ様子も増え，「もう，私なんて死んだほうがまし」という発言も聞かれるようになった。病棟看護師はOさんに寄り添うケアを行いたいと考えていたが，なかなか介入の糸口が見つからないと悩んでおり，がん看護専門看護師（以下OCNS）へ介入の依頼がきた。

　OCNSは何度か訪室を繰り返したが，ほとんど何もしゃべらない日が続いた。1週間経ったある日，「最近，人とじっくり話をしてないんじゃない？」と尋ねると，Oさんはちょっと顔を上げ，「私，おしゃべりが好きだったのに，人見知りになったみたい」と言った。「じゃ，好きなことしよう。おしゃべりしよう」と誘った。ちょっとカフェ風に紅茶とテーブルクロスを用意すると，「よく友達とも大学のカフェに行った」と微笑んだ。音楽の話題から始まり，Oさんの好きな演劇の話では大いに盛り上がった。

　Oさんは次第にいまの自分の気持ちを言葉にしはじめた。周りの仲間はアルバイトや旅行などを楽しんでおり，「自分だけがなぜ」という苛立ちが募ってきたこと，SNSもやめたこと，治療が終われば生えることはわかっているけれど脱毛がショックであること，ダイエットも度を過ぎると女性の魅力が喪失することを語り，痩せた身体にため息をついた。

　最後の8クール目が終了すれば退院となる時期で，Oさんは次第に社会に目が向きはじめており，周りの人びとの目が気になりはじめたようであっ

た。治療後の生活を見据え，少しずつ退院後の生活の準備を行うことを提案したところ，Oさんは賛成した。ウィッグや帽子，化粧方法を工夫する情報を熱心に集めていた。また，どんな洋服だと痩せが目立たないかファッション誌を眺めながら，病棟看護師と談笑していた。

その後，Oさんは無事退院の日を迎えた。OCNSとのかかわりは終了となったが，時々，外来時に相談室を尋ねてくれている。再発の兆候はなく病状は安定しており，それをともに喜んでいる。結局，大学は退学して美容関係の専門学校に入学した。「がん治療によって外見で悩んでいる人への支援ができれば」と，夢に向かって生きている。

（近藤まゆみ，久保五月，田村恵子）

文献

1) 堀部敬三（研究代表者）：（厚生労働省科学研究費補助金がん対策推進総合研究事業）総合的な思春期・若年成人（AYA）世代のがん対策のあり方に関する研究．2015．
2) 堀部敬三：小児・AYA世代のがん対策の課題と展望．公衆衛生，81（3）：240，2017．
3) 国立がん研究センター：がん情報サービス．https://ganjoho.jp/reg_stat/statistics/dl/index.html（2018/12/1閲覧）
4) 春名由一朗：小児慢性疾患患者の就労支援．治療，93（10）：2015-2020，2011．
5) 長谷川史子，他：女子大学生の子宮頸がん検診に対する認識と行動の関連．思春期学，33（1）：172-185，2015．
6) 井上福江，他：文系大学の女子学生における子宮頸がん検診に対する行動採択と影響因子 子宮頸がん・検診にかかわる意識調査．母子衛生，54（1）：200-209，2013．
7) 井上福江：未婚で未産の20歳代女性が子宮頸がん検診を受診するまでのプロセス．母子衛生，56（2）：301-310，2015．
8) 田中千春，他：若年者の子宮頸がん検診に関する知識と思い．日本がん看護学会誌，26（2）：35-44，2012．
9) 河合晴奈，他：子宮がん検診の受診行動に関わる因子の検討．石川看護雑誌，7：59-69，2010．
10) 矢ケ崎香，他：若年乳がん女性のがん治療と妊孕性の意思決定支援に対する看護師の認識．日本生殖看護学会誌，14（1）：21-29，2017．
11) 広瀬由美子，他：若年女性生殖器がん患者への看護支援の現状と課題．千葉県立保健医療大学紀要，4（1）：19-25，2013．
12) 佐藤香奈，他：終末期の若年性がん患者に対する緩和ケア病棟看護師のケアリング．日本がん看護学会誌，30（3）：40-46，2016．
13) 森歩，他：若年がんサバイバーをケアする看護師の構え．高知女子大学看護学会誌，40（1）：68-76，2014．
14) 秋元典子，他：若年子宮頸がん患者の手術決意過程．日本がん看護学会誌，24（2）：5-14，2010．
15) 広瀬由美子，他：若年女性生殖器がん術後患者の他者との関係における体験．千葉看護学会会誌，7（1）：43-50，2011．
16) 京都市教育委員会：平成29年度「入院児童生徒等への教育保障体制整備事業」成果報告書．
17) Krista L, et al：A review of qualitative research on the childhood cancer experience from the perspective of siblings：a need to give them a voice. J Pediatr Oncol Nurs, 22（6）：305-319, 2005.

16 高齢がんサバイバー

ライフサイクルからみたサバイバーの体験

　日本人の平均寿命は過去最高を更新し，高齢化率は現在27％である。2036年には33％と，3人に1人が高齢者となることが予測されている[1]。急速な人口の高齢化に伴って，高齢がんサバイバーも増加の一途をたどり，いまや，がん患者の約70％が65歳以上であるとされる。団塊の世代が75歳を超える2025年はすぐそこに迫り，高齢がんサバイバーがさらに増えていくことは明白である[2]。これから迎える超高齢多死社会では，老年期を生きることとがんの問題を切り離すことはできない。

　高齢者は，加齢に伴う生理的変化に加えて，がん以外にも多種の疾患をかかえているため，症状の出方や治療の反応が典型的でないことが多く，多様性に応じた支援が必要となる。近年ではさらに，認知機能の低下や高齢者世帯や独居世帯の増加などの心理社会的な問題が加わって，高齢がんサバイバーの支援は，より複雑性を増している。がん対策基本法にもとづく「第3期がん対策推進基本計画」には，75歳以上のがん患者を対象とした臨床研究の推進や，認知症をはじめとした合併症をもつ患者の治療・支援の検討が盛り込まれ，"がんとの共生"も施策の一部を担うこととなった[3]。がんとともに生き，やがて生涯を閉じる高齢がんサバイバーとその看護の動向は，このような時代の動きとともに変化を続けている。

高齢がんサバイバーに関する文献レビュー（研究の動向）

　2004年までに報告された高齢がん患者に関する看護研究をレビューした真壁[4]は，2000年以降に論文数の増加がみられるものの，事例研究が多くを占めていることを指摘し，課題として，高齢がん患者に特徴的な現象を明らかにし，QOLの向上を目指した研究を重ねていく必要性をあげていた。その後の十数年の動向を概観してみると，高齢がん患者の体験の意味について多側面から描き出した記述的研究や，サバイバーを取り巻く家族や社会のあり方をふまえた事例研究などが多数報告され，急速な高齢化の時代背景に伴う課題への関心の高まりがみてとれた。

高齢がんサバイバーの"生きる力"に注目した研究

　サバイバーシップの概念にもとづいた研究は，2010年以降に発表された数件にとどまったが，共通していたことは，高齢がんサバイバーの"生きる力"にフォーカスしていたことであった。

　今井ら[5]は，治療中の高齢がんサバイバーらが"加齢とがん"という多重の苦悩を体験しながらも，長年の生活史を糧として上手にがんを受けとめていることを明らかにし，サバイバーがもつ力を発揮して"がんとともに生きる"ことを支えるために，人生を反芻できるような語り合いのケアを提案している。

　また，初老の進行食道がんサバイバーが，化学放射線療法を経て生きるプロセスを探究した今泉[6]は，食道がんの脅威のなかを生きるサバイバーらが，自分の身体と対話し，生きる智慧を生み出していくプロセスにおいてがん体験に意味を見出したことを報告し，サバイバーががんを越えて生きる力を支える看護の必要性を述べている。

　他に，造血幹細胞移植を受けた高齢がんサバイ

バーが，人生経験から得た智慧と逞しさを力として過酷な移植を乗り越え，それを自らの生き方に位置づけるプロセスを明らかにした研究[7]や，転移のある高齢がんサバイバーが，度重なる治療を人生の一部として受け入れて生きる様を明らかにした研究[8]など，共通して，高齢がんサバイバーが生きてきた長い人生に，"がんとともに生きる"力が潜んでいることに注目し，その力をいかした看護ケアについて言及していることが特徴であった。

高齢がんサバイバーへの看護介入研究

　高齢がんサバイバーが"がんとともに生きる"ことを支援する看護介入研究では，Newman の理論にもとづく実践的看護研究が検索された。早川[9]は，術後外来通院中の老年期頭頸部がん体験者・家族と，対話を通したパートナーシップのケアを実施し，治療によって失声し閉鎖的な生活を送っていた患者と妻が，過去の枠組みのなかで苦しんでいた自分たちのあり様に気づき，外部とつながって生きるように変容したプロセスを報告している。

　同様に，"がんとともに生きる"ことに苦悩する初老期男性がん患者とのパートナーシップのケーススタディも報告されている[10]。企業戦士として生きてきたサバイバーに，自己の人生史に目を向けるよう促したことで，優劣に囚われるがゆえに，がんになった自分に価値を見出せず苦悩している自身を悟り，そこから解放されて新しい生き方に向かう様が描写されている。

　これらの結果からは，Newman 理論にもとづくパートナーシップのケアが，高齢がんサバイバーの"がんとともに生きる"プロセスを支援する看護として有用であることが示されているが，注目すべき点は，高齢がんサバイバーの生きてきた歴史に目を向け，それをケアに取り込むことの意義である。これまで述べてきたどの研究においても，高齢がんサバイバーには加齢やがんの苦しみを越えて生きる智慧や力が備わっていることが強調されていた。がんの診断や治療によって，いったん自分の人生のコントロール感を失ったとしても，その人が生きてきた歴史をともに紐解くケアを通して，高齢がんサバイバーが自身の内に潜む力に気づき，がんとともに豊かに生きる力を生み出していける可能性が，これらの研究から示唆されている。

高齢がんサバイバーとサバイバーを取り巻く家族・社会の状況に関する看護研究

　サバイバーシップの概念にもとづく研究ではないが，現代を生きる高齢がんサバイバーがかかえる特徴的な問題，ならびにサバイバーを取り巻く環境を反映した研究にも触れておきたい。高齢がんサバイバーがかかえる複合的な問題のなかでも認知機能の低下は，"がんとともに生きる"プロセスでさまざまな側面に影響を及ぼす。

　櫻庭[11]は，認知症をもつ高齢がん患者に関する近年の事例研究を概観し，認知症の行動・心理状況（BPSD）のコントロールのみならず，セルフケアの低下を見越した治療選択，症状マネジメントに力点を置く必要性を指摘している。セルフケアの問題では，とくにストーマケアに関する研究[12]が多数報告されており，認知症を合併するオストメイトへのケアが喫緊の課題であることがわかる。また，認知症がん患者の疼痛表現の特徴を明らかにした研究[13]や，家族の代理意思決定に関する研究[14]など，治療選択から症状緩和に至るまで多岐にわたる支援についてさらなる研究が求められる。

　近年，地域包括医療・ケアが推進されるなかで，高齢がんサバイバーの在宅療養に関する研究も増加している。在宅移行に関するものでは，末期がん患者が在宅移行するための条件を明らかにした研究や[15]，移行期を支える看護師の役割や課題を明らかにした研究[16]などがある。また，介護する家族に関する研究では，老老介護の体験を描き出した研究や[17]，家族の看取りを支えるケアの探究[18]などが多く，高齢がんサバイバーと長い歴史をともにしている家族のケアにも力が注がれていることがわかる。さらに，独居高齢がんサバイバーに関する研究も増えつつある。独居高齢者を在宅で看取るまでの多職種連携や患者の意思決定支援など[19]，高齢が

んサバイバーと家族の多様性に応じた研究の発展が求められている。

高齢がんサバイバーと家族の体験と支援

高齢者の特徴

　高齢がんサバイバーが生きる老年期とは、どのような時代であろうか。活動的かつ生産的であった成人期を越え、身体的には少しずつ衰えて活動量が減少したり、病気になりやすくなったりする。また、身近な人との別れを体験し、死を意識することも増えるだろう。しかし、家庭や社会におけるさまざまな役割から解放され、これまでの人生で築いてきた価値観や関係性を大切にしながら、自分らしい生活を送ることができる時でもある。老年期とは、それまでの生き様を反映し、身体的な弱さも含めてその人らしさが際立つ、人生の完結の時代ということができるだろう。

　発達心理学者であるErikson[20]は、老年期の心理社会的課題を、「統合」対「絶望」で表している。自分の生きてきた道を見直し、これまでの自分に統合感をもてると、人間としての円熟と平安の境地に達するであろう。しかし、さまざまな喪失を悔やみ、すべてが奪われていくように感じるならば、人生を否定することすらあるかもしれない[21]。老年期の発達課題とは、必然的に起こる死に対する恐れや望みがない状態と、人生の統合との間のバランスをとりながら、人生という文脈のなかでありのままの自分を受け入れることなのである。

高齢がんサバイバーとその家族への看護

　自分の人生をどのように完結するかは、その人が生きてきたプロセスに大きく影響される。だからこそ、がんや闘病のあり方だけでなく、高齢がんサバイバーとその家族の生きる体験に光を当て、たとえがんがあったとしても、サバイバーと家族が、がん体験を意味あるものとして自分の人生のなかに受け入れ、豊かに生きるプロセスを支える看護が求められる。

● 急性期
　　——がんとともに生きる基盤を築く支援

　がんを診断された時の衝撃は、高齢がんサバイバーと家族にとってもやはり大きい。しかし、その後の経過のなかで、がん告知のショックを肯定的にとらえ直す高齢者が多いという報告もあるように[22]、がんの診断は、必ずしも苦しみだけにとどまらない。たとえ、衝撃に佇んでしまったとしても、やがてそこから立ち上がっていく力はサバイバーのなかにある。そうであるならば、急性期における看護の役割は、高齢がんサバイバーががんと向き合い、これからがんとともに生きていく基盤を築くプロセスを支えることであるといえるだろう。

　がんを診断された後、まず意思決定を迫られるのが治療の選択である。高齢者の認知力や適応力は個人差が大きいため一概には言えないが、若年者と比べると情報を得る範囲が狭く、身近な環境や人間関係を通して自身のあり方を決めようとする傾向がある[23]。そのため、自身の考えというよりも医療者や近親者の意見に影響を受け、たとえ揺れていたとしても、遠慮や気遣いなどから自分の思いを十分に表現しないことが多い。

　看護師はとかく、患者を良い方向へ誘導しなければならないという気持ちに駆られるものであるが、その前に、果たしてサバイバーの真意はどこにあるのだろうかと立ち止まってみてほしい。医療の優先度に関する意識調査[24]で、高齢者が望んでいる医療は〈病気の効果的治療〉や〈身体機能の回復〉であったのに対して、医療者は〈QOLの改善〉を優先としていたという結果にもあるように、サバイバーと医療者の認識には違いがあるかもしれない。

　サバイバーが多くを語らなかったとしても、また意思決定が困難にみえたとしても、その奥にある思いに関心を注ぎたい。高齢者の言葉や行動には、彼らの人生やそこで培ってきた価値観が映し出されている。目には見えないこれらを掴むことができたとき、その人が何を大切にして生きてきたのかがみえてくる。それを中核として、サバイバーと家族が自身の人生を進めていくという視点に立って、適切な

情報を得て咀嚼し，どのようにがんとともに生きていくかを考えられるように支援することが重要ではないだろうか。時には迷い，意思決定に苦しむこともあるだろうが，"自身で決めることに意味がある"ことを保証し，迷いのプロセスに寄り添うことが，高齢者のがんサバイバーシップのはじまりに必要なケアである。

治療が開始されると，高齢者の特徴をふまえた観察・ケアが主軸となる。高齢者では，治療に伴う合併症や有害事象の発生率が高く，さらに長期化・重篤化しやすい傾向にある。この背景には，加齢に伴う生理機能をはじめとした全身の機能低下・予備能力の低下によって脆弱性が増強している状態，すなわち"フレイル"があげられる[25]。Fried が提唱している基準では，①体重減少，②疲労感，③歩行速度の低下，④筋力（握力）低下，⑤身体活動量の低下の5項目があり，3項目以上該当するとフレイル，1，2項目だけの場合はプレフレイルと判断する。高齢がんサバイバーの約半数以上がこれらの状態にあることがわかっており[25]，治療に伴う観察・ケアのみならず，その根底にある脆弱性のアセスメントとあわせもつ疾患の管理，栄養管理，活動への介入など，全身の機能低下に対するケアが求められる[26]。

また，高齢がんサバイバーでは治療に伴うせん妄の発症率も高く，かつ看護師が見逃しやすい症状のひとつであるといわれている[27]。せん妄の状態が遷延すれば，身体機能・認知機能の低下をきたしやすくなり，脆弱性の増強や治療の耐久力の低下といった悪循環につながっていく。高齢がん患者を対象とした診療ガイドラインは確定されておらず，治療はサバイバーの個別性に応じて提供されるため，看護師はより個別的な視点をもって一般的な経過にとらわれることなく，サバイバーの身体能力や治療の反応に注目してかかわる必要がある。

このように考えると，衰えの側面ばかりがクローズアップされるが，高齢者には人生を通して得た悟りや智慧が備わっていることを忘れてはならない。たとえ，認知機能が低下していたとしても，それらはその人の習慣のなかに埋め込まれ，その人らしさの一部となっている。サバイバーと家族の歩んできた人生と長年営んできた生活や健康状態の変遷に関心をもち，理解しようと努めることが急性期を支えるうえでの鍵となる。

● **長期生存期**
── サバイバーの内に潜む力を支える

集学的治療をいったん終えて，時に再発を繰り返しながらがんとともに生きるプロセスは，先のみえない日々の連続である。

高齢がんサバイバーではとくに，侵襲的な治療に伴って全身の機能が低下しているため[28]，意識的に回復力を高め，日々の生活を取り戻していくプロセスに主眼を置いたケアが必要となる。とくに治療の後遺症や晩期の合併症を生じている場合は，長期的に症状と付き合っていくためのセルフケアが必要となるが，高齢がんサバイバーでは，"どうにもならない症状"に意識が集中し，治らない苦しみに苛まれて QOL が低下する傾向がある。

社会とのかかわりが縮小し，情報を得る機会が減少する高齢者では，不快な症状に生活が支配される状況も起こりうる。このようなときには，適切な情報とともにセルフケアの方法を提案し，その人に適した方法が見つかり，生活のなかに組み込めるようになるまで実践と評価の繰り返しを一緒に歩むことが必要である。このプロセスを通して，症状に意識が集中し，自分らしい生活を送れずにいる自分のあり様にサバイバー自身が気づき，自らを解放できることが最も重要であり，長期生存期における看護師の症状マネジメントの目的はそこにある。

症状が安定した時期においても，身体の予備力が低下している高齢者では，体力を維持できるようなバランスをとることで希望する生活を送ることが可能となる。ここでは，日々の十分な食事や排泄，活動と休息のバランス，清潔で静かな環境，ケアリング溢れる人間関係などを整えることによって生命力の消耗を最小にし，回復力を支援するという，Nightingale[29] の看護の本質に立ち返ったケアが求められる。その際，高齢がんサバイバーの長年の生

活のあり方や生き様をケアに反映させることがポイントとなる。看護の観点からは，治療を完遂したことにとどまらず，その後の生活がサバイバーにとって豊かなものとなっていくかどうかが焦点である。治療後の生活のなかでその人の生命力がどれだけ良い状態で維持できるか，そして，自分の人生という文脈のなかで治療がサバイバーにとって意味あるものであったか，という点に価値が置かれる。

この時期には，再発し治療を再開したり，休止したりすることもあるだろうが，これらは，自分の心身の声を聴き，家族と歩み寄り，がんとの共生を高めるのに良い機会となる。この時期には，サバイバーと家族があらためて向き合い，互いの理解を深め，豊かな日々を送れるような援助が必要となる。アドバンス・ケア・プランニング[30]の推進やエンディングノートの活用はもちろんであるが，高齢者では，新しいことを取り入れるのが難しい場合もあるため，サバイバーがそれまでの人生で培ってきた力を引き出すことを意識してケアを展開していく。

再発や転移を繰り返す高齢がんサバイバーが，看護師に人生を語ることを通して自分の力に気づき，希望をもって生きるようになったとの報告にあるように[31]，看護師という聴き手を得て"人生を語る"ことは，サバイバーががん体験を自分の人生のなかに位置づけ，その意味を洞察し，生きる力を引き出すことにつながるだろう。また，語りを通して，家族をはじめとした周囲とのかかわりを見つめ，新たな関係性に発展することにもつながるだろう。

長期生存期のケアのポイントは，高齢がんサバイバーの回復力を維持し，病人としてではなく，がんとともに生きるひとりの人として歴史を紡いでいくことを支援することである。これらのプロセスで，高齢がんサバイバーと家族が，いかに自分たちの人生を生きるかという課題に向き合い，治療継続や療養の場の選択などに関する意思決定が進むことに重要な意味がある。

● **終末期** ──人生の統合のプロセスに寄り添う

高齢者がんサバイバーの場合，終末期になると全身状態がより不安定になりがちである。症状の現れ方は明瞭ではないが，複数の合併症をあわせもつことが多く，ひずみが生じると全身の機能が一気にバランスを崩す。また，全身状態の悪化に伴い，終末期せん妄などの精神症状も生じやすくなるため，サバイバー自身が苦痛症状やニーズを言語化して表現することが難しいこともある。最期までQOLを維持し，サバイバーが人生を生き抜くことを支援するために，言葉以外で表現されるサインをとらえながら，症状マネジメントや環境調整を通して，内部・外部の環境を整えることが必須となる。

そのうえで，高齢がんサバイバーの人生の完結に向けて積極的にかかわっていく。とくに高齢者の場合は，長い人生をあるべき人生であったと受け入れられたとき，おのずと死を自分の人生に位置づけることができるであろう。だからこそ看護師は，高齢がんサバイバーの"死"を切り離してケアするのではなく，死ぬことを含んだ人生全体を大切に思い，尊重し，最期の時まで一つひとつのケアにその人の生きざまを反映させていくことが必要である。このプロセスを通して，高齢がんサバイバーが自身の長い人生を意味あるものとしてまとめあげていくことを支えることができるだろう。人生の完結期を支える看護の焦点は，人生の"意味"である。

それには，Newmanが勧める寄り添いのケア[32]がフィットする。看護師の姿勢は，サバイバーや家族の問題解決に向けて何かをする"doing for"ではなく，存在することに身をゆだねて寄り添う"being with"である。筆者らが行った研究[33]も，この寄り添いのケアの試みであるが，対話を通してサバイバーの人生を分かち合い，そこに意味を見出し，やがて死をも受け入れていくプロセスをともにたどることで，高齢がんサバイバーらは，平安と満足のうちに人生を統合していった。

遠藤[34]は，死は自然の秩序のもとで大きく開かれた意識，あるいは宇宙のなかに溶け込んでいくことであると述べ，このプロセスを死というかたちの変容であると主張している。つまり，死は終わりではなく，人間の成長過程における最後の局面であるととらえることができる。がんという疾患の終末期

をすべてが失われていくプロセスとしてではなく、サバイバーが人間として大きな変容を遂げていくプロセスとしてとらえるならば、死もサバイバーシップのプロセスに取り込まれ、サバイバーは死をも超越して進化する意味ある存在としてとらえ直すことができる。そして、死した後にも、人びとに豊かな思いを残していくことができるのである。

死を間近に控え、自力ではもはや身体を動かすことができなくなっても、人生を最後まで生き抜く力は高齢がんサバイバーのなかにある。弱さのなかで発揮される力に目を向けたとき、看護師が行っているケアはすべて、生きる力を支えるためのものであることがわかる。知らず知らずのうちに、死を"よくないもの"あるいは"避けたいもの"と認識してはいないだろうか。高齢がんサバイバーが、死というかたちの変容をもって、人間としての成長を成し遂げるプロセスに寄り添うことで、私たち看護師の死生観も深化していくであろう。

事例　治療中にせん妄を生じて前に進めなくなっていたPさんへのかかわり

[事例紹介]

Pさんは、白髪で凛とした表情の80代男性であった。同年代の妻と一緒に田舎暮らしを続けてきたが、高齢になったことを機に夫婦で都会にいる娘宅に身を寄せることを決め、新しい暮らしが始まったばかりであった。食道にがんが見つかった時にはすでに周辺臓器に転移し、手術療法は不可能であることが告げられた。

がんの診断と厳しい治療のなかで途方に暮れるPさんと家族

化学放射線療法を受けることを決断して入院したものの、Pさんにとってそれは厳しすぎる行程であった。食欲がなくなりやせ細り、妻は「見る影もなくなった」と嘆いた。活気を失ったPさんは、カーテンを閉め切り、言葉を発することも減り、ほどなくせん妄の状態に陥った。妻は見舞いに来ても「腰痛で長く座っていられない」と足早に帰るようになった。医師からは、治療をやめて緩和ケア病床のある病院への転院を提案されたが、急に怒りだしたり、無反応になったりするPさんを前に、家族はどうしたものかと決めかね、悩んでいた。私（筆者）がかかわるようになったのは、この頃であった。

日常生活を整えるケアのなかで湧き出したPさんらしさと回復力

4人部屋の窓際のベッドにいるPさんの周囲はカーテンで囲われ、Pさんは、食事やリハビリのために車椅子に乗車することを嫌がり、ベッド上で天井を向いてぶつぶつと呟いていることが多かった。家族も看護師らも「何と言っているかわからない」「せん妄だから仕方ない」とこぼした。痩せて骨ばった身体には、いつも毛布が巻かれ、体位変換などで身体を動かすと、Pさんは「寒い、寒い…」と繰り返した。私は、Pさんが温もりを感じられるように、熱いお湯をたっぷり汲んでPさんのもとを訪れた。洗濯物を取りに来た妻は、Pさんを見て「おかしくなっちゃって、もうだめだ」と悲しい表情を浮かべた。私は、「一緒にPさんの身体を温めましょう」と誘ったが、妻はつらそうな表情で首を横に振り出て行った。これまでと違うPさんの姿に落胆を隠せない妻の苦しみが伝わってきたその時、Pさんが大きな声を出した。私は、Pさんが妻に反応しようとしていることを感じとった。

Pさんは、清拭の誘いに乗り気ではなかったが、了解をもらって首と胸元を温めると、「ああ、気持ちがいい！」と大きな声をあげて自ら寝衣を脱ぎはじめた。長年やってきたであろう順番で手が動いていくのを見守り、全身を熱いタオルで包んで温める

と，Ｐさんは「ありがとう，ありがとう」と，ゴツゴツした手を何度も胸の前で合わせた。私は，Ｐさんがしっかり感じる力と表現する力をもっていることを確信し，別の日には足湯を準備した。お湯に浸かると，Ｐさんの全身の緊張が緩み，頬が紅潮した。そして，しきりに天井を見るのであった。「何かを教えてくださっているのですね？」と，私も同じ目線になってみると，天井にある空調の吹き出し口が目に入った。「エアコン？」と尋ねると，Ｐさんはうなずき，「いいのがついてる」とはっきりと言った。「よくご存知ですね！」と驚く私に，「ずっとやってきたから…」と，Ｐさんは照れくさそうに微笑んだ。

妻にこのことを話すと，「あの人，大きな施設の空調の取り付けをしてきたんです。学校とかホールとかね。天井裏に入ってずいぶん器用にやったみたいですよ。もう何十年も前のこと。家では何も言うことがなかったのに…」と驚いた。Ｐさんの生きてきた道をひも解くと，Ｐさんがいつも天井を見て呟いていた意味が理解できた。妻は「もう全部忘れてだめになってしまったと思ったけど，お父さんはお父さんなんだね」と涙した。しかし，どうしても前のようには近づくことができず，会いに来ても顔を見るだけですぐに去って行った。

人生における意味ある語りを通してひとつになったＰさんと家族

Ｐさんは，日々の清拭や足浴を心待ちにするようになり，車椅子に乗車して窓の外を眺めたり，少しずつ会話を楽しんだりするようになった。私はさらに，この先の方向性を見出すことができずに苦しんでいるＰさんと家族が，自分自身に，そして自分の人生に意味を見出すことへの支援をしたいと願った。Newmanは，"患者・家族の人生における意味ある出来事や人びと"についての語りを傾聴し，その話をもとに対話を進めていく方法[32]を推奨している。患者・家族は，自分の話したことが看護師からフィードバックされることを通して，自分自身のあり様を見つめる機会をもつ。看護師は，患者・家族が自分のいまのあり様を認識し，洞察を得て，がんとともに生きる現実のなかで新しい生き方を見出すまで寄り添うのである。

先に進む力は，Ｐさんと家族のなかにあると信じて，私は，「Ｐさんにとって人生での意味深いこと，大切な人とのことをうかがってもよいですか？」と切り出した。Ｐさんは，しばらく考えて，「女房と一緒になったことだな」と話しはじめた。地方で出会った妻といっしょに人生を切り開いてきたこと，二人で苦境をたくさん乗り越えてきたから，今度も乗り越えたいと思うこと，都会の娘宅に身を寄せた矢先に病気になって皆に迷惑をかけていること，妻に最後に苦しい思いをさせたくないから，自分が苦しいことは何も言わないようにしていることについて，かすれた声でゆっくりと，しかしはっきりと語ってくれた。

Ｐさんと妻には，強い結びつきと深い愛情が流れており，だからこそ，互いが苦しみを出し合えずにいる関係性のあり様が浮かび上がった。Ｐさんが妻に多くを語らない意味，妻がＰさんのそばからすぐに立ち去ってしまう意味がよくわかった。妻は，夫が変わってしまったことをただ嘆いているのではなく，愛する夫が病床に伏す姿を見て悲しむ自分を，夫に見せないようにしていたのであった。相手を思うがゆえに近づけずにいる夫婦のあり様を感じたことを，私は正直に二人に伝えた。そこには，これまで以上に深い愛情が流れていると感じたことも加えた。二人とも涙して，Ｐさんは妻と，妻はＰさんと話したいと言った。涙に濡れた二人の顔はすっきりとして輝いていた。その後，二人は治療をやめて緩和ケア病棟のある病院へ転院することを決めた。娘も両親の決断を心から支持した。二人がこれまで以上に結びついて最期の時間を過ごすことを信じて，私はＰさんと家族の転院を見送った。

（三次真理）

文献

1) 内閣府:平成 29 年版高齢社会白書.
http://www8.cao.go.jp/kourei/whitepaper/w-2017/zenbun/29pdf_index.html (2018 年 12 月 10 日閲覧)
2) Hori M, et al:Cancer incidence and incidence rates in Japan in 2009:a study of 32 population-based cancer registries for the Monitoring of Cancer Incidence in Japan (MCIJ) project. Jpn J Clin Oncol, 45(9):884-891, 2015.
3) 厚生労働省:がん対策推進基本計画(第 3 期).
http://www.mhlw.go.jp/file/04-Houdouhappyou-10901000-Kenkoukyoku-Soumuka/0000196969.pdf (2018/12/10 閲覧)
4) 真壁玲子:日本における高齢者に関するがん看護研究の動向と課題 過去 20 年間に報告された研究論文に焦点をあてて. がん看護, 11 (4):539-545, 2006.
5) 今井芳枝, 他:治療過程にある高齢がん患者の"がんと共に生きる"ことに対する受け止め. 日本がん看護学会誌, 25 (1):14-23, 2011.
6) 今泉郷子:進行食道がんのために化学放射線療法を受けた初老男性患者のがんを生き抜くプロセス 食道がんを超えて生きる知恵を生み出す. 日本がん看護学会誌, 27 (3):5-13, 2013.
7) 大塚敦子, 他:高齢者が造血幹細胞移植を自らの生き方に意味づけるプロセス. 日本がん看護学会誌, 28 (2):5-14, 2014.
8) 今井芳枝, 他:転移のある高齢がん患者の治療に対する納得の要素. 日本がん看護学会誌, 30 (3):19-28, 2016.
9) 早川満利子, 嶺岸秀子:術後外来通院中の老年期頭頸部がん体験者・家族へのがんリハビリテーション看護. 日本看護科学学会誌, 32 (2):24-33, 2012.
10) 今泉郷子:がんとともに生きることに苦悩する初老男性患者とのケアリングパートナーシップ. 武蔵野大学看護学部紀要, 8:11-19, 2014.
11) 櫻庭奈美:認知症をもつ高齢がん患者に関する看護実践の概観. 北海道医療大学看護福祉学部紀要, 23:49-58, 2016.
12) 山本克美:認知症をもつストーマ造設者の訪問看護の実際. STOMA, 22 (1):32-34, 2015.
13) 久米真代, 他:がんに罹患した中等度から重度認知症高齢者の痛みの表現. ホスピスケアと在宅ケア, 24 (2):72-83, 2016.
14) 森 一恵, 杉本知子:高齢がん患者の終末期に関する意思決定支援の実際と課題. 岩手県立大学看護学部紀要, 14:21-32, 2012.
15) 福井小紀子:入院中の末期がん患者の在宅療養移行の実現と患者・家族の状況および看護支援・他職種連携との関連性の検討 在宅療養移行を検討した患者を対象とした二次分析の結果. 日本看護科学学会誌, 27 (3):48-56, 2007.
16) 葛西好美:末期がん患者の病院から在宅への移行期における訪問看護師の認識と判断. 日本がん看護学会誌, 20 (2):39-50, 2006.
17) 大西奈保子:がん患者を在宅で看取った家族の覚悟を支えた要因. 日本看護科学学会誌 35:225-234, 2015.
18) 沖中由美, 西田真寿美:在宅介護における高齢者夫婦のかかわり合いからみた老いの生き方. 老年看護学, 18 (2):115-122, 2014.
19) 仁科聖子, 他:独居高齢者が在宅で最期を迎えるための訪問看護師の支援 がん高齢者と非がん高齢者の共通点および相違点. 医療看護研究, 11 (1):45-58, 2014.
20) Ericsson EH, et al/朝長正徳, 朝長梨枝子訳:老年期. みすず書房, 1997.
21) 岡堂哲雄:老人患者の心理と看護. 中央法規出版, 1987.
22) 平賀一陽, 岡村 仁:老人とがんと心. Geriatr Med, 36(2):245-248, 1998.
23) John MT:Geragogy:a theory for teaching the elderly. Haworth Press, 1998.
24) Akishita M, et al:Priorities of healthcare outcomes for the elderly. Journal of the American Medical Directors Association, 14 (7):479-484, 2013.
25) Fried LP, et al:Frailty in older adults:evidence for a phenotype. J Gerontol A Biol Sci Med Sci, 56 (3):146-156, 2001.
26) Peterson MJ, et al:Physical activity as a preventative factor for frailty:the health, aging, and body composition study. J Gerontol A Biol Sci Med Sci, 64A (1):61-68, 2009.
27) Inouye SK, et al:Nurses' recognition of delirium and its symptoms:comparison of nurse and researcher ratings. Arch Intern Med, 161 (20):2467-2473, 2001.
28) Given B, et al:Physical functioning of elderly cancer patients prior to diagnosis and following initial treatment. Nurs Res, 50 (4):222-232, 2001.
29) Nightingale F/湯槇ます, 他訳:看護覚え書. 第 6 版, 現代社, 2004.
30) 長江弘子:アドバンス・ケア・プランニングにおける看護師の役割.「看護実践にいかす エンド・オブ・ライフケア」. 長江弘子編, 日本看護協会出版会, 2014.
31) 山田理絵, 奥野茂代:再発あるいは転移の告知をうけた術後高齢がん患者の希望. 日本老年看護学会誌, 9 (1):21-27, 2004.
32) Newman M (2008)/遠藤恵美子監訳:マーガレット・ニューマン 変容を生みだすナースの寄り添い 看護が創りだすちがい. 医学書院, 2009.
33) 高木真理, 遠藤恵美子:老年期がん患者と看護師とのケアリングパートナーシップの過程 Margaret Newman の理論に基づいた実践的看護研究. 日本がん看護学会誌, 19 (2):59-67, 2005.
34) 遠藤恵美子:希望としてのがん看護 マーガレット・ニューマン "健康の理論"がひらくもの. 医学書院, 2001.

INDEX

数字・欧文

5年相対生存率	7
ACP（advance care planning）	82
acute stage of survival	3
AYA世代	56
──のがんサバイバー	189
Cancer Survival Toolbox®	20
extended stage of survival	3
FAP（familial adenomatous polyposis）	63
final stage of survival	4
HBOC（hereditary breast and ovarian cancer）	61
long-term survival	4
NCCS（National Coalition for Cancer Survivorship）	2
permanent stage of survival	4
PSAS（patient self-advocacy scale）	16
Season of srvival	2
survivor	2
survivor guilt	65
SCP（survivorship care plan）	9

あ

アドボカシー	14
新たに診断された人の初めの一歩	25

い

胃がん	90
意思決定	22,85
維持的リハビリテーション	72
遺伝カウンセリング	62
遺伝学的検査	61
遺伝子検査	61
遺伝性腫瘍	61
遺伝性乳がん卵巣がん症候群	61

え

延長された生存の時期	3

お

公に権利を主張すること	24

か

がん	2
──とともに生きる人	3
──の統計	7
──を生き抜く道具箱	20
がんゲノム医療	9
がんサバイバーシップ	2,4
がんサロン	8
がんリハビリテーション	70
がん遺伝子パネル検査	66
がん看護外来	82
がん患者サロン	38
がん教育	11
がん死亡率	7
がん診療連携拠点病院	8
がん体験者	3
がん対策基本法	8
がん対策推進基本計画	8
がん罹患率	7
化学療法を受ける体験者	166
家族性大腸腺腫症	63
家族歴	64
回復的リハビリテーション	72
担がん母胎	31
肝臓がん	127
緩和的リハビリテーション	72

き

急性期の生存の時期	3

け

血液がん	154
血縁者	63,66

こ

コミュニケーション	20
コンパニオン診断	66
交渉	23
高齢がんサバイバー	195
構成化型グループ	44
国立がんサバイバーシップ連合	2

さ

サバイバー	3
サバイバーシップ	2
──における主要な3つのフェーズ	78
──の4つの時期	3
サバイバーシップケアプラン	9,30
サポートグループ	43

し

支持-感情表グループ療法	44
手術療法を受ける体験者	160
終末期の生存の時期	4
集団精神療法	43
就労	9,49
小児がん経験者	181
情報探索	21,81
食道がん	90

す

膵臓がん	134

せ

セルフアドボカシー	14,25
セルフアドボカシースケール	16

INDEX

せ
セルフヘルプグループ　40
生活習慣　29
生殖機能障害　57
全国がん登録制度　7

た
大腸がん　113

ち
長期生存　4
長期的に安定した生存の時期　4

と
頭頸部がん　120

な
ナラティブ　42
ナラティブ・コミュニティ　42
仲間（ピア）　37

に
日本人のためのがん予防法　32
妊孕性　56
妊孕性温存治療　57
乳がん　97

は
肺がん　105

ひ
ピアサポート　37
ピアサポート事業　38
非構成化型グループ　44
泌尿器科がん　147

ふ
プレバイバー　68
婦人科がん　140

へ
ヘルスプロモーション　29
ヘルスリテラシー　83
　——のプロセス　83

ほ
放射線療法を受ける体験者　173

も
問題解決　24

よ
予防的リハビリテーション　71

り
両立支援　50

がんサバイバーシップ　第2版	
がんとともに生きる人びとへの看護ケア	ISBN 978-4-263-23722-9

2006年6月1日　第1版第1刷発行
2015年4月10日　第1版第5刷発行
2019年2月25日　第2版第1刷発行
2024年1月10日　第2版第2刷発行

編著者　近　藤　まゆみ

久　保　五　月

発行者　白　石　泰　夫

発行所　医歯薬出版株式会社
〒113-8612　東京都文京区本駒込1-7-10
TEL.(03)5395-7618(編集)・7616(販売)
FAX.(03)5395-7609(編集)・8563(販売)
https://www.ishiyaku.co.jp/
郵便振替番号　00190-5-13816

乱丁,落丁の際はお取り替えいたします　　　印刷・壮光舎印刷／製本・榎本製本
© Ishiyaku Publishers, Inc., 2006, 2019. Printed in Japan

本書の複製権・翻訳権・翻案権・上映権・譲渡権・貸与権・公衆送信権(送信可能化権を含む)・口述権は,医歯薬出版(株)が保有します.
本書を無断で複製する行為(コピー,スキャン,デジタルデータ化など)は,「私的使用のための複製」などの著作権法上の限られた例外を除き禁じられています.また私的使用に該当する場合であっても,請負業者等の第三者に依頼し上記の行為を行うことは違法となります.

[JCOPY] ＜出版者著作権管理機構　委託出版物＞
本書をコピーやスキャン等により複製される場合は,そのつど事前に出版者著作権管理機構(電話 03-5244-5088, FAX 03-5244-5089, e-mail : info@jcopy.or.jp)の許諾を得てください.